内分泌科疾病诊治方法

辛彩虹　李国艳　张　爽　主编

U0241727

中国纺织出版社有限公司

图书在版编目（CIP）数据

内分泌科疾病诊治方法 / 辛彩虹，李国艳，张爽主编. -- 北京：中国纺织出版社有限公司，2023.10
ISBN 978-7-5229-1054-3

Ⅰ. ①内…　Ⅱ. ①辛…②李…③张…　Ⅲ. ①内分泌病－诊疗　Ⅳ.①R58

中国国家版本馆CIP数据核字（2023）第183770号

责任编辑：傅保娣　　责任校对：高　涵　　责任印制：王艳丽

中国纺织出版社有限公司出版发行
地址：北京市朝阳区百子湾东里A407号楼　邮政编码：100124
销售电话：010—67004422　传真：010—87155801
http://www.c-textilep.com
中国纺织出版社天猫旗舰店
官方微博 http://weibo.com/2119887771
三河市宏盛印务有限公司印刷　各地新华书店经销
2023年10月第1版第1次印刷
开本：787×1092　1/16　印张：11.25
字数：267千字　定价：88.00元

编 委 会

主 编 辛彩虹 李国艳 张 爽

副主编 宋白利 密亚琦 岳 瑶
朱 虹 郝宏铮 王 丹

编 委 （按姓氏笔画排序）

王 丹 长春中医药大学附属第三临床医院
王 卓 中国人民解放军北部战区总医院
车晓丹 梅河口市中心医院
方振伟 辽宁中医药大学附属医院
吕凌波 深圳市第二人民医院
朱 虹 朝阳市第二医院（朝阳市妇婴医院）
许淑贤 湛江中心人民医院
孙鹏然 鹤岗市人民医院
李 颖 南方医科大学顺德医院（佛山市顺德区第一人民医院）
李 静[1] 中国人民解放军联勤保障部队第九八〇医院
李 静[2] 成都市新都区中医医院
李国艳 哈尔滨医科大学附属第二医院
李琳玲 辽宁中医药大学附属医院
辛彩虹 中国医科大学沈阳市第四人民医院
宋白利 河南科技大学第一附属医院
张 爽 哈尔滨医科大学附属第二医院
张 慧 河南中医药大学第一附属医院
岳 瑶 内蒙古医科大学附属医院
赵丽华 吉林省中医药科学院第一临床医院
郝宏铮 辽宁中医药大学附属医院
宫成军 辽宁中医药大学附属医院
秦 静 内蒙古医科大学附属医院
密亚琦 青岛市第五人民医院
曾海勇 深圳市第二人民医院（深圳大学第一附属医院）

前　言

由于生活方式改变、预期寿命延长等原因，我国疾病谱发生了巨大的变化，内分泌科疾病在临床医学中的地位越来越重要，与此同时，各地医院的内分泌科也迅速发展，从事内分泌工作的队伍日益壮大，针对各种内分泌科疾病的研究蓬勃开展，国际的合作交流也不断增多、加强，可以更加出色地完成内分泌科疾病相关的医疗工作。

《内分泌科疾病诊治方法》旨在为临床内分泌科和相关学科的医务工作者以及医学生提供一定的专业知识参考，本书涵盖了常见内分泌科疾病的病因、发病机制、临床表现、诊断与治疗等内容，基础知识和临床实践并重，同时结合内分泌科疾病的相关诊疗指南，汇集了国内外最新的观点和研究进展。内容上力求先进性、科学性，突出实用性，适合我国各级临床医生尤其是低年资实习医生阅读参考。

在编写过程中，笔者虽力求做到写作方式和文笔风格一致，但由于作者较多，再加上医学发展快速，疏漏之处在所难免，望读者见谅，并予以批评指正，也欢迎各位医生在使用本书的过程中不断提出意见和建议，以供今后修订时参考。

编　者
2023 年 7 月

目　录

第一章 内分泌科疾病的诊治原则

经典内分泌学是以内分泌腺体疾病为核心研究对象发展起来的。激素是生物细胞分泌的微量活性物质，现代内分泌学已经将激素的定义扩展到了具有调节作用的所有化学信使物质。内分泌科疾病包括经典内分泌腺（下丘脑、垂体、甲状腺、甲状旁腺、肾上腺和性腺）疾病和非内分泌腺（各种组织的神经内分泌细胞，APUD 细胞）内分泌疾病两个部分，内分泌功能通过激素调节体内代谢，适应内、外环境的变化，因此环境因素对内分泌系统有深刻影响，可造成急性或慢性应激性疾病。此外，心、肺、胃、肠、胰、肝、肾、脂肪组织的神经内分泌细胞功能紊乱也可引起内分泌代谢障碍（如巴特综合征、Gitelman 综合征、假性醛固酮增多症、慢性肾病—矿物质骨病、高钙尿症、肾石病、肾钙盐沉着症、家族性肾性糖尿病、胃泌素瘤、血管活性肠肽瘤、胰高血糖素瘤、生长抑素瘤、类癌综合征、代谢性胰腺炎、自身免疫性胰腺炎、肠易激综合征等）。本书将这些神经内分泌系统疾病统称为非内分泌腺内分泌疾病，神经内分泌细胞肿瘤则表现为异源性激素综合征（如伴瘤内分泌综合征、异源性 CRH/CTH 综合征、异源性 GHRH/GH 综合征等）。

第一节 内分泌科疾病的诊断原则

同其他内科系统疾病一样，内分泌科疾病的诊断主要包括 3 个方面，即功能诊断、病因诊断和病理解剖（定位）诊断。一般应首先对内分泌腺的功能作出判断，然后确立病理解剖诊断和病因诊断，有些疾病还要进行分型和分期。此外，近代临床内分泌学要求在疾病诊断的基础上，需要对治疗疗效、并发症风险和预后作出评估与预测。

一、内分泌功能试验膳食

食物中的糖类、氨基酸、脂肪酸对胰腺的内分泌功能有明显影响，当血液中浓度增高时均可刺激胰岛素分泌。膳食中所供糖类长期不足时，β 细胞的胰岛素储备能力下降。因此，内分泌胰腺功能试验要求试验前膳食中应有足量的糖类，并保持糖类、蛋白质、脂肪所供热量比例合理且相对稳定。

（一）口服葡萄糖耐量试验

口服葡萄糖耐量试验（OGTT）结果受诸多因素的影响，如年龄、药物、精神状态、应激、某些激素的相互作用、血糖负荷及试验前患者的营养、膳食状况等。其中与膳食关系最为密切的是血糖负荷。

1. 口服葡萄糖耐量试验前碳水化合物摄入量

每日不少于300 g。患慢性营养不良的患者可能因胰腺细胞发生可逆性萎缩而出现假阳性结果。因而该试验要求试验前3日膳食中碳水化合物每日不少于300 g。OGTT 膳食实际上是为提高 OGTT 结果的可靠性而设计的。患者接受 OGTT 前吃该膳食至少3日。目的在于消除膳食中影响试验结果的营养因素。试验膳食期间应同时停用一切对血糖有影响的药物，如促肾上腺皮质激素（ACTH）、糖皮质激素、降压药、噻嗪类利尿剂、咖啡因、磺胺、水杨酸、某些精神病药、口服避孕药等，直至试验结束。这些药物通过增加糖异生和抵抗胰岛素作用，或降低肾小管对葡萄糖的重吸收、促使胰岛素的释放等而影响试验结果。由临床医师根据诊断的需要出具膳食处方，交由营养师实施。后者根据该膳食原则、受检者膳食习惯及市场食物供给情况选择食物并设计食谱。食谱设计的原则是：①全日膳食中碳水化合物不得少于300 g，碳水化合物占总热量的比例不得低于55%；②蛋白质、脂肪及其他营养素按正常膳食供给，蛋白质占总热量的12%～15%，脂肪占30%；③尽量少食糖、淀粉等纯糖类食物，禁用酒。

试验前日晚餐后禁食10～12小时，直至次日试验开始（参见口服葡萄糖耐量试验）。食物选择及用量参考见表1-1，例如早餐：鲜牛奶、馒头；中餐：大米饭、韭黄猪里脊肉丝、芹菜炒香干、炒土豆丝；晚餐：大米饭、黄焖草鱼、炒芽白；加餐：香蕉。

表 1-1　全日糖类 >300 g 膳食食物及用量

食物	用量（g）	热量（kcal）	糖类（g）	蛋白质（g）	脂肪（g）
大米	200	688	153.6	15.4	1.3
富强粉	100	350	74.6	10.4	1.1
猪里脊肉	50	82	0.4	10.2	4.4
草鱼（净肉）	100	113	0	16.6	5.2
香干	50	74	1.7	8	3.9
鲜牛奶	200	109	6.8	6.0	6.4
土豆	150	114	24.8	3.0	0.3
蔬菜	400	94	12.9	7.8	1.2
香蕉	150	136	31.2	2.1	0.3
烹调油	27	243	—	—	27
总计	1 427	2 003	306	79.5	51.1
供能比（kcal,%）			1 224（61.1%）	318（15.9%）	460（23%）

2. 结果评价

应注意测定误差和血糖波动性；同一患者在不同时间多次做 OGTT 结果可能差别较大。因此不能仅凭一次 OGTT 阳性即诊断为糖尿病，也不要仅凭一次阴性结果而排除糖尿病的诊断。对大多数受试者而言，即使自由择食也较容易达到该膳食所要求的每日糖类 >300 g 的条件。因此，并不强调一定要先执行该膳食。

（二）甲状腺和甲状旁腺功能试验膳食

我国每人每日从食物中摄取碘150～200 μg。食物中的碘盐几乎全部被肠道吸收，但甲状腺的摄碘能力有限，每日只摄取约75 μg 的碘，血液中多余的碘大部分经肾随尿排出。

1. 甲状腺^{131}I 摄取试验

在甲状腺摄碘功能检测试验时，其结果受被检测者试验前 2 周甚至更长时间内膳食碘摄取情况的影响，这就要求在做甲状腺摄碘功能检测前一定时间内，控制受试者膳食中碘的摄入量（低碘膳食）。在甲状旁腺疾病的诊断与鉴别诊断中，测定血钙、磷浓度和尿钙、磷排泄量是较常用的重要指标，但有时这些指标的变化需结合改变膳食中钙、磷摄取量才能进一步显示其诊断价值。甲状腺有吸收、浓缩、贮藏及排出碘的能力。测定甲状腺对碘的吸收速度、集聚能力、清除速度等可以了解甲状腺功能是否正常。甲状腺^{131}I 摄取试验是检查甲状腺功能的方法之一，但该试验结果受膳食碘摄取量的影响，如试验前受试者摄取含碘丰富的食物，试验时受试者的甲状腺摄碘率降低，不能真实反映甲状腺的摄碘功能，故要求试验前一定时间内摄入低碘膳食。

试验膳食期前 14 日，停用一切影响甲状腺功能的药物如碘制剂、甲状腺激素、抗甲状腺药物和食物如碘强化食品、海产品等。忌食各种海产的动、植物食物，如海鱼、海虾、海参、虾仁、虾皮、海蜇、海贝、海带、发菜、紫菜、海石花、海米及中药中的昆布、海藻等。要求试验前 2 个月不能食用海带、海蜇皮、紫菜、淡菜等；2 周内不能食海蜇、梭子蟹、毛蚶、干贝、蛏子等；1 周内不能食用带鱼、黄鱼、鲳鱼、乌贼鱼、虾皮等。凡用来烹调海产食物的炊具，均不能用于做该试验膳食。海盐及加碘盐不能用作该试验膳食的烹调用盐，可用化学纯或分析纯氯化钠代之。

2. 碘摄入量影响吸碘率

甲状腺功能亢进症患者服碘 3 小时后，即可达 50% 左右，24 小时吸碘率多超过 50%，且高峰明显前移。甲状腺功能减退症患者吸碘率低于正常范围，且高峰常在 24 小时以后出现或无明显峰值。碘含量是影响该试验结果的关键因素，所以对试验前一些含碘丰富的食物、碘制剂及干扰碘代谢的药物均应严格控制。对膳食碘的控制在一些缺碘地区比较容易做到，但在一些沿海地区居民，膳食中碘的摄入量可能较内陆地区居民高数倍甚至数十倍，即使严格控制，食物甚至水中的碘仍能影响该试验结果。在分析试验结果时应全面考虑这些因素。

3. 尿钙排出量协助诊断甲状旁腺疾病

由膳食中摄入的钙有 70% ~ 90% 随粪便排出，10% ~ 30% 由尿中排出。正常情况下，成人每日尿钙排出量应在 200 mg 以下。原发性甲状旁腺功能亢进症（甲旁亢）时，由于甲状旁腺激素（PTH）的分泌不受血钙水平的调控，呈"自主性"高分泌，产生溶骨效应，骨基质及骨盐溶解加速，导致血钙浓度升高，24 小时尿钙排出增加。在限制膳食钙后，也无明显减少，故测定尿钙排出量可协助诊断。精确的尿钙测定，加上 PTH 与排磷素（FGF-23）测定可诊断甲旁亢、甲状旁腺功能减退症（甲旁减）及钙受体突变引起的罕见疾病。该代谢膳食为期 5 日，前 3 日为适应期，后 2 日为代谢期。适应期是指由营养师根据患者膳食习惯设计的食谱，患者能否很好接受，如食物数量、食物品种、烹调方法等；如患者不能接受，则应及时调整食谱或烹调方法，直至膳食既符合代谢试验要求又使患者满意。停用对钙、磷代谢有影响的药物如各种含钙制剂、含维生素 D 制剂、含磷制剂、利尿剂及影响骨代谢的激素类制剂（PTH、降钙素、糖皮质激素、甲状腺激素等）。收集试验前及代谢期每24 小时尿测定尿钙量。

每日膳食元素钙含量应 <150 mg，元素磷 600 ~ 800 mg。选用含钙低的食物，如谷类主

食、鲜蘑菇、西红柿、粉丝、畜肉类等（表1-2）。忌用含钙丰富的食物，如豆类及豆制品、乳类制品、海产品、虾皮、芝麻酱等。膳食蛋白质及钠供给不宜过高，蛋白质一般以每日每千克标准体重1 g为宜，膳食蛋白质过高则尿钙的排出量也随之增加。钠摄入量每日应小于4 000 mg，因为钠有使血容量增加而使尿钙排泄增多的作用。

表1-2 低钙—正常磷食物（每100 g）

食物	热量（kcal）	蛋白质（g）	钙（mg）	磷（mg）
大米	346	7.4	13	110
小麦粉	350	10.3	27	114
土豆	76	2.0	8	40
竹笋	19	2.6	9	64
茭白	23	1.2	4	36
鲜蘑菇	20	2.7	6	94
鲜平菇	20	1.9	5	86
鲜香菇	19	2.2	2	53
绿豆芽	18	2.1	9	37
西红柿	19	0.9	10	2
青椒	23	1.4	15	3
牛瘦肉	106	20.2	9	172
猪瘦肉	143	20.3	6	189
猪肝	129	19.3	6	310
鸡蛋	156	12.8	44	182
粉丝	335	0.8	31	16
藕粉	372	0.2	8	9

注 代谢膳食一般不做汤菜，并要求吃尽每餐所供食物；试验期间禁用牙膏刷牙。1 cal = 4.1868J。

试验期间禁止饮茶、白开水或矿泉水，应以蒸馏水代之，烹调用水也用蒸馏水。尽量不用配方加工食物如火腿肠、饼干等。烹调用的食盐要称重（不用粗盐和保健盐），尽可能不用酱油（钙、磷含量波动大）。一次采购试验期所需的各种食物。食物应先洗切、称重，然后烹调。烹调好的食物不能剩余。

4. 尿钙排出量受多种因素影响

甲旁亢患者通常24小时尿钙>300 mg。影响钙排泄的因素较多，膳食中除钙、磷摄入量外，蛋白质的摄入量也影响钙的排泄。有学者给男性青年受试者钙、磷固定膳食，发现将膳食蛋白质从48 g增加至141 g，其24小时尿钙排出量从175 mg增至338 mg。膳食中钠的摄入过多会明显增加血容量，尿量的增加会使尿钙排泄增加，这是限制钠盐和停用利尿剂的主要原因。此外，尿钙排出量受生理节律和季节的影响，如白昼多于夜晚，夏季多于冬季（可能与日照有关）。

5. 试验前需固定的钙/磷/钠平衡膳食

因膳食中的钙、磷、钠对试验结果有影响，故要求采用固定钙、磷、钠代谢平衡膳食。一般于第3日收集12小时内全部尿液标本，测定尿磷（对照）。静脉滴注元素钙15 mg/kg

（1 g 葡萄糖酸钙含有元素钙 93 mg，1 g 氯化钙含元素钙 272.6 mg，加入 500 mL 生理盐水中，静脉滴注 4 小时）。收集第 4 日的尿标本，测定尿磷排出量。每日膳食中固定元素钙 400 mg，磷 1 000 mg，钠 100 mmol（1 mmol 相当于 23 mg 钠）。每日烹调用盐 5 g（含钠 1 900 mg），不另用味精、酱油等含钠调料，也不宜用保健盐。对膳食中热量、蛋白质无严格限制。当第 3 日由静脉滴注钙时，膳食中烹调用盐量 0.5 g（扣除当日由静脉补给的氯化钠 4.5 g）。第 4 日恢复代谢平衡膳食中的食盐量（每日 5 g）。

6. 钙滴注试验辅助诊断甲旁亢

给正常人静脉滴注一定量的钙制剂后，血钙浓度升高，PTH 的分泌受抑制，尿磷及尿羟脯氨酸的排泄减少。甲旁亢患者由于 PTH 的分泌不受抑制，滴注钙后，尿磷及尿羟脯氨酸的排泄不减少或减少小于滴注前的 25%。因误差关系，同时测定血浆 PTH 对诊断更有意义。

（三）肾上腺皮质功能试验膳食

1. 钾钠定量膳食协助诊断原发性醛固酮增多症

本试验膳食又称为醛固酮拮抗试验膳食或螺内酯试验膳食。根据服用螺内酯后血钾、尿钾、血钠等代谢紊乱的纠正情况以及血压是否降低来协助诊断原发性醛固酮增多症，但不能据此区别醛固酮增多为原发性或继发性。受试者接受正常钾钠固定膳食 2 周或更长。开始 3~5 日为适应期，膳食适应期可根据患者膳食习惯调整食物种类及数量。如试验时间较长，应设计 2~3 个食谱，并在适应期内调整到位。膳食适应 2~3 日后，留 24 小时尿测定钾、钠，同时测定血钾、血钠及二氧化碳结合力（CO_2CP）。完成尿和血钾、钠等测定后，给予口服螺内酯，每次 80 mg，每日 4 次，连续服用 5 日。服药 5 日后留 24 小时尿测定钾、钠，并同时测定血钾、钠及 CO_2CP。

要求每日固定供给钾 60~100 mmol（1 mmol 相当于 39 mg 钾），钠 150~160 mmol（1 mmol 相当于 23 mg 钠）。主食、副食安排一般应严格按所设计食谱进行，但可在膳食适应期再备 1~2 个经过调整适应的食谱，或按 K^+、Na^+ 交换表对原设计食谱中的食物进行调配。该膳食一般不选用腌制食物或保健盐，因该类食物中的钠量波动较大。原发性醛固酮增多症（原醛症）患者服用螺内酯后，醛固酮的作用受抑制，尿钾明显减少，血钾上升甚至恢复至正常水平，血钠较服药前降低，尿钠排出量增加；整体钾呈正平衡、钠呈负平衡状态。血 CO_2CP 和血压出现不同程度的下降。有些患者服用 5 日螺内酯后上述指标不一定出现显著变化，可继续服药 2~4 周。如服药 4 周，尿钾排出量仍无减少，血清钾不上升，血压不下降，则为阴性结果。

急进型高血压、肾性高血压、慢性心力衰竭等所致的继发性醛固酮增多症也可出现阳性反应，结合限钠试验，可与原发性醛固酮增多症鉴别。目前主要用随机血浆醛固酮浓度（PAC）/血浆肾素活性（PRA）比值从高血压（尤其是低肾素性高血压）患者中筛选原醛症。用于筛查的方法有血钾测定、PRA 和 PAC/PRA 比值。但是，如果不重视饮食的配合和测定前的低钾血症纠正，再好的诊断方法也无济于事。PAC/PRA 比值测定需要做好必要的准备，纠正低血钾，同时鼓励进高钠饮食；停用螺内酯、依普利酮、阿米洛利、螺内酯、氨苯蝶啶利尿剂，以及 β 受体阻滞剂、中枢性 $α_2$ 激动剂、非甾体抗炎药、血管紧张素受体阻滞剂、二氢吡啶类钙通道阻滞剂和甘草次酸类药物。

2. 限钠膳食对血钾正常的原发性醛固酮增多症有诊断价值

正常人由膳食中摄取钠盐极度减低时，可刺激肾素分泌。如再加上立位刺激可使血浆肾素活性（PRA）升高 3~5 倍，血浆醛固酮增高 2 倍以上。原醛症由于醛固酮呈"自主性"分泌，因而 PRA 受抑制，即使给予低钠及立位刺激，醛固酮也无明显增加，PRA 增加也较少，此点对低钾血症不明显或血钾正常的原醛症有诊断价值。低 PRA 型高血压患者对低钠及立位刺激也有反应，但其血醛固酮正常或偏低。继发性醛固酮增多症患者给予刺激后，血浆醛固酮及 PRA 均增高。试验为期 5 日，患者试验前至少进食钾、钠固定的膳食（参见钾、钠定量试验膳食）2 周。该试验膳食通常是在螺内酯试验阳性而又不能确定其为原发性或继发性醛固酮增多症时用来进行鉴别的一种试验。停服一切降压药、口服避孕药、糖皮质激素、利尿剂及钾、钠制剂等。分别测定试验前晨 8 时及立位 4 小时后的 PRA、血浆醛固酮及钠、钾，同时测定 24 小时尿钠、钾及醛固酮的含量作为基础对照值。试验第 5 日晨 8 时及立位 4 小时后，分别采血、留尿重复以上检查项目。钾钠固定膳食每日供钾 60~100 mmol，钠 150~160 mmol（参见钾、钠定量试验膳食）。限钠膳食要求每日膳食钠≤10 mmol（230 mg）。食谱中应忌盐及不选用含钠调味品及高钠食物，如味精、鸡精、酱油、苏打及咸菜等。试验期间禁止饮茶、汽水、可乐等。

正常人限钠加上立位刺激后，PRA 升高 3~5 倍，血浆醛固酮增高 2 倍或更多。原醛症患者试验前的血浆醛固酮增高，尿醛固酮排泄增加，PRA 受抑制。低钠膳食及立位刺激后，醛固酮无明显增加，PRA 略增加，但无法达到较试验前升高 2 倍以上水平，低钾血症不明显或血钾正常的患者具有诊断价值。继发性醛固酮增多患者试验后 PRA 及醛固酮有所增高，但很难达到正常的增高水平。由于此试验时间较长，一般需 3 周或更长，加之长时间的无盐膳食常使患者难以忍受，因而有学者采用快速刺激法来代替限钠膳食。即在固定钾、钠膳食 2 周后，给予呋塞米 40~60 mg 口服，立位刺激 2 小时，测定并比较刺激前后 PRA 及醛固酮水平。

3. 钠负荷膳食用于醛固酮增多症诊断

给予正常人高钠（＞200 mmol/d）膳食后，通过肾素—血管紧张素—醛固酮系统（RAS）的反应，醛固酮分泌减少，血浆醛固酮常＜194 nmol/L，血钾也在 3.5 mmol/L 以上。原发性醛固酮增多症患者钠负荷后，醛固酮的分泌并未受到抑制，血醛固酮常＞205 nmol/L。原发性高血压或继发性醛固酮增多症患者钠负荷后，血浆醛固酮也明显减少。因而该试验常用于醛固酮增多症的鉴别诊断。试验前停服降压、利尿、类固醇激素药物和钾、钠制剂。试验前 2 周进钾、钠固定膳食。试验膳食为期 5 日。试验前 1 日及试验第 5 日晨 8 时，分别采空腹血测血钾、钠及醛固酮，同时留 24 小时尿测尿钾、钠及醛固酮。

4. 试验膳食的注意事项

每日膳食供钠≥200 mmol（如患者血钾＜2.8 mmol/L，同时伴左心衰竭，膳食钠可减少至每日 120 mmol），钾 60~100 mmol。除了钠外，其他营养素如热量、蛋白质等可按正常膳食供给。食物选择无严格限制。应用 PAC/PRA 比值确定"不适当醛固酮分泌"可望提高原醛症的筛选效率。PAC/PRA 比值（ARR）是确定"不适当（自主性）醛固酮分泌"的主要方法，但 PAC/PRA 比值测定需要做好必要的准备。

（1）纠正低钾血症，同时鼓励进高钠饮食。

（2）停用螺内酯、依普利酮、阿米洛利、螺内酯、氨苯蝶啶利尿剂，以及 β 受体阻滞剂、中枢性 α_2 受体激动剂（如可乐定、氯压啶、α-甲基多巴）、非甾体抗炎药、血管紧张素受体阻滞剂、二氢吡啶类钙通道阻滞剂和甘草次酸类药物 4 周以上，但噻嗪利尿剂、钙通道阻滞剂、血管紧张素转化酶抑制剂和血管紧张素受体阻滞剂对 PAC/PRA 测定无明显影响。

（3）血压很高者可选用维拉帕米缓解片、盐酸哌唑嗪、肼屈嗪、甲磺酸多沙唑嗪、盐酸特拉唑嗪等继续降压。

（4）口服避孕药中的雌激素类药物因降低血浆肾素浓度而引起假阳性。

（5）体力活动 2 小时；采血前取坐位休息 15 分钟；采血时忌用真空负压吸引器或握拳加压，止血带解压后 5 秒钟再采血；血标本置于室温下，避免置于冰水中（促进肾素原转化为肾素），采血后 30 分钟内分离血浆，离心后的血浆应迅速冰冻备用。

（6）正常人接受钠负荷膳食后，血钾不应低于 3.5 mmol/L，血浆醛固酮较试验膳食前降低（小于 194 nmol/L），如 >205 nmol/L 应高度考虑为原醛症。原发性高血压患者接受钠负荷膳食后，血浆醛固酮分泌完全受抑制，原醛症患者的醛固酮呈自主性分泌，因而醛固酮的分泌不受抑制或抑制不完全。由于该试验膳食历时较长，故有学者采用在 4 小时内直接由静脉滴注生理盐水 2 L（含钠 305 mmol）的方法来代替此试验膳食。

二、代谢平衡试验

代谢平衡试验是研究体内物质代谢的一种重要方法，其目的是了解某种物质在体内的吸收、分布、排泄过程，探讨疾病的病因和病理生理特征。代谢平衡试验的适应证是：①研究糖、蛋白质、脂肪、电解质、矿物质和微量元素的代谢量与途径；②观察药物或毒物的吸收或代谢。但多汗、发热、腹泻、呕吐或伴有慢性消耗性疾病者不宜接受本试验。

在机体相对稳定的条件下，测定一定时间内某物质的摄入量和各种排泄物的排出量，以了解该物质的摄入和排出的平衡关系。如测定的摄入量小于排出值，则该物质有丢失，为负平衡；如摄入量大于排出量，表明该物质在体内积存，属于正平衡；如摄入值等于（或基本等于）排出值，为总平衡状态。但在实际工作中，由于实验方法、测定误差和个体差异等的影响与伪差，不能单凭一次实验结果作出结论。群体研究时，可用统计概率确定其意义。但由于代谢平衡试验的方法选择的对象有限，一般要同时做可比群体的对照观察。如为自身配对的试验前后对照研究，则个体差异较小。

以往用化学方法测定尿、粪及食物中的无机盐或氮含量，由于实验误差来源较多，在缺乏对照的条件下，主张以 5% ~10% 作为实验误差基值。也就是说，摄入与排出的物质量在总摄入量的 90% ~95% 范围内时，可视为总平衡，即总体水平上的平衡状态。

近代的平衡试验多用稳定核素做标记示踪剂，由于误差减少，操作环节简化，总平衡的概念和定义应重新规定。

（一）实验设计

1. 实验计划和对照观察

一般可分为两类：①用 A 个体的结果同 B 个体进行比较；②同一个体在一种处理程序（包括饮食、药物、生活安排等）与另一种处理程序下的结果进行比较。因为个体差异性较大，故后一种方法的结果比较可靠。

2. 实验期限

取决于研究内容。代谢平衡试验常以 3 ~ 4 日为一代谢期。代谢期太长，费时，且不利于观察对象的变化；代谢期太短，则粪便标本可能出现较大误差。如需要，留尿的间隔可以缩短，可分为 24 小时或 48 小时，也可每 8 小时或 12 小时收集标本一次。进食实验膳食数日后方可收集标本，这一时期称为过渡期或适应期。其目的在于使机体在这一特定的条件下达到相对稳定状态。过渡期的长短可根据该物质在体内代谢的时间而定，一般为 1 ~ 2 日。同一受试对象在接受不同干预时，需有足够的间隔期。

3. 实验膳食

根据研究目的和受试对象的饮食习惯，由营养师配制实验膳食。营养师首先要调查受试者自由饮食时的情况，然后制订食谱。要确保能量供应，并注意食物中其他相关物质的含量。试验前一日应进食实验膳食，以及时调整食谱，确保试验期间受试者能完全摄入所规定的食物。如有剩余，应及时送至实验室检查，并从总摄入中减去。由于自来水和天然水中所含矿物质浓度较高，所以烹饪和饮用的水都需用蒸馏水或去离子水。

调查受试者的饮食习惯，根据研究目的制订食谱。试服实验膳食 1 日，调整食谱。进食实验膳食 1 ~ 2 日（过渡期）。每餐同时服用聚乙二醇（PEG）1 g。在实验期第 1 日及实验结束后第 1 日早餐前，口服卡红 0.3 g（装于胶囊内），或服药用炭 0.5 g。实验期每餐同时服用 PEG 1 g。

4. 标记物使用

为了保证粪便标本收集的准确性和完整性，常使用肠道不吸收物质作为标记物。口服卡红后，大便呈红色，可在试验开始和结束时服用，作为划分实验期限的标记物。药用炭使大便呈黑色，也可使用。此外，还可在每餐进食时加用另一种不吸收的标记物，用于校正粪便中该物质的含量。常用的有 PEG、Cr_2O_3、$CrCl_3$ 和 ^{51}Cr。

5. 标本收集

实验期第 1 日上午 7 时令受试者排空膀胱，将尿液弃去，然后收集每日 24 小时尿液。用浓盐酸防腐（每 100 mL 尿液加 0.5 mL 浓盐酸）。容器上需注明受试者姓名、实验日期等，以防混淆。测定每日尿液总量。留取部分尿液，置 -20 ℃ 保存待测。从第一次大便变为红色起，第二次服用卡红后至大便出现红色前，收集所有的大便。每日可用浓盐酸或 20% 硫酸 20 mL 防腐。测脂肪一般用冰醋酸 20 mL 防腐。粪便标本需储放阴凉处。将全部粪便标本移入捣碎机中，加适量蒸馏水，将大便捣成糊状。如标本较多，可分成数次进行，然后混匀所有标本。将糊状粪便标本倒入带塞的大号容器内，视标本量的多少稀释到 1 000 ~ 3 000 mL，用力混匀。记录大便总量，提取少量稀释好的标本用作样品。

膳食成分的测定有两种方法：一种方法是按照食物成分表计算，另一种方法是直接分析食物的样品。按照食物成分表计算的结果，只能供营养师配制膳食时参考用。不同时间和不同来源的食物成分可能有相当大的差异。计算结果与实际测定结果往往有较大的差别，原则上不能代替实际成分的测定，在进行研究设计、统计、分析等过程中应加以注意。准确的代谢研究必须采用直接分析法。食物的样品可于配制实验膳食时另外配制完全相同的一份作为分析用。但全份食物浪费较大，一般可用全份食物的 1/3 或 1/5。标本处理方法同前。

6. 实验期间活动

可进行适当的轻度体力活动。保证体重无明显变化。但要注意避免显性出汗。大汗可增加水、电解质和某些物质的丢失。

7. 粪便和食物标本处理

可视测定内容的需要采用不同方法。

（1）干灰化法：通过高温灼热使样本脱水、焦化。在空气中氧的作用下，使有机物氧化分解成二氧化碳、水和其他气体挥发，残留的无机物供测定用。该方法适用范围广，可用于很多微量元素的分析。操作简便，需要设备少，灰化过程中不需要人看守，并适合于大批量样品的处理，省时省事。缺点是由于敞口灰化，温度高，容易造成待测成分的挥发损失；其次是某些待测成分附着于坩埚的孔穴中很难溶出，致使回收率降低。

（2）湿消化法：在样品中加入硝酸、高氯酸、硫酸等强酸，加热破坏有机物。硝酸是强氧化剂，但由于沸点较低，在高温条件下易扩散，氧化能力不持久。因此当消化过程需要补加时，应先冷却。其优点是对金属具有较强的溶解能力，除了金和铂以外，几乎能溶解所有的金属。高氯酸在低温时没有氧化能力，但加热时是一种强氧化剂，其氧化能力强于硝酸和硫酸，可分解所有的有机物，消化速度也快。但需注意，在高温下，高氯酸直接接触某些还原能力强的物质（如酒精、甘油、糖类、次磷酸及其盐）时，因反应剧烈有发生爆炸的可能，故一般不单独使用，并且要避免消化液烧干，以免发生危险。浓硫酸在加热条件下具有一定的氧化能力，但不如高氯酸和硝酸，它只能使样品中的蛋白质氧化脱氨，而不会进一步氧化成氮氧化物。浓硫酸对有机物有强烈的脱水作用，并使其炭化。此外，硫酸具有沸点高（338 ℃），不易挥发损失等优点。有时还需加入一些氧化剂（如高锰酸钾、过氧化氢等），以加速样品的氧化分解，完全破坏样品中的有机物，使待测的无机成分释放出来，并形成各种不挥发的无机化合物，以便做进一步的分析测定。

常用的消化方法如下。①硫酸消化法：如用凯氏定氮法测定食品中蛋白质含量，可用此法来进行消化。由于硫酸的氧化能力较弱，消化液炭化变黑后，保持较长的炭化阶段，使消化时间延长。可适当加入某些氧化剂。②硝酸—高氯酸消化法：可先加硝酸进行消化，待大量有机物分解后，再加入高氯酸。此法反应速度快，炭化过程不明显；消化温度低，挥发损失少。但由于酸经加热容易挥发，故当温度过高、时间过长时容易烧干，并可能引起残余物燃烧或爆炸。③硝酸—硫酸消化法：在样品中加入硝酸和硫酸的混合液，或先加入硫酸。加热使有机物分解，在消化过程中不断补加硝酸。此法可缩短炭化过程和消化时间，反应速度适中。但因含有硫酸，不宜做碱土金属的分析。

（二）结果解释

完成标本测定后须审查浓度稀释过程与换算步骤，特别要注意稀释倍数的换算。尿、粪排出量可用肌酐和标记物校正。常用的参数：某物质平衡值 = 总摄入量 −（总粪排出量 + 总尿排出量）；肠净吸收率 =（总摄入量 − 总粪排出量）/总摄入量×100%。个体试验的正或负平衡值小于摄入总量的 10% 时，有可能是机体调节或试验误差所致，不一定具有重要的实际意义。并且因为该方法是一种传统的了解物质代谢平衡的方法，广泛应用于各种生理条件下各物质需求量和病理条件下某一物质代谢的研究，但它仅能反映整体的正负平衡变化，不能显示体内的代谢途径和详细变化，也无法计算内生性物质。此外，从皮肤、汗液、头发等部位丢失的部分无法计算，存在一定的局限性。

三、核素示踪代谢试验

核素示踪代谢试验是利用放射性核素或其标记物作为示踪剂，采用口服或静脉注射的方法引入体内，然后从体外采集标本观察示踪物的去向，以了解机体在生理、病理过程中对该物质的吸收、分布、代谢和排泄。放射性核素或其标记物与相应的非标记物的性质在生物体内代谢时所发生的化学变化、免疫学反应和生物学过程是完全相同的，但是有不同的物理性质，即放射性核素可发射出射线，可通过核测量仪器进行测量和定量分析，达到观察被放射性核素所标记物质在活体内代谢过程的目的。用放射性核素研究物质代谢的示踪试验，除前面平衡实验设计中需要考虑的问题外，还包括以下几个方面。

（一）示踪物的选择

1. 放射性核素的半衰期

使用半衰期过长或过短的核素都不合适。半衰期过短的核素，实验尚未结束，其放射性已衰变过多，导致测量困难；使用半衰期太长的核素，则放射性物质在机体内残留时间太长，对机体不利。实际工作中除考虑核素的物理半衰期外，还要考虑该示踪物在体内的生物半衰期。有些示踪物虽然物理半衰期很长，但在体内停留时间不长（生物半衰期短），同样可安全使用。如 ^{14}C 的物理半衰期为 5 000 年以上，有利于运输和保存，但它的生物半衰期只有十多天。因此，应根据实验周期，同时注意考虑示踪物的物理半衰期和生物半衰期，即该示踪物的有效半衰期。

2. 放射性核素的射线类型

一般 α 粒子很少用于生物示踪试验。γ 射线穿透力强，发射此类射线的示踪物样品制备和测量都比较简便，在体外观察示踪物于体内运动规律，则必须使用发射 γ 射线的核素标记物。发射 β 射线的核素如 ^{3}H、^{14}C、^{32}P 等大多数可以进行核素标记（即以放射性原子替代原来非放射性的相同原子），各种代谢转换的研究多选用发射 β 射线的核素。

3. 放射化学纯度和比活度

对放射化学纯度的要求是不应有放射性杂质（包括其他放射性核素及同一核素标记的其他化合物或游离的放射性核素），其放射化学纯度应在95%以上，放射化学纯度的降低势必干扰示踪试验的测量结果。由于放射性示踪剂在体内应用过程中都会被大量稀释，并且要求最后制成的样品必须仍能达到测量要求，则起始应用的示踪物比放射活性必须较高。如果比活度太低，为了满足测量要求就需要增加化学量，导致化学量过高而引起示踪试验结果失去生理真实性。另外，比活度过高，可能引起被标记的化合物分子受到辐射损伤，影响示踪结果。

（二）示踪物的用量

化学量应为示踪量，即尽可能低或者根据实验目的的要求用一定的化学量。放射性活度的确定原则是：使用的放射性测量手段可以较灵敏地测出最后样品的放射性，在达到测量结果准确的条件下，确定最小的放射性活度。具体应用时要考虑不同给予途径时的标记物利用率，其在系统内的稀释程度及分布和廓清特点、实验周期长短、观察方法、测量方法及测量效率等，待测样品所含的放射性活度，为达到测量结果的准确性，最后样品要求测得的最低计数率，用反推法估算需引入的放射性活度：根据被测样品的最低计数率要求，并校正在实验过程中各种影响因素所造成的放射性活度的损失量，计算初始应用的示踪剂量。例如，静脉注射示踪物，被观察的整个组织可摄取该示踪物的量约占引入总量的 1%，观察 10 日，在此期间示踪物从该组织中消失约为初始摄入量的 90%，拟取待测样品约为该组织总量的 10%，测量最低计数率要求为 250 cpm，测量仪器的计数效率为 50%，于是最少放射性每分钟衰变数（dpm）=250÷50% =500（dpm）；取样时该组织总的每分钟衰变数：500÷10% =5 000 dpm；初始时该组织总的每分钟衰变数：5 000÷（100% - 90%）=5×10^6（dpm）；初始应引入的示踪量：5×10^6÷60 =83.3（kBq）。

如果采用口服的方式还要考虑示踪物的吸收率（由摄入量、吸收效率和示踪剂通过胃肠的速度等因素决定）。

（三）放射性核素标记

核素经口服和（或）静脉注射，然后留取血、尿或粪标本，测定标本中的核素量，通过计算了解物质的代谢状况。常用的放射性核素有 ^{15}O、^{13}N、^{14}C、^{45}Ca、^{47}Ca、^{28}Mg、^{65}Zn、^{59}Fe 和 ^{55}Fe。现列举测定钙吸收的几种方法。^{45}Ca 释放 β 射线（半衰期 165 日），^{47}Ca 可释放 β 和 γ 射线（半衰期 4.7 日）。

1. 单标法

受试者隔夜空腹，口服一种放射性核素 5 μCi ^{45}Ca（20 mg 的 $^{45}CaCl$ 溶于 250 mL 蒸馏水），1 小时后抽血、离心，采用液闪仪测定血浆中的核素活性（Fx/L），乘以体重的 15%，求得 1 小时在血浆和细胞外液中的理想量（FC），或用 Nordin 提出的公式：FC = Fx/10 L - [15.4×（1/体重 - 0.0154）]，然后套入经验公式：每小时吸收率 = 1.17FC + 2.54FC^2。该法简便、快速、价格低廉。Nordin 等应用该技术在甲旁亢和肾结石的患者中发现钙吸收增加，骨软化和肾衰患者钙吸收下降，正常人和骨质疏松症患者钙吸收与血中降钙素水平相关。髋部骨折的妇女钙吸收低下。用 1α-羟维生素 D_3 治疗后，钙吸收增加。

2. 双标法

双标法较单标法更精确，可得到更多的资料。受试者隔夜空腹，在早餐结束时服用一种核素，之后静脉注射另一种核素，3 ~ 5 分钟内注射完。在 6 分钟、12 分钟、30 分钟、45 分钟、60 分钟、120 分钟、240 分钟、480 分钟抽血，留 6 小时、12 小时或 24 小时尿。通过测量、计算血或尿中的两种核素比确定吸收率。用 ^{47}Ca 和 ^{45}Ca 需要花费的时间较长，一般为 6 ~ 8 周。这是由于 ^{47}Ca 和其产物 ^{47}Sc 可干扰 ^{45}Ca 活性的测量，因此，必须待 ^{47}Ca 和 ^{47}Sc 自动减少后，才可确定 ^{45}Ca 活性。为缩短时间，De Grazia 等提出同时在标准和样本中沉淀 Ca，保持 Sc 的比例相同，这样只可测 β/γ 率，得出钙吸收率。有学者则用 ^{85}Sr 替代 ^{45}Ca 作为静脉注射示踪物，而用 ^{47}Ca 口服，因为 Sr 的血流动力学在 3 ~ 10 小时与 Ca 相同。Griessen 等提出先在 Sc 通道测量 ^{47}Ca 的 γ 活性，比上用 Ca 通道所测 γ 活性。计算 ^{47}Sc 和 ^{47}Ca 的比率，得出纯 ^{47}Ca 量，然后求得 ^{47}Ca 与 ^{45}Ca 之比。

3. 核素稀释法

核素稀释法是根据化学物质在被稀释前后其质量不变的原理建立起来的。如已知放射性活度为 S_1，质量为 M_1 的标记物和未知质量 M_x 的同一种化学形式的非标记物充分混匀后，标记物被非标记物所稀释，测混合物的比放射活性 S_2 必然比 S_1 低，但是稀释前后的放射性总活度相等，即：$S_1 × M_1 = S_2 ×（M_1 + M_2）$。因为混匀后比放射活性 S_2 保持恒定，不随取量的多少而变化，测定时只要取出部分样品做分离定量，测定其比活度，代入公式中求得待测物质的质量。该方法可以从总的粪便排泄中区分出来自内源性的排泄，计算出物质的真实吸收量（率），已应用于动物中钙、锌、锰、铁、钴等元素的生物利用度的研究。

该技术测定钙的生物利用度的方法是：①首先对动物进行饲喂方式和时间的适应；②肌内注射适量的^{45}Ca，注射液用生理盐水稀释$^{45}CaCl_2$配制而成，用于标记机体内源性钙库，此后出现在粪便中的放射性钙均为内源性钙；③待机体达到平衡后，选择适当的参比组织，如血液，测定比活性（^{45}Ca活性/组织中的钙量），同时测定粪中^{45}Ca的活性；④粪便、饲料、血浆、尿液经干灰化法处理后，用原子吸收光谱法测定钙含量；⑤计算内源性粪钙（EFC），EFC（mg/d）＝粪中的^{45}Ca的活性（Bq/d）/参比组织的比活性；⑥计算钙的真实吸收量（率），真实吸收率（%）＝［总钙摄入量－（总的粪钙排出量－EFC）］×100%/总钙摄入量。

放射性核素示踪法灵敏度高，通常可精确测出$10^{-18} \sim 10^{-14}$g 的放射性物质，因而对研究微量生物活性物质具有特别价值；放射性核素及其标记物的用量很少，引入后几乎不会改变体内的正常生理平衡，实验结果接近正常生理状态；测量方法简便，不受其他非放射性物质的干扰及其他物理和化学因素的影响，不必对样品进行复杂的分离和提纯。但应用范围受限；实验过程中可能存在放射生物效应，影响实验结果的准确性；实验操作时，对环境有放射性污染。因此，此法正逐步为稳定核素所替代。

（四）放射性污染防护

放射卫生防护包括实验工作人员及实验对象的防护。辐射损伤需一定的剂量，只有在超过最大允许剂量的照射后才对机体有损害。同时应采取必要的防护措施，注意防止不必要的辐射。动物实验时，除考虑个体动物引入的示踪量，还必须考虑到放射性核素示踪试验与一般理化实验不同，动物接受了放射性核素，即使对个体动物是安全剂量，但动物同时成为辐射源，动物间可相互照射，动物还要排出放射性物质，可污染、照射周围环境。因此，对动物群体饲养和排泄物的处理应采取适当的措施。对操作器具、放射性组织标本、动物尸体及其他放射性废物的处理，应根据具体情况和条件，按照放射卫生防护和废物处理的有关规定进行操作处理。

（五）稳定核素标记是代谢研究方法

稳定核素示踪技术在 20 世纪 20 年代已被应用于生命科学的研究，近十余年来，随着稳定核素生产技术的发展以及探测技术的改进，稳定核素示踪技术被广泛应用。由于它不具有放射性，没有放射生物效应，因此对于临床应用方便，适用于儿童、妊娠及哺乳的妇女；标记的化合物不会衰变，不会辐射和自动裂解，不需要采取防护措施，实验不受时间限制。稳定核素是同一元素的核素，具有相同的化学性质，它们在有机体内所发生的化学变化和生物学过程完全相同，但与同一种天然元素具有不同的质量，故具有可测量性。稳定核素标记的示踪剂可以应用气相—质谱联用法（GC-MS）、高效液相色谱—质谱联用法（HPLC-MS）、热离子质谱仪、电感耦合质谱仪（ICP-MS）、高速原子轰击—继发离子质谱仪（FAB-SIMS）、磁共振光谱法（NMRS）、红外分光光度法、发射光谱分析法、核素比率质谱仪（IRMS）、气相—核素比率质谱联用法（GC-C-IRMS）等测定方法，计算稳定核素丰度，对标记物质进行定性、定量及定位研究。

通过给予 1 种（口服）或 2 种（口服和静脉注射）稳定核素标记的物质，测量该物质所携带的核素量，了解该物质的排泄和体内存留量。这一方法提高了试验的精确性，可了解体内代谢过程。常用的稳定核素有：^{13}C、^{18}O、^{15}N、^{42}Ca、^{44}Ca、^{46}Ca、^{48}Ca、^{25}Mg、^{26}Mg、^{67}Zn、^{70}Zn、^{58}Fe 和 ^{57}Fe。^{13}C 呼气试验和 ^{15}N 尿试验是两种常用的方法，既可用于糖、脂肪酸、蛋白质和氨基酸等物质的代谢研究，又可用于临床多种代谢疾病的诊断。缺点是所需的试验条件较高。目前某些物质（如锰）还不能找到相应的稳定核素。

1. $^{13}CO_2$ 呼气试验

^{13}C 标记的化合物在体内被氧化为 $^{13}CO_2$，通过测定一定时间内呼气中 $^{13}CO_2/CO_2$ 比值的变化，了解某一化合物在体内的代谢过程。它具有方便、无创伤等优点，但由于呼气中的 $^{13}CO_2$ 被体内大量的 CO_2 所稀释，丰度不高，需要灵敏的检测仪器。

步骤如下：①受试者应禁食 12 小时，避免对本底 ^{13}C 的影响；②收集试验日的一次呼气样品，然后摄入 ^{13}C-标记物，摄入量应根据标记物的核素丰度、标记物在体内吸收和氧化的速率、分析仪的精度确定；③摄入 ^{13}C-标记物后，每间隔 10～30 分钟收集一次呼气样品；④纯化呼气样品；⑤测定结果。

临床应用包括：①^{13}C-葡萄糖诊断糖代谢疾病，可用于诊断儿童糖尿病及药物治疗观察；②$1$-^{13}C-亮氨酸、1-^{13}C-苯丙氨酸、$^{13}C_2$-甘氨酸研究氨基酸和蛋白质的体内氧化代谢；③^{13}C-乳糖和 ^{13}C-蔗糖可诊断双糖吸收不良；④^{13}C-碳酸氢钠用于研究肝脏血浆蛋白的合成；⑤^{13}C-醋酸盐和 ^{13}C-乙醇了解醛脱氢酶缺乏症。

2. ^{15}N 尿试验

含氮物质在体内的代谢产物主要通过尿排泄，检测尿液中的 ^{15}N 含量，可了解某一物质的代谢过程。这一方法较 ^{13}C 呼气试验精确。试验步骤如下：①受试者在实验前需禁食一夜，实验前将尿排空，并留尿样作为本底；②予以 ^{15}N-标记物，收集一定时间的尿液，-20 ℃保存；③根据研究的内容对尿液进行处理；④测量尿液中的 ^{15}N 丰度，计算结果。

3. ^{18}O 或 ^{2}H 体成分分析与能量消耗分析

受试者饮用富含 ^{18}O、^{2}H 或两者的核素水后，收集尿与血样，然后与服用核素水前所收集的样品进行比较。根据核素稀释技术的原理，在饮用核素总量已知的情况下，根据被测核素被稀释的情况，可以计算出身体总水的含量。同理，该法也可用于间接分析体内能量的消耗。临床上可应用于肥胖患者的研究。$H_2^{18}O$ 较贵、测定仪器贵以及有限的精密度和有限的生物半衰期窗宽是制约该法广泛应用的主要原因。

四、糖与蛋白质代谢动力学研究

（一）稳态单库模型

在空腹时，通过恒速注入稳定核素标记的葡萄糖，使血浆中的葡萄糖的核素丰度出现平台。这时输入葡萄糖的速率等于体内内生葡萄糖的生成率。由于葡萄糖分解后，一部分丙酮酸又可转变为葡萄糖。因此，示踪剂的再循环成为影响计算葡萄糖转换率的因素。采用不同的稳定核素或同一核素不同标记位置，则得到的葡萄糖生成率不同。常用 $6,6$-^{2}H-葡萄糖、1-^{13}C 和 U-^{13}C-葡萄糖。其方法如下。①示踪剂溶入无菌等渗盐水中，用微孔滤膜滤过灭菌。②受试者禁食过夜，试验当日处于空腹状态。③从一侧肘前静脉插入导管，用于采集血样。注入示踪剂前留取血样，作为本底。④在另一侧前臂静脉注入示踪剂。首先予以初始剂量，为持续注入速率的 50~90 倍，随后予以持续恒速静脉滴注，输注率：6，6-^{2}H-葡萄糖 25 μg/（kg·min）、^{13}C 葡萄糖 6 μg/（kg·min）、U-^{13}C-葡萄糖 2.5 μg/（kg·min）。⑤每 30 分钟取血，并用麻醉袋收集呼气。血样经离心后 -10 ℃保存，待测。⑥测量血中的 ^{13}C 丰度。^{13}C 丰度的测量在真空中用酶脱羧产生 CO_2，然后用 IR-MS（核素比率—质谱法）测 ^{13}C/^{12}C。⑦结果计算和分析：由于 6，6-^{2}H-葡萄糖和 ^{13}C 葡萄糖可再循环，所以反映的是总的生成率；而 U-^{13}C-葡萄糖再循环的概率小，可反映真实生成率。

测定葡萄糖氧化率时，以上参数的基础上，同时收集一定时间的呼气，用质谱仪测量呼气中的 ^{13}C 丰度。如用 U-^{13}C-葡萄糖为示踪剂，则葡萄糖氧化率 = ［葡萄糖氧化产生的 CO_2 量的百分比 × 呼出 CO_2（μmol/kg）× 0.180］/6。葡萄糖氧化产生的 CO_2 量的百分比 = （呼气中 $^{13}CO_2$ 的原子百分数 ×100）/（血浆中 ^{13}C-葡萄糖的原子百分数 × C）。C 为系数，一般在 0.80~0.83。

Reinauer 等用 6，6-^{2}H-葡萄糖和 U-^{13}C-葡萄糖对男性研究结果显示：在稳态条件下，葡萄糖更新率为（2.42 ±0.11）mg/（kg·min），葡萄糖氧化率为（1.34 ±0.08）mg/（kg·min），葡萄糖清除率为（3.04 ±0.17）mg/（kg·min），葡萄糖再循环率为 24.7%［约 0.6 mg/（kg·min）］；在高胰岛素浓度下（70~80 mU/L）葡萄糖更新率增加 300%~400%，而肝葡萄糖生成速率受到抑制。目前，稳定核素除用于糖动力学研究外，也应用于各种危重患者糖动力学变化的研究或特殊人群的糖代谢研究。此外，稳定核素也被用于糖异生的研究。近年来，有学者采用氘标记水方法研究禁食对健康人糖异生的影响。

（二）蛋白质代谢动力学研究

蛋白质的两个来源是胃肠道摄入（I）和体内组织蛋白分解（B）。两个去向是被降解后由粪、尿排出（E）和合成蛋白质（Z）。在稳态情况下，Z + E = B + I = Q，Q 为更新率。如果已知 Q、I 和 E，则可计算出蛋白质的合成和分解速率。常用的示踪剂有 1-^{13}C 亮氨酸、^{15}N-甘氨酸和环-D$_5$ 苯丙氨酸。现以 ^{15}N-甘氨酸为例，说明其方法和步骤：①根据实验要求确定饮食中的蛋白质量和热量；②饮食适应和过渡期；③实验当日清晨首先留取晨尿 30 mL，然后口服 200 mg ^{15}N-甘氨酸及大便收集指示剂；④留取 1~3 日的尿粪标本，若以尿氨为末端产物，只需留尿 12 小时；⑤用凯氏定氮法测定食物、尿、粪中的摄入和排出的氮量。

计算 Q = E × d/e。式中，d 为 ^{15}N 的示踪剂量，e 为达到"坪值"时某一末端产物中累计排出的氮量。然后计算 B 和 Z（B = Q - I，Z = Q - E）。Arnal 等应用此法对老年妇女进食蛋白质的方式进行了研究，发现脉冲式进食蛋白质可以增加蛋白质的保存。

五、定位诊断

定位诊断的目的是确定疾病的发病部位，即病理解剖诊断。正常人的内分泌激素来源于一定部位（正位分泌），少数可能来源于异位组织（异位分泌）。另外，内分泌腺肿瘤可伴发异源性激素综合征，术前必须作出定位诊断，以便确定手术路径和方式。在很多情况下，需要从多个方向进行定位与定性鉴别，鉴别时，考虑的范围要广，尤其不能只局限于内分泌代谢疾病领域，但是，经过鉴别所提出的初步诊断却要求少而精。临床上用于定位诊断的方法如下。

（一）定位诊断

同时测定血浆 ACTH 和皮质醇，如两者均升高提示病变在垂体；如 ACTH 降低而皮质醇升高则病变在肾上腺皮质。如 TSH 和 T_3/T_4 同时升高，则可能为垂体 TSH 瘤或全身性甲状腺素不敏感综合征；如 TSH 明显降低，而 T_3/T_4 升高则为甲状腺病变引起的甲状腺功能亢进症（甲亢）。如 FSH 和 LH 升高，提示病变在性腺；降低则提示病变在垂体或下丘脑。另外，根据某些激素分泌的部位特殊性，激素测定本身就具有定位意义。例如，只要证实是内源性高胰岛素血症性低血糖症，其病变就必然在胰腺，因为目前尚无异位胰岛素瘤的报道（胰腺发育异常者例外，但异位胰腺组织也在正常胰腺附近）。同样的情况也见于原发性甲旁亢和原发性醛固酮增多症，这些疾病的诊断重点是确定病变的性质（如肿瘤或增生）和病变的位置（双侧或单侧，尾部或头部，上甲状旁腺、下甲状旁腺或异位甲状旁腺等）。

（二）激素动态试验

20 世纪以前，人们根据激素的反馈调节理论和环境因素调节内分泌代谢功能的原理，在内分泌代谢疾病的诊断中设计了许多激素的动态试验，其中一些激素动态试验仍是目前诊断的重要手段。例如，TRH 和 GnRH 兴奋试验可判定甲状腺和性腺功能减退症的病变部位。血清基础 TSH 升高，注射 TRH 后有过分反应，提示病变在甲状腺；基础 TSH 降低，注射 TRH 后无升高反应，提示病变在垂体；如果注射 TRH 后 TSH 有升高反应，但高峰延迟，则病变在下丘脑。GnRH 兴奋试验有与 TRH 相同的定位意义。TRH、GnRH 和 CRH 联合静脉注射，可同时了解甲状腺、性腺和肾上腺皮质疾病的病变部位。但是，随着科学技术的进步，尤其是下丘脑激素测定和高分辨影像检查的应用，激素动态试验在诊断中的地位在逐渐下降，有些敏感性和特异件较差或不良反应较大的动态试验已经少用或被淘汰。

（三）影像学检查

1. X 线检查

对骨骼病变的诊断意义较大，对某些内分泌腺病变（如垂体肿瘤）也有定位价值。例如，蝶鞍增大、蝶鞍骨质被吸收而变薄、前或后床突抬高或被破坏提示垂体占位性病变，而空泡蝶鞍综合征一般需用 CT 或 MRI 检查才能确诊。

2. B 超检查

B 超检查用于甲状腺、肾上腺、胰腺、性腺和甲状旁腺肿瘤（或结节）的定位，但肿瘤或结节太小（直径小于 0.5 cm）不能检出，而且 B 超技术的发展似乎总是跟不上 CT、MRI 的步伐。但是，术中 B 超检查可用于多种内分泌肿瘤手术时的定位。

3. CT、MRI、PET、PET-CT 检查

CT 和 MRI 是目前用作内分泌腺病变性质检查的常用方法。一般病变直径大于 0.5 cm 均可检出（高分辨 CT）。为提高病变的检出率，内分泌腺的 CT 和 MRI 检查要注意以下 3 点。①扫描层厚要薄，如小于 3 mm，最好 1 mm。②同时做增强和（或）脂肪抑制扫描。③对腺体进行连续的动态观察。一般认为，CT 与 MRI 的差异是：MRI 观察病变与邻近组织的关系比 CT 效果好，而增强扫描比平扫使病变显示更清楚。CT 和 MRI 虽可对病变作出精确定位，但不能分辨病变的性质。如 CT 和 MRI 难以分辨肾上腺肿瘤的部位（皮质或髓质）。正电子断层成像（PET）可协助动态观察肾上腺、甲状腺、胰腺的功能变化甚至代谢过程，除了解腺体形态变化外，还具有功能定量的优点，是诊断许多疑难内分泌疾病（如 MEN）的重要方法，用放射性药物做肾上腺显影能提供髓质功能的有关信息；双模式显影平台将 CT 与核素显影技术结合起来，提高了肾上腺功能的评价水平。

（四）特殊检查

核素检查是根据某些内分泌腺有摄取某种核素的功能，或能摄取核素标记物的特点判定内分泌腺功能。放射性核素肿瘤显像的种类很多。^{201}Tl、^{99m}Tc-MIBI 肿瘤显像常用于乳腺、甲状腺、甲状旁腺和淋巴瘤显像，用于甲状旁腺显像时，一般要求先服碘剂数日，以封闭甲状腺的显影功能。镓-67（^{67}Ga）肿瘤显像常用于肿瘤转移灶的定位显像或寻找原发部位不明的肿瘤病灶。^{131}I、^{123}I、铟-111（^{111}In）、^{99m}Tc 标记抗体的放射免疫肿瘤显像常用于可疑肿瘤及转移肿瘤的定位与定性。特异性示踪剂 Na-^{18}F-脱氧葡萄糖或^{18}F-胆碱可以提高骨显像的特异性和敏感性，PET-CT联合骨髓穿刺活检对隐性多发性骨髓瘤（SMM）和单克隆 γ 病（MGUS）有早期诊断价值。

1. 甲状腺摄^{131}I 率

甲状腺摄取和浓集碘的功能与甲状腺功能密切相关，摄^{131}I增多和（或）高峰提前提示甲亢；摄^{131}I 率低提示甲状腺功能减退症（甲减）。这一检查还可用做甲亢和缺碘性甲状腺肿的鉴别，后者摄^{131}I 率增多，但高峰不提前。^{131}I 甲状腺扫描可用于判断甲状腺结节的功能，但有较多不良反应，因血清 TSH、FT$_3$ 和 FT$_4$ 的测定技术已经相当敏感，甲状腺摄^{131}I率已很少采用。

2. 核素扫描

单光子发射计算机断层成像（SPECT）可确定甲状腺结节的位置和功能。SPECT 检查是用放射性核素^{99m}Tc 或^{131}I 作放射源，先用碘剂封闭甲状腺，再用^{131}I 做卵巢扫描，有助于卵巢甲状腺肿伴甲亢的定位。^{131}I 标记的胆固醇做肾上腺皮质扫描可对有功能的腺瘤作出定位。肾上腺有摄取胆固醇的功能，皮质醇瘤摄取^{131}I 标记的胆固醇增多，故有放射性浓聚，对侧的肾上腺由于过量皮质醇反馈抑制了垂体 ACTH 的分泌而萎缩，因而摄取^{131}I 标记的胆固醇减少。用放射性核素锝（^{99m}Tc 氯酸锝）和^{99m}Tc-甲氧异腈（甲氨异丁基异腈-MIBI，^{99m}Tc-MIBI）或铊^{201}Tl 做甲状旁腺和甲状腺双重显影，可对病变作出定位。核素-PET 和PET-CT 可显示肾上腺皮质细胞摄取胆固醇增加，双侧肾上腺皮质增生，^{131}I-胆固醇浓集于双侧肾上腺皮质区，呈双侧对称性增强。如^{131}I-胆固醇浓集于一侧肾上腺皮质则提示为功能性肾上腺皮质瘤；如 CT 或 MRI 确定一侧肾上腺有肿瘤，而不摄取^{131}I-胆固醇者多为无功能性肿瘤或转移癌。^{123}I 和^{99m}Tc-甲氧异腈减影扫描可发现82%的甲状旁腺病变，^{99m}Tc 和^{201}Tl双重核素减影扫描（与手术符合率92%）可检出直径1 cm 以上的病变，对于甲状旁腺外病变也特别敏感，阳性率为83%，敏感度为75%。在临床上，^{123}I 和^{99m}Tc-甲氧异腈不能对肿瘤定位的原因是肿瘤太小或病因为甲状旁腺增生。

3. 激素分泌率测定

用激素分泌率测量来判断内分泌腺功能有一定意义，但如果同时有该激素代谢清除率增加，则无功能亢进。因测定技术复杂，患者要接受放射性核素，故只用于研究而不作为疾病诊断的常规检查。

4. 激素抵抗的评价

用患者的体细胞（周围血红细胞、白细胞和成纤维细胞）与核素标记和未用核素标记的相同激素一同温育，测定该激素受体与激素的亲和力和激素受体数目，与正常人相同细胞进行比较，可检出该激素有无受体缺陷而引起的激素抵抗。如果证明存在激素抵抗，一般应进一步进行相关基因的突变检测。

5. 特殊检查联合应用

任何形式的单项检查均存在一定的缺点。影像检查应该与激素分泌的动态试验甚至致病基因筛选结合进行，以提高诊断效率。例如，遗传性嗜铬细胞瘤需根据家族史和风险度确定候选基因筛选和追踪的程序，有家族史的腹部副神经节瘤患者按顺序对 SDHB、SDHD、VHL 基因测序；双侧肾上腺嗜铬细胞瘤而无甲状腺髓样癌或甲状腺肿时应先对 VHL 基因测序，如 VHL 无突变，再检测 RET；发病年龄 < 20 岁的单侧肾上腺嗜铬细胞瘤可按顺序对 VHL、RET、SDHB、SDHD 基因测序。

（五）有创检查

1. 静脉插管分段采血

属于有创性诊断方法，不作为常规定位方法。一般仅在临床症状提示某种激素分泌增多，而以上定位检查又不能精确定位时采用。此方法对异源性激素综合征（如异位嗜铬细胞瘤）的诊断特别有效。插管至所怀疑的内分泌腺或异源性激素分泌肿瘤的引流静脉或邻近静脉中，采血后边退出导管，边采血至周围静脉，测定各节段血中的激素水平，一般激素最高水平的部位就是病变的部位。垂体病变可插管到岩下窦采血测垂体激素（如 ACTH）。胰腺肿瘤可插管到门静脉分支，采血测定胰岛所分泌的激素以确定胰岛肿瘤的部位。双侧岩下窦采样（BIPSS）用于疑难库欣综合征的诊断效率很高。库欣综合征患者中枢的 ACTH 浓度明显高于外周血，而异源性 CRH/ACTH 综合征患者无此变化。结合 CRH 试验，比较注射前后中枢与外周血 ACTH 的浓度差别，库欣综合征的诊断准确性进一步提高；或在 BIPSS 同时做去氨升压素试验，可明显提高 ACTH 依赖性库欣综合征的鉴别效率。

2. 选择性动脉造影

对于直径较小而不能用 CT 和 MRI 等方法定位时，可采用此方法。将导管经动脉插管到内分泌腺或肿瘤的动脉分支中（B 超引导），然后注入造影剂进行多时相摄片。肿瘤的血管丰富，因此血管丛集的部位即为病变部位。此方法检查获得成功的前提是插管位置必须精确。

3. 术中定位

垂体、胰岛和甲状旁腺的术前精确定位相当困难，但只要能在术前确定腺体存在病变，那么可以在探查性手术中，通过直视、超声等方法进一步确定病变的具体位置和性质。例如，甲状旁腺术中可用高分辨超声定位，必要时结合甲氧异腈（MIBI）定位，这样可发现90% 以上的腺瘤。血 PTH 监测也有助于术中定位。

六、病因诊断

（一）化学检查和体外细胞实验

少数内分泌疾病用化学方法即可作出病因诊断，如地方性缺碘性甲状腺肿可以通过测定尿碘排出量或做甲状腺摄 ^{131}I 率确定其病因。表观盐皮质激素过多（AME）与原发性高血压的鉴别要点是后者的肾上腺皮质激素/皮质醇比值正常。原发性高血压患者的尿四氢皮质醇及其异构体/四氢可的松比值升高，可能是 11β-HSD 和 5β-还原酶活性改变所致。有些高血压、糖尿病和长期应用甘草次酸者也伴有 AME 的类似表现，应注意鉴别。

雄激素受体（AR）数目、功能与突变分析能提供性腺功能减退的病因诊断依据。一般采取外阴皮肤成纤维细胞进行体外培养，然后加入用氚标记的睾酮或二氢睾酮，测定受体结合容量和亲和力，以了解 AR 的量和质的改变；或取患者的外生殖器皮肤成纤维细胞培养，检查 AR 与雄激素结合情况。根据有无结合分为 AR 结合阳性和 AR 结合阴性两类。这些患者可能存在受体后缺陷或其他相关基因突变。与化学检查相似的是，体外细胞实验的诊断特异性高而敏感性较低。AR 的功能改变包括：①AR 亲和力减低，表现在结合后易于离解，此时可测定离解常数（Kd）；②雄激素与 AR 结合后的复合物对热不稳定，反映在温度升高到 42 ℃时，结合量下降到 37 ℃时所测结合量的 20% 以下；③用整体细胞或细胞核与用 ^{3}H-标记的睾酮或二氢睾酮温育，后者与核特异性 DNA 结合量减少或缺如；④AR 复合物不能变构而引起静电改变，使之不能与富含阴离子的 DNA 结合；⑤AR 与雄激素结合力下降，但与孕激素呈高亲和力结合；⑥分子筛色谱层板及 ZD 凝胶电泳图异常；⑦继发性 2 型 5α-还原酶（SRD5A2）活性下降。

（二）细胞学检查

阴道细胞随月经周期而变化，据此可以了解雌激素的分泌情况。甲状腺细针穿刺对甲状腺结节的诊断有一定帮助。精液检查对判断睾丸功能有重要价值，无精子产生或数目减少均提示睾酮分泌不足和睾丸功能减退。因睾酮已可直接测定，故已很少用来判断睾丸的间质细胞功能。测定活检组织细胞的激素含量或相关激素有助于异源性激素综合征的诊断。组织病理检查可明确许多内分泌疾病的病因，如甲状腺癌可见到癌细胞；亚急性甲状腺炎可见多核巨细胞；慢性淋巴细胞性甲状腺炎除淋巴细胞特别多和变性甲状腺滤泡上皮外，在晚期患者中还有 Askonazy 细胞增多，早期可见到吞噬胶质的巨噬细胞。手术后切除的组织做病理切片检查可对疾病作出最后诊断，免疫组化可确定肿瘤细胞的类别。

（三）疾病标志物

有些内分泌疾病具有特定的标志物，它们为疾病的诊断提供了有力依据。目前，应用于临床的疾病标志物很多，而特异性较高的内分泌代谢疾病标志物并不多。

1. 血 25-（OH）D

血 25-（OH）D 是评价维生素 D 营养状况和诊断维生素 D 依赖性佝偻病与肾性骨营养不良的关键指标。在排除慢性肝胆疾病、长期服用抗癫痫类药物、结核病（与服用抗结核药如利福平、异烟肼等有关）与甲旁减后，维生素 D 缺乏症的诊断可以基本成立。

2. 甲状腺球蛋白

不明原因的甲状腺球蛋白显著升高提示甲状腺肿瘤转移，应进一步行全身 ^{131}I 扫描。如甲状腺球蛋白仅轻度升高，应重复检查；如仍升高，则用 rh-TSH 滴注，连续 2 日后再测定血甲状腺球蛋白和抗甲状腺球蛋白抗体。如经 rh-TSH 刺激后，血甲状腺球蛋白无明显上升，或 ^{131}I 扫描未发现病灶，可认为肿瘤尚未复发。

3. 血清降钙素

降钙素（CT）升高是甲状腺髓样癌（MTC）的特异性标志物，血清基础 CT 升高具有较高诊断特异性。MTC 患者在滴注钙剂后，血 CT 进一步升高，可作为本病的诊断依据和家族型甲状腺髓样癌（MTC）家族成员的筛选指标。此外，测定血 CT 可用于 MTC 的病程进展评价，但此法的敏感性很高而特异性较差，因为高降钙素血症可见于许多疾病。如果血 CT >100 pg/mL，提示为 MTC；10 ~ 100 pg/mL 时 MTC 的概率为 25%。20 ~ 50 pg/mL 的概率为 8.3%；<8.5（男性）或 5.0（女性）pg/mL 可视为正常。

4. 血清 PTHrP

约 80% 的伴瘤高钙血症（CIH）伴有血 PTHrP 升高，高钙血症伴 PTHrP 分泌过多提示为分泌 PTHrP 的非甲状旁腺肿瘤所致。

5. FGF-23

据报道，血清中完整 FGF-23 为（44±37）pg/mL，但受年龄、性别、体重和肾小球滤过率的影响。慢性肾病患者的血清 FGF-23 明显升高，并且是心血管事件的预报因子。肿瘤引起的低磷血症和 X-性连锁遗传性低磷血症患者血清 FGF-23 也明显升高，切除肿瘤后下降。由于其他原因所致的低磷血症血清 FGF-23 显著降低，多数低于 3 pg/mL，所以血清 FGF-23 明显升高提示低磷血症的病因是 FGF-23 分泌过多或灭活障碍所致，但需进一步查找 FGF-23 升高的原因。

（四）免疫检查

1 型糖尿病患者血浆中可检出抗胰岛细胞或其他胞质成分的自身抗体，如抗胰岛细胞抗体（ICA）、抗谷氨酸脱羧酶（GAD）、抗胰岛素抗体（IAA）和 ICA-512 等。在自身免疫性多内分泌腺综合征中，几乎所有组成的内分泌腺与非内分泌腺疾病都能在血浆中检出相关的特异性自身抗体。在格雷夫斯病中，血中可检出甲状腺兴奋性（TSH 受体兴奋性）抗体，这种自身抗体只存在于格雷夫斯病患者血浆中（自身免疫性多内分泌腺综合征 2 型除外）。此外，抗甲状腺球蛋白抗体（TgAb）和甲状腺过氧化物酶抗体（TPOAb）以慢性淋巴性甲状腺炎的滴度升高最明显，且持续的时间长，甚至可达数年或数十年。TPOAb 通过激活补体、抗体依赖细胞介导的细胞毒作用和致敏 T 细胞杀伤作用引起甲状腺滤泡损伤。TPOAb 也可直接与 TPO 结合，抑制其活性。对于慢性淋巴细胞性甲状腺炎的诊断，血清 TPOAb 的敏感性优于 TgAb，而 TgAb 的特异性优于 TPOAb，因此同时测定两种抗体可进一步提高诊断率。

（五）染色体核型和基因突变分析

1. 染色体核型分析

有些内分泌疾病由染色体畸变引起，如特纳综合征（缺失 1 条 X 染色体，或嵌合体，或 X 染色体有畸变）或克兰费尔特综合征（多一个 X 染色体或嵌合染色体）等。

2. 单基因突变分析

分子生物学技术在内分泌学中的应用使过去病因不明的一些单基因遗传性内分泌疾病（如激素不敏感综合征）得以阐明。一些内分泌肿瘤通过分子生物学技术也使其病因明确，如多发性内分泌腺瘤病 2 型是由 RET 原癌基因突变所致，且密码子 634 突变与嗜铬细胞瘤和甲旁亢相联系。确定突变基因对其表达产物是丧失功能或获得功能，应将突变基因进行转染，收集其表达产物与野生型基因的表达产物进行比较。一般来说，错义突变可致病，无义突变肯定致病。例如，由于引起先天性甲减的因素很多，应根据临床表现确定待检的候选基因，较常见的突变为 TSH 受体基因、T_3 受体（T_3R）基因、TPO 基因、甲状腺球蛋白基因、TSHβ 亚基基因或 NIS 基因。又如，钙受体基因突变主要引起 4 种代谢性骨病，即家族性低钙尿症性高钙血症（FHH）、新生儿重症甲状旁腺功能亢进症（NSHPT）、常染色体显性遗传性低钙血症（ADH）和常染色体显性遗传性甲状旁腺功能减退症（ADHPT）。其中，FHH 和 NSHPT 为钙受体基因失活性突变所致，而 ADH 和 ADHPT 为活化性突变的结果。

糖皮质激素可治疗家族性醛固酮增多症是常染色体显性遗传病，其特有的生化异常为18-羟皮质醇和18-氧皮质醇明显增多，这一现象在醛固酮瘤中也可见到，但醛固酮瘤患者18-氧皮质醇很少超过醛固酮的含量，而在 GRA 中则数倍于醛固酮的浓度。编码 11β-羟化酶的 CYP11B1 基因突变分型可确立其诊断。

家族性嗜铬细胞瘤的突变基因诊断较复杂，必要时可参考相关诊断步骤进行筛查。如果在追踪过程中筛选到任何一种致病基因的种系（胚系）突变，就应该对相应的遗传性肿瘤进行全面检查。

MEN-1 基因突变是 MEN-1 必不可少的诊断依据，menin 基因检查对本综合征的诊断是必需的，并能早期确诊无症状的 MEN-1 病例与亲属携带者。但是，医师不能单独依据染色体核型和基因突变分析作出诊断，如果这些检查能与临床表现（特别是病理检查）相结合，可显著提高疾病诊断的准确度。突变导致基因的结构的变化和表达调控的异常，最终表现为疾病携带者或疾病患者。因此，有必要对这种疾病的结构或功能的改变作出准确的诊断，如家族成员致病基因筛查、受精卵着床前基因诊断（PGD）、产前基因诊断等，以便针对病因对疾病作出及时的治疗。

（六）个体化诊断与风险评估

基因组学和个体化医学发展迅速，组学如基因组学、蛋白组学和表观遗传组学概念深入了医学的各个领域，以发展特征和功能途径解释疾病现象、分类病变、评价预后和治疗反应性。基因组医学研究传统遗传学信息和现代全基因组信息，协助评价和分析个体的疾病风险、预防和治疗。

（辛彩虹）

第二节　内分泌科疾病的治疗原则

内分泌科疾病的治疗目的是去除病因，解除激素过多或过少所引起的临床表现。临床医师应尽可能根据循证医学（EBM）的原则和要求，结合患者的具体情况进行治疗。

一、证据来源

聚类分析信息平台的原则和技术要求是资源整合、信息集成、技术融合、知识服务。检索分析平台将文献数据、引证数据进行有效的整合，具有信息搜索检索、分析评价、全文获取、信息导航、资源链接的综合功能。这个系统检索准确、快速，可以分析 PubMed 全部文献（2 200 万篇），分析的项目多，分析结果准确，提供前 50 名的信息。该系统具有强大的信息分析、数据挖掘、知识发现的功能，科研人员可以从海量文献信息中找到信息的分布规律，受到科研成果的启发。

二、治疗原则

内分泌科疾病的治疗原则是：①治疗要有循证依据，确无依据时，应征求患者同意；②临床处置应遵照诊疗指南的基本原则进行；③注重病因治疗；④实施个体化治疗，定期追踪和评估疗效，根据需要和可能调整治疗方案。

（一）合理用药原则

临床治疗的目的是去除病因，解除疾苦。医师应尽可能根据循证医学现有的最好证据，并结合患者的具体病情进行药物治疗。但是，在人类疾病中，药物所致的不良反应占了不少比例。医源性疾病时常可见，重大药物事件每年都有报道，特别是反应停（沙利度胺，海豹儿事件）、西沙必利、吡哌酸（PPA）、马兜铃酸、罗非昔布、亮菌甲素的重大不良反应引起了人们对药物安全问题的极大关注。

1. 正确诊断

正确诊断疾病是有效治疗的前提，没有正确诊断，就无法获得满意的治疗效果，有时还会导致严重后果。现代医学特别注重疾病病因和发病机制研究，但忽视了疾病的载体——患者本身的处置与关怀，隔离亲情的医院体制、缺失交流的医患关系和对患者疾苦体验的漠视，市场经济将患者作为消费主体成了人文关怀的重要障碍。医务人员在人文关怀与生活质量方面还有许多事情要做。临床医学不只是科学，更是人学和艺术。医师应建立起以提高患者生活质量为中心的治疗目标，充分尊重患者的医疗权益，维护医疗公正，这对任何疾病、任何患者都是至关重要的。人文关怀至少包括对患者躯体健康的关怀和心理行为健康的关怀两个方面。医师整天忙得团团转是事实，但是再忙也不能省了和患者沟通的时间。医师的锻造之路是由职业性质决定的，要想成为优秀医师就必须如此，没有捷径可走。医师的职业锻造决定他们要认真负责、实事求是、乐于奉献。内科医师主要活跃在门诊、病房和急诊室，这些地方的工作特点不同，业务要求大相径庭。

门诊的工作特点是患者多，病种复杂。因此，门诊工作的质量主要靠医师的知识广博来体现，专业知识广博的程度几乎到了临床的所有学科。病房工作的特点是病例疑难或危重，工作量大且牵涉到诊断、治疗、抢救、护理，甚至心理、经济、社会矛盾等诸多问题。但是从某些方面讲，病房工作的质量主要靠技术精湛来体现。对精湛程度的要求是：下不沾底线，上不封顶尖；也就是说，起码的水平是搞清诊断，治疗措施无可挑剔，如果达不到这个要求，那就可以认为是沾到了底线；较高的要求是，诊断和治疗有新进步，如果经常有提高，那么几年后就必然有质的飞跃。上不封顶尖的意思是，诊疗水平越精越好，越高越好，越全越好，越深越好。

临床医师不仅要知识渊博、技术精湛，还要不断研究，对医学有贡献。临床诊疗和研究是相辅相成和辩证统一的，临床实践会发现大量的研究课题，而解决实际问题的研究能显著提升诊疗水平。

2. 个体化用药

临床病例不存在克隆现象，世界上没有完全相同的病例。即使诊断相同，随着时间与环境的变化，病情也在不断变化。因此，临床病例需要实行个体化治疗。个体化治疗也是内分泌疾病的核心治疗原则，主要包括个体化治疗目标、个体化药物选择、个体化病情监测、个体化防治教育、个体化生活方式和个体化工作与社会活动等。但是，临床实施时仍然存在许多疑惑与偏激。一方面，强调治疗指南的原则性时，常忽视具体患者的特殊性；另一方面，在强调个体化治疗或个人临床经验时，又可能偏离治疗指南的原则性。深入探讨个体化治疗与治疗指南的辩证关系，有利于更理性、更灵活地诊治疾病。一般来说，确定个体化治疗决策的主要依据有益处、风险、有效性与可行性以及治疗的费效比（成本/疗效比），后者一般可用一定时间内获得某益处所需要的治疗患者数来考量。例如，甲亢的治疗应根据个体年龄、病程和病情选择个体化方案。同样，糖尿病强化治疗能显著降低微血管病变发生的风险，但对大血管病变风险来说，强化治疗能给新诊断的和病程较短的患者带来长期心血管受益；年龄大、病程长、合并症多的患者进一步降低糖化血红蛋白（HbA1c）的益处并不明显，有时甚至有害。因此，糖尿病个体化治疗应根据患者的病理生理缺陷及具体情况来设定 HbA1c 的控制目标值。

内分泌代谢疾病需要特定的药物控制症状，促进康复。但如果应用不当，可能引起严重不良反应甚至死亡。因为激素及其受体表达的广泛性和各种激素作用的多靶点性，内分泌代谢疾病的防治药物有许多特殊性，使用的适应证和剂量相当严格，个体化趋势十分明显，因而合理用药和安全用药是对内分泌临床医师的基本要求。治疗药物的选择应遵循"少而精"的原则，这是防止和减少药物之间不良相互作用的基本途径。病情变化了，治疗药物必须随之调整，否则治病之药可能会演变成"杀手"。在内分泌代谢疾病中，激素类药物本身就是一把双刃剑。

在大多数处方里，人们总可以找出一种或多种辅助药物，有时还可以见到"保健药"。但是，药物相互作用带来的不良反应不可忽视。例如，吲哚美辛会增强患者对去氨升压素的反应，一些已知可释放抗利尿激素的药物（如三环抗抑郁药、氯丙嗪和卡马西平）增强其抗利尿作用，等下肢水肿才想到停药实在太晚了。

把维生素当作营养素应用会导致可怕后果，至少也会影响（增强或减弱）一线药物的疗效。例如，抗惊厥药与叶酸、维生素 D 和维生素 K 之间，双胍类与维生素 B_{12} 之间，考来烯胺与叶酸、维生素 B_{12}、维生素 A、维生素 K 和维生素 D 之间，秋水仙碱与维生素 B_{12} 之间、双香豆素抗凝血药与维生素 K 之间，肼屈嗪与维生素 B_6 之间，刺激性泻药与维生素 D 之间，异烟肼与维生素 B_6 和烟酸之间，左旋多巴与维生素 B_6 之间，甲氨蝶呤与叶酸之间，新霉素与维生素 B_{12} 和维生素 A 之间，避孕药与叶酸、维生素 B_{12}、维生素 B_6、维生素 B_1、维生素 B_2 和维生素 C 之间，对氨基水杨酸与维生素 B_{12} 之间，青霉胺与维生素 B_6 之间，氯化钾与维生素 B_{12} 之间，阿司匹林与叶酸和维生素 C 之间，水杨酸偶氮磺胺吡啶与叶酸之间，氨苯蝶啶与叶酸之间均存在明显的相互作用。这些相互作用不仅影响药物疗效，长期如此很可能出现更深层次的麻烦。例如，在痛风患者的处方中加点叶酸以为有好处，但叶酸和维生素 B_{12} 是体内"一碳单位"代谢酶的辅助因子，痛风患者的肿瘤风险本来就高，这两种维生素在降低尿酸和促进肿瘤生长之间孰重孰轻，并未明确，说不定好心办了坏事。

更有甚者是药物滥用和过度用药。近些年来，非规范诊疗又有了新的蔓延，形式翻新，名目多样。目前的医疗市场的确存在不少值得反思的问题，不管是有意还是无心，不管是社会的、制度的还是个人的，都有必要检讨反省，时刻坚守职业道德。医疗的最高原则是"无伤害"。害怕误诊误治的处罚是医师头上的紧箍咒。误诊误治是指同时存在的下列两种情况，一是医师采用了"指南"以外的方法，或称不寻常的方法，二是这个不寻常的方法产生了不良后果。两种情况若不同时存在，误诊误治就不能成立。医师在工作中忽略了一项治疗措施，犯了第一条，但是由于及时补救或并未补救但没有产生不良后果，也不能叫误诊误治。

医德至上和以人为本的救死扶伤精神是医生永恒的追求目标，医生的人格魅力是至高无上的。孙思邈在《大医精诚》里写道："凡大医治病，必当安神定志，无欲无求，先发大慈恻隐之心，誓愿普救含灵之苦。若有疾厄来求救者，不得问其贵贱贫富，长幼妍媸，怨亲善友，华夷愚智，普同一等，皆如至亲之想，亦不得瞻前顾后，自虑吉凶，护惜身命。见彼苦恼，若己有之，深心凄怆，勿避险巇、昼夜、寒暑、饥渴、疲劳，一心赴救，无作功夫形迹之心。如此可为苍生大医。"

3. 辩证用药

人体的内分泌代谢是机体的一种自我调节和自动平衡现象，其原理复杂交错，方式变幻莫测。医师要纠正这些调控失衡，其中合理用药是重要的一环。与其他临床学科相比，内分泌医师的用药更要讲究辩证艺术，既有男女差别的考量，又有主要矛盾与次要矛盾的辩证，既需鉴别原发病与继发病，又有病变早期和晚期之分。

（二）循证原则

实施循证治疗时，应着力做到：①促进疾病康复；②防止无效的医学干预或得不偿失的医学干预；③淘汰无效的医学措施；④限制高费效比的医学行为。循证治疗时还应该以患者为中心，依据当地当时的具体情况，尽量提高循证治疗的质量和具体病例的针对性。

一般可通过以下几个问题的答案来权衡医学干预的实际效果：①不实施某种干预的危害是什么？②该种干预能使患者获得什么益处及其收益的大小？③该种干预的不良反应是什么，发生严重不良反应的风险有多高？④该种干预的经济负担是否过重，是否治有所值？

必须广泛收集循证治疗资料，特别是有关临床循证指南方面的信息；掌握和运用循证治疗需要树立科学的医学实践观，正确理解和运用证据、效益和价值3个要素。为了规范治疗行为，不少专业学会推出了相关疾病的诊疗指南，这些指南根据权威的研究报道，对治疗方法、药物或手术治疗的适应证、禁忌证等做了明确规定，对尚无统一意见的疾病也列举了证据和建议。因此，医师的医疗行为应该以治疗指南为准则，在没有充分理由的前提下，一般不要超越指南的有关规定。此外，许多内分泌代谢性疾病尚缺乏诊疗指南或专家共识，或者文献报道的意见不完全一致。对于尚无诊疗指南的疾病，也应在可能情况下，征得患者的同意。临床诊疗应该以指南或共识为准则，根据患者的具体情况和经验进行抉择，片面强调个人经验和死板硬套循证依据的做法都是不可取的。诊疗指南中，一般将治疗措施分为A、B、C、D、I 5个推荐级别，其意义见表1-3。

表1-3 诊疗指南的推荐级别

强度分级	推荐强度
A	强力推荐/证据肯定/能够改善健康的结局/利大于弊
B	推荐/有很好证据/能够改善健康的结局/利大于弊
C	不做推荐或者不作为常规推荐/有很好证据/能够改善健康的结局/利弊均等
D	反对推荐。因为证据不够有力或者对于健康结局弊大于利
I	缺乏证据或者证据质量差/证据自相矛盾/无法确定对健康结局的利弊

（三）综合处置原则

内分泌代谢疾病的现代治疗仍存在许多缺陷，病因学治疗所占的比例很低（约为20%），发病学方面的治疗欠缺，对症治疗不甚满意，而心理治疗和人文关怀未被充分重视。

1. 病因治疗

病因治疗是处置疾病的关键，任何疾病都应首先针对病因进行治疗，可惜目前已经明确病因的内分泌代谢疾病为数不多；或者病因虽已明确，但因不能逆转已经造成了器质性损害。地方性缺碘性甲状腺肿补充碘可预防，又可使疾病治愈。肾上腺皮质功能减退有许多病因，其中有些病因（如肾上腺结核和血色病）如能早期针对病因进行治疗，可望不发生肾上腺皮质功能降低或使功能降低的程度减轻。反应性低血糖症可通过改善饮食成分或口服磺脲类/α-糖苷酶抑制剂，缓解或消除症状。对基因突变所引起的一些内分泌疾病，基因工程治疗也属于病因治疗。

2. 一般治疗与对症治疗

托马斯·刘易斯医生说："能够成功地作出诊断和说明预后，被看作是医学的胜利，但我们对真正有用的东西了解甚少。我们虽然繁忙地对疾病进行分析，但却无法改变它们大多数的进程。"在这种情况下，一般治疗与对症治疗显然是重要的。一般治疗与对症治疗既是药物治疗和手术治疗的基础，又可以提高药物和其他治疗的疗效。例如，对症处理（包括适当休息、非甾体抗炎药）和糖皮质激素口服是治疗亚急性甲状腺炎的主要措施；加服甲状腺激素制剂可以加强对垂体的反馈抑制，减少 TSH 分泌，有利于甲状腺肿及结节的缩小，消除症状。原发性甲旁亢术前应该控制高钙血症并补充中性磷酸盐，并加强支持治疗，改善营养，纠正酸中毒，缩短术后骨病的康复时间。继发性甲旁亢的对症治疗目标是纠正代谢紊乱，使血钙、磷和 PTH 浓度保持在正常范围内。在发生继发性甲旁亢症状前，给予适当治疗可使多数患者避免手术。卧床者要增加户外活动，尽可能减少糖皮质激素的用量，并缩短用药间期；减少摄入含磷高的肉类及奶制品，使每日磷摄取量保持在 $0.6 \sim 0.9 \ g$；事实上，这些综合措施的疗效不亚于任何一种药物。嗜铬细胞瘤的术前准备必须充分，使血压稳定在 $120/80 \ mmHg$ 左右，且无阵发性血压升高、心悸、多汗等现象，如果缺乏这些对症处理，术中必然发生高血压危象。

3. 药物治疗

内分泌代谢疾病需要特定的药物控制症状或促进患者康复。与激素受体作用相关的药物分为受体激动剂、受体阻滞剂、受体反向激动剂和受体拮抗—反向激动剂 4 种。受体激动剂是指能与受体结合后，靶组织产生可测得反应的一类药物；受体阻滞剂与受体结合后不能产生组织兴奋性反应，而可阻滞或逆转激动剂与反向激动剂的效应；反向激动剂能够产生靶组织兴奋反应，但组织兴奋的最终效应与激动剂相反；受体阻滞—反向激动剂的作用特点是与受体呈激动剂样结合，但作用后果与阻滞剂或反向激动剂相同。此外，当阻滞剂不表现出反向阻滞剂作用时，称为中性阻滞剂。

4. 人文关怀与生活质量

生活质量是不同文化和价值体系中的个体对其生活状况的评价，这种评价与患者的目标、期望、标准以及所关心的相关健康事件有关。生活质量的医学价值主要是指患者个体生理、心理、社会功能等方面的状态，即健康质量。生活质量受个人的生理健康、心理状态、独立自主程度、社会关系和对环境适应等方面的影响。随着健康观的改变和人文需求的提高，人们不仅关心患者的寿命，而且更加关心其生活质量。生活质量作为新的健康指标引入临床，旨在全面客观地评价疾病及治疗对患者造成的身体、心理及社会生活等方面的影响。患者的生活质量理应成为也必将成为评价医疗服务有效性的重要指标。

生活质量需要从躯体和精神—心理等方面进行评定，这也可以理解为躯体和精神方面的满意度。例如，一般糖尿病患者的生活质量往往比没有慢性病者低，但却高于患有严重慢性并发症的个体。临床医疗可以通过改善患者的健康状态和促进患者对疾病的认知，严格而人性化的管理获得良好的生活质量。

三、内分泌腺功能降低的治疗途径

内分泌腺功能降低的病因有发育异常、激素合酶缺陷、内分泌腺分泌变异型激素、激素作用障碍、腺体炎症或肿瘤等。其中许多病因无法根除，因而激素替代治疗（HRT）是治疗激素缺乏症的重要方法之一。HRT 的最基本要求是无（轻）不良反应，并尽量提高疗效。一般来说，不同作用机制的药物可联用，并能减少单一药物过量所导致的不良反应。HRT时，应尽量模拟或恢复激素的生理分泌模式，提高激素的敏感性。治疗干预要同时保护靶细胞对激素的敏感性和靶细胞功能。此外，HRT 方案应易于普及，以提高长期治疗的依从性。

（一）糖皮质激素补充/替代治疗

糖皮质激素属于类固醇激素，其补充治疗的特点有：①无口服促泌剂；②因为口服给药难以或无法模拟生理性激素分泌，临床上往往出现补充的糖皮质激素既不能满足需要又有不良反应的缺点。因而，不能像水电解质紊乱的治疗那样，将糖皮质激素补充治疗简单地理解为"缺什么补什么，缺多少补多少"。

事实上，HRT 的实施要比水电解质紊乱的治疗困难得多，这是因为：①激素是痕量的高活性物质，激素生理剂量的窗口窄，稍多或稍少均可引起不良反应甚至疾病；②糖皮质激素的作用广泛，在取得治疗作用时，容易引起不良反应；③不同个体和同一个体的不同组织中的糖皮质激素生理需要量差别甚大，治疗剂量难以掌握。

根据治疗目的的不同，糖皮质激素替代治疗分为一般补充/替代治疗和抑制性补充治疗两种，两种治疗方案的适应对象、方法和疗效监测的指标均各不相同。长期的糖皮质激素替代治疗常出现各种不良反应。成人接受长期糖皮质激素替代治疗后，往往发生抑郁症、食欲亢进、肥胖、ACTH 分泌抑制、去氢异雄酮（DHEA）缺乏症、消耗性肌病、高血压、血脂谱异常等。孕妇接受糖皮质激素替代治疗后，可导致胎儿免疫系统、脂蛋白合成和葡萄糖转运体表达异常，有时还出现唇裂、腭裂、流产、早产和死胎。这是因为糖皮质激素口服12 小时后，血浆糖皮质激素虽然消失，但其抑制下丘脑—垂体—肾上腺（HPA）的作用可持续24 小时以上［泼尼松长达36 小时，地塞米松长达72 小时］。由于将糖皮质激素的全天剂量分为早上 2/3，下午 1/3 并不能很好地模拟其昼夜节律变化，故产生既有过量，又存在糖皮质激素缺乏的现象。有学者建议将全天的剂量分为早 1/2、中 1/4 和晚 1/4 给药，应激时加量 2～5 倍，并间断使用 ACTH 制剂以刺激肾上腺皮质的分泌功能，但是给药方案过于复杂，具体的优点未被充分证实。

（二）雌激素补充/替代治疗

绝经后骨质疏松症用雌激素替代治疗（ERT）可增加患子宫内膜癌、乳腺癌、阴道流血、心血管病和血栓栓塞性病变的风险。用生理剂量 ERT 出现不良反应的原因未明，可能与下列因素有关：①雌激素为肿瘤依赖性激素；②绝经是一种"相对性雌激素缺乏状态"，补充"生理量"的雌激素对绝经后妇女来说已是过量；③ERT 的处方组成不合理，雌激素/孕激素比例失调；④靶组织对雌激素的反应性改变。

ERT 不良反应的解决办法是：①加用孕激素（孕激素替代治疗，PRT），以对抗子宫内膜增生，但可能引起子宫出血，并降低 ERT 的疗效；②改用选择性雌激素受体调节剂（SERM，如雷洛昔芬），但仍可发生血栓栓塞性病变，纯 SERM（如拉索昔芬）可能有一定的优越性；③作为绝经后骨质疏松防治的 ERT 可用双膦酸盐等制剂代替。但是，这些方案虽然能避免 ERT 的不良反应，却不能缓解雌激素缺乏所致的神经精神症状、血管舒缩症状及生殖道萎缩现象，雌激素膜受体（如 ERα-36）激动剂是否具有更多优越性，有待进一步研究。

（三）甲状腺激素补充治疗

甲状腺激素补充治疗的不良反应与 ERT 类似，在甲状腺激素补充治疗过程中，容易发生甲状腺激素不足和过多同时存在的情况。一方面，患者出现心悸、心律不齐、心动过速、失眠、烦躁、多汗等表现，并可加重或诱发冠心病、心肌炎、肝病、肾病、结核、糖尿病等；另一方面，患者于午后感觉乏力、易倦、水肿，此可能与 T_4/T_3 比例失调和甲状腺激素在体内的有效浓度波动过大有关。

（四）抑制性激素替代治疗

抑制性 HRT 主要用于先天性肾上腺皮质增生症的治疗，用非生理剂量的糖皮质激素抑制垂体 ACTH 的分泌，减少肾上腺皮质雄激素的分泌，使男性假性性早熟和女性男性化得到遏制，但所需糖皮质激素的剂量应个体化。肾上腺皮质腺瘤引起的库欣综合征做腺瘤侧肾上腺全切后，因为大量糖皮质激素抑制了垂体 ACTH 的分泌，健侧肾上腺因较长期得不到 ACTH 刺激而萎缩，故在手术后应短期补充适量糖皮质激素。待健侧肾上腺皮质功能恢复后，逐渐减量，直到完全撤除。甲状腺癌术后需较长时间服用小剂量甲状腺激素以抑制垂体 TSH 的分泌，防止术后复发。

（五）肽类激素补充/替代治疗

肽类激素补充难以模拟时相分泌和脉冲分泌。肽类激素补充/替代治疗与类固醇和胺类激素补充/替代治疗的缺点有相同之处。但是，肽类激素多有相应的口服促分泌剂，如用于胰岛素补充/替代治疗的磺脲类药物和格列奈类药物。成人 GH 缺乏症可用 rh-GH 增加瘦体重、改善骨量和预防应激性低血糖症。但如治疗不当，容易导致不良反应，如诱发 2 型糖尿病，使亚临床型甲减变为临床型甲减，体毛增加（女性），有时甚至发生股骨头滑脱、跛行、骨关节病或肿瘤复发。而用 rh-GH 治疗矮小症时，应在治疗前鉴别 GH 缺乏症的临床类型，预测其疗效。①A 类：身材矮小，在 GHRH 或海沙瑞林的刺激下，GH 分泌正常，用 GHRH 促泌剂治疗有部分效果。②B 类：身材矮小，垂体柄无异常，在 GHRH 或海沙瑞林刺激下，GH 分泌减少；这些患者用 GHRH 促泌剂治疗有良好效果。③C 类：身材矮小，垂体柄断裂，在 GHRH 或海沙瑞林刺激下，无 GH 分泌，故用 GHRH 促泌剂治疗无效。其他的治疗方法有 DHEA、非肽类促 GH 分泌剂和葛瑞林（与垂体 GHRP 受体结合产生作用）等。

（六）药物刺激激素分泌或增强激素作用

利用药物刺激某种激素分泌或增强其作用，可达到控制内分泌症状的目的。这类药物为对症治疗，不能根治疾病，如氯磺丙脲、卡马西平、氢氯噻嗪（双氢克尿塞）、吲达帕胺用于治疗中枢性尿崩症，磺脲类、双胍类、α-糖苷酶抑制剂和胰岛素增敏剂治疗糖尿病，钙剂及维生素 D 治疗甲旁减等。免疫调节剂也可用于治疗某些内分泌疾病（如内分泌腺肿瘤）。

（七）器官移植和干细胞组织工程治疗

1. 同种器官/组织/细胞移植

这是一条很有前途的治疗内分泌腺功能减退的途径。如用全胰腺或部分胰腺（胎胰）、胰岛或胰岛细胞移植治疗 1 型糖尿病；将甲状旁腺碎片移植到前臂肌肉组织中，以治疗甲旁减和多发性内分泌腺瘤病等。除后者是移植自身甲状旁腺组织不遭排异外，其他异体组织移植均会发生排斥反应。

2. 干细胞组织工程

随着科学技术的发展，人们用干细胞组织工程技术可以得到无排斥反应的自身内分泌组织，从而达到完全治愈内分泌功能减退的目的。在 1 型糖尿病及相关并发症的治疗中，除控制血糖达标外，保护 β 细胞功能、促进 β 细胞再生是一个重要的目标。在 β 细胞再生研究中，胰腺和胰岛移植以及干细胞移植试图通过重建内源性胰岛素分泌而成为 1 型糖尿病治疗的新方向。研究表明，胰岛移植可以使部分患者脱离胰岛素治疗，并维持血糖稳定多年。但是，全胰腺和胰岛移植的长期效益并不明确，而且由于缺乏供体器官以及需要终生免疫抑制治疗，因此存在很大局限性。为重建内源性胰岛素分泌，干细胞移植是一种新的思路。具有分化胰腺细胞潜能的细胞类型包括组织干细胞、胚胎干细胞、骨髓间质干细胞和骨髓造血干细胞等。组织干细胞可以在体外诱导分化为胰岛素细胞，但需要进行体外诱导，诱导分化后对细胞的确认以及移植后的安全性是困扰临床应用的最大难题。胚胎干细胞为 1 型糖尿病的治疗提供了新的方向，但涉及人胚胎干细胞使用的伦理问题及肿瘤风险。体细胞核转移技术可将动物的体细胞转化为胚胎干细胞，但对人类细胞是否有效不明。骨髓造血干细胞移植可通过免疫清除和免疫重建来治疗自身免疫疾病，其中也包括自身免疫性 1 型糖尿病。人骨髓来源的间充质干细胞虽然可以提供分化为胰岛素细胞的可能性，但离临床治疗可能还有一定的距离。

3. 组织工程与血管生成分析

新生血管生成是伤口愈合、生长发育和女性生殖器代谢的基本特点和生理功能，而血管生成过度是肿瘤、银屑病、关节炎视网膜病变、肥胖、哮喘、动脉粥样硬化的重要原因。相反，血管生成不足是缺血性心脏病、脑卒中、神经变性性疾病、血管性痴呆、骨质疏松、高血压、呼吸窘迫、先兆子痫、子宫内膜异位症、产后心肌病等发病基础。评价血管生成是了解病理生理和评估治疗疗效的重要环节，但是目前的各种血管生成分析方法均存在一定缺点，常用的血管生成分析评估方法的优缺点见表 1-4。

表 1-4　血管生成分析法的优缺点

分析方法	分析类型	特殊分析	优点	缺点
体外评价	内皮细胞增殖分析	MTT	测定活细胞的增殖状态与数目	药物影响细胞代谢造成假象
体外评价	内皮细胞增殖分析	BrdU	测定细胞的总 DNA	不能测定药物毒性
			获得细胞增殖和凋亡信息	

续表

分析方法	分析类型	特殊分析	优点	缺点
体外评价	内皮细胞移行分析	Boyden 实验盒	敏感性高	技术难度高
体外评价	内皮细胞分化分析	基质分析	计算机辅助成像	见不到管腔
				其他细胞参与血管生成
体外评价	内皮细胞分化分析	内皮细胞—间质细胞联合培养	联合培养可使内皮细胞形成管状结构可发现细胞的分泌物质	耗时
体内评价	—	CAM 分析	简便用于大规模筛查	形态变化迅速
体内评价	—	角膜血管生成分析	容易监测到新生血管	不适合大规模筛查
体内评价	—	基质胶塞	定量分析血红蛋白含量	耗时
体内评价	—	单侧后肢缺血分析	模拟周围动脉病变	结果受血流影响大
离体评价	器官组织培养分析主动脉弓分析	大鼠主动脉环分析	模拟体内状态	胚胎组织本身有增殖能力

（八）基因治疗

一些内分泌和代谢性疾病都与基因变异有关，基因治疗是这些疾病的根本治疗。虽然多数基因治疗尚处于动物实验阶段，但其结果令人鼓舞。

1. 酶替代治疗

1 型糖原贮积病是由葡萄糖-6-磷酸酶（G6P 酶）缺陷所致。在缺乏 G6P 酶的小鼠动物模型实验中，静脉滴注含有正常 G6P 酶基因的腺病毒载体后，可使缺乏 G6P 酶的小鼠100％存活，90％存活 3 个月；同时血糖、胆固醇和尿酸均恢复正常，原来肿大的肝脏和肾脏也明显缩小，受累组织和器官中的糖原沉积也接近正常。此外，用基因工程合成正常的酶制剂治疗 2 型糖原贮积病也获得了成功。基因重组酶已能大规模生产，一些酶基因突变所引起的疾病（如卟啉病、半乳糖血症、血色病、黏多糖增多症等）将可获得满意控制。

2. 基因治疗

目前有 3 种战略设想。①突变代偿：矫正导致恶变的癌细胞中的分子病变，包括抑制显性癌基因的表达和矫正抑癌基因的失活。②分子化疗：包括注射毒素基因以消除肿瘤细胞，同时给予药物抵抗基因以保护由化疗所引起的骨髓抑制，增强抗癌疗效，通过释放靶基因载体或转录打靶将毒素引入瘤细胞中，杀灭肿瘤细胞。给予药物抵抗基因的目的在于减少抗癌药物的不良反应，增强对抗癌药物的耐受性。③遗传性免疫强化：通过基因转输达到抗肿瘤主动免疫。因为肿瘤细胞特异性抗原缺乏，能逃脱机体免疫监护系统而不被清除，增加抗肿瘤和识别肿瘤的能力；肿瘤浸润淋巴细胞（TIL）成为更有效的细胞毒性淋巴细胞群，表达主要组织相容性复合物-1（MHC-1），肿瘤能被 TIL 识别而被杀灭。垂体干细胞能自我更新、增殖，分泌 PROP1、NOTCH、SOX2、nestin、GFRa2 和 SCA1 等细胞因子，因此可用于垂体功能减退症的治疗（图 1-1）。

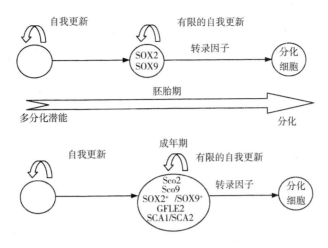

图 1-1　配体发育和成人干细胞

　　注　胚胎发育时，垂体干细胞分化为各种垂体细胞系，标志物为 SOX2 ~ SOX9 阳性；巢蛋白（nestin）阳性细胞在出生后增殖，而成人垂体细胞仅表达 SOX2，成人祖细胞为 $SOX2^+$/$SOX9^+$ 细胞，不表达 SCA1；垂体干细胞的分化受许多转录因子和信号分子的时空调节。

四、功能亢进的内分泌疾病治疗

　　内分泌腺功能亢进的治疗目的是使激素分泌减少，缓解或消除激素分泌过多的症候群。

（一）手术治疗

　　手术治疗多用于有功能的内分泌腺肿瘤，某些非肿瘤性内分泌腺功能亢进症如格雷夫斯病、库欣综合征等也可用手术治疗。内分泌腺肿瘤手术前必须对肿瘤作出精确定位。近年来，采用腹腔镜切除肾上腺肿瘤的创伤小，术后康复快。与以前相比，甲状腺癌的手术疗效有了很大提高。一般标准术式是甲状腺近全切，仅遗留 2 ~ 4 g 上叶甲状腺组织，并清扫全部的可疑淋巴结。对肿瘤直径大于 1 cm 的"低危复发"患者和所有"高危复发"患者，术后必须进行放疗，或给予治疗量的放射性碘。如肿瘤的摄碘能力很差，应进行外放射治疗。不论是何种甲状腺癌，均应在术后至少 5 年内应用 L-T$_4$ 抑制血 TSH 在 0.1 mU/L 以下，5 年后用 L-T$_4$ 维持血 TSH 在 0.1 ~ 0.3 mU/L。如肿瘤摘除后仍保留有足够的甲状腺组织，一般也主张加用 L-T$_4$（或甲状腺粉片），抑制 TSH 分泌，防止肿瘤复发。

（二）提高疗效和降低不良反应

　　用于治疗内分泌腺功能亢进的药物很多，其作用机制也各不相同。①抑制激素的合成和（或）分泌，如硫脲类和咪唑类治疗甲亢、碘剂治疗甲亢危象，酮康唑、氨鲁米特、美替拉酮治疗库欣综合征等。②破坏内分泌腺体组织，如^{131}I 治疗格雷夫斯病。③竞争性抑制激素与其受体结合，如环丙特龙治疗中枢性性早熟，与雌激素合用治疗女性多毛症；螺内酯治疗醛固酮增多症等。④抑制内分泌腺肿瘤的生长，如抗癌药物治疗内分泌肿瘤等。

　　某些内分泌腺激素的分泌受神经系统调节，且以神经递质为介导，因此采用神经递质分泌的抑制剂或其增强剂也可达到减少靶激素分泌的目的。如 ACTH 分泌可由中枢 5-羟色胺能神经递质抑制剂，如赛庚啶用以治疗库欣综合征。催乳素分泌受催乳素释放抑制激素

（PIF，多巴胺）的抑制。溴隐亭为多巴胺受体激动剂，可用来治疗高催乳素血症。丙戊酸钠可增强神经递质 γ-氨基丁酸的作用，用于治疗库欣综合征及纳尔逊综合征。

激素也是药物，激素与激素之间有反馈作用或拮抗作用，利用激素之间的这些作用也可用来治疗内分泌疾病。生长抑素能抑制很多激素的分泌，临床上可用于治疗生长激素（GH）瘤、胰岛素瘤、胰高血糖素瘤、胃泌素瘤和血管活性肠肽（VIP）瘤等。激素类似物也可用来治疗内分泌疾病，如促性腺激素释放激素类似物亮丙瑞林可治疗儿童中枢性性早熟、前列腺癌和女性多毛症，并可作为男性避孕药。糖皮质激素依赖性醛固酮增多症可用地塞米松治疗；雌二醇及甲地孕酮可治疗肢端肥大症等。药物治疗只能改善症状，对疾病无根治作用。

（三）放射性核素与放射照射治疗

某些内分泌腺有浓聚某种化学元素的功能，故可用核素治疗。放射性核素通过释放射线破坏组织，达到治疗目的，可治疗内分泌肿瘤和非肿瘤性内分泌腺功能亢进性疾病。^{131}I 是治疗格雷夫斯病的重要手段之一，其疗效肯定，且大部分不良反应和后遗症是可控的。^{131}I 治疗主要适用于中度甲亢而年龄 >25 岁者，或高功能甲状腺体结节，抗甲亢药物过敏而不能继用，长期治疗无效，治疗后复发，合并心、肝、肾疾病者。放射性碘治疗转移性甲状腺癌的方法称为放射代谢治疗，但是，有生育要求的甲状腺癌患者在反复接受 ^{131}I 治疗时，需要用精子（卵子）冻存等方法保存其生育能力。

直线加速器治疗格雷夫斯病突眼的疗效较好，此类方法也用于内分泌腺恶性肿瘤而又不能耐受手术或有远处转移者；或在恶性肿瘤手术后作为辅助治疗。有些良性肿瘤（如 GH 瘤）在手术切除后也可用放疗，以根除残存的肿瘤组织。用 ^{131}I 标记的胆固醇可治疗肾上腺皮质肿瘤。在蝶鞍内植入金-198 或钇-90 治疗垂体肿瘤，后者在剂量过大时可影响周围脑组织，故现已很少应用。用放射性核素标记的生长抑素受体靶向放疗正在研究中，该法适用于多种肿瘤的治疗，有望进一步提高疗效。

（四）介入治疗

不愿意手术者可用动脉栓塞治疗内分泌腺肿瘤。如用无水酒精做局部动脉灌注治疗醛固酮瘤患者，此方法成功的关键是在注射血管栓塞剂（无水酒精）前须做选择性肾上腺动脉造影，对被注射的肾上腺肿瘤的动脉分支要作出精确定位；单侧肾上腺皮质腺瘤也可采用此种方法治疗。有作者采用颈部动脉插管堵塞两侧甲状腺上（或下）动脉以治疗格雷夫斯病，或将无水酒精直接注入甲状腺内使组织坏死，以达到药物切除甲状腺的目的，用于治疗伴功能亢进的甲状腺腺瘤更为适宜。此外，局部植入生长抑素类似物也是一种介入治疗。

（李国艳）

第二章　异源性激素综合征

第一节　概述

一、基本概念

人们很早以前就认识到，恶性肿瘤患者常常伴有各种各样内分泌或代谢异常的表现。1928 年 Brown 等报道 1 例女性肺癌患者并发库欣综合征，其主要表现为血糖升高及毛发增多。随后陆续有报道提出非内分泌组织来源的肿瘤可以产生一种或多种激素或类激素样化学物质，这些激素或类激素样化学物质具有生物活性并且能够引起临床相应的内分泌功能紊乱综合征。1962 年，Liddle 提出"异位激素综合征"一词，该概念包括以下两种情况：由非内分泌腺的肿瘤分泌激素，以及由内分泌腺分泌与自身无关的激素。随着对该病的认识越来越深，"激素只能由具有内分泌功能的腺体细胞所产生"这一传统观念被彻底颠覆。20 世纪60 年代以来，随着激素检测与诊断技术的建立并逐渐完善成熟，上述异源性激素的报道越来越多，诊断率不断提高。目前已知的由非内分泌组织肿瘤所产生的异位激素，以及由内分泌组织肿瘤所产生的异种激素共有 27 类 65 种，主要为胺类和多肽类激素，它们引起的内分泌紊乱综合征最常见的有以下几种：异源性促肾上腺皮质激素综合征、异源性抗利尿激素综合征、伴瘤高钙血症、伴瘤低血糖症。至今尚无流行病学调查对这些异源性激素综合征的发病率进行精确的统计，但估计总发病率不超过肿瘤患者的 10%。这类能产生激素或类激素样化学物质并能引起激素亢进或内分泌代谢紊乱的肿瘤，无论是内分泌组织来源还是非内分泌组织来源，统称为"功能性肿瘤"；相反，某些肿瘤即使来源于内分泌组织，但"生理宁静"，并无活跃的内分泌功能，则称为"非功能性肿瘤"。可见，"功能性肿瘤"有一定的发病率，且可见于多种组织来源的肿瘤。

二、主要性质和特点

通常内分泌组织来源的肿瘤所产生的激素，应与该正常组织所产生的激素相同。但倘若其产生的激素与原本应产生的激素不同，或除了原本应产生的激素外还产生了其他并不该由它产生的激素，这些激素就称为"异位激素"；同时，由非内分泌组织来源的肿瘤所产生的激素，也称为"异位激素"。总的来说，当激素被一种正常时并不产生此激素的组织所衍生的肿瘤合成时，即称为异位激素。这种非正常激素分泌的现象称为"异位激素分泌"，由此而产生的内分泌代谢紊乱综合征称为异位激素综合征，也称为伴瘤内分泌综合征。但"异位"一词并不是十分恰当，首先，某些激素可以是内分泌组织来源的肿瘤"原位"所产生的，只是正常情况下这些激素并不表达。例如，部分胰岛细胞瘤可产生 ACTH，部分嗜铬细胞瘤也可以产生 ACTH；其次，某些非内分泌组织来源的肿瘤本身就存在神经内分泌细胞，或肿瘤前体细胞具有神经内分泌功能。例如，由胚胎时期的外胚层神经嵴所演化的组织细胞（如胸腺、消化道、肝脏等），本身就具有合成与分泌多种激素的潜能，这些组织一旦发生肿瘤就可能合成与分泌激素；正常支气管黏膜上也存在神经内分泌细胞，可以合成多种激素（如 ACTH、血管升压素、降钙素等），而这些细胞可能是小细胞肺癌的前体细胞，一旦形成小细胞肺癌也可能分泌上述激素。因此，异位激素中的"异位"真正所指的是激素来源于不适当的位置，而不是传统理解的解剖上的位置。同时，"伴瘤"一词也不恰当，因为在非内分泌组织中，并非只有肿瘤才有合成和分泌激素的能力，正常组织发生其他非肿瘤病变时也可能分泌过多激素从而引起相应的临床表现，如肺部感染的患者可以因抗利尿激素不恰当地分泌过多而引起顽固且严重的低钠血症。综上所述，似乎使用"异源性激素"一词，更能贴切地反映激素的非正常来源。而文献报道的异源性激素综合征以非内分泌组织来源的肿瘤所致居多（表 2-1）。

表 2-1 常见异源性激素可引起的主要临床表现及其常见肿瘤

激素种类	主要临床表现	常见肿瘤
促红细胞生成素	红细胞增多、头晕、乏力、颜面潮红	肾癌、肺癌、肝癌、肾上腺皮质癌、子宫肌瘤、小脑血管母细胞瘤
促甲状腺激素	甲状腺功能亢进症（症状轻或不典型）	消化系统肿瘤、生殖系统肿瘤
促肾上腺皮质激素	库欣综合征	肺燕麦细胞癌、类癌、甲状腺髓样癌、嗜铬细胞瘤、胰腺内分泌肿瘤
促肾上腺皮质激素释放激素	库欣综合征	小细胞肺癌、胰腺内分泌肿瘤、甲状腺髓样癌、下丘脑神经节细胞瘤、支气管类癌、胸腺癌
催乳素	溢乳（少见）	肺癌、肾癌
黄体生成素	女性：月经稀发、闭经 男性：性早熟（儿童）、乳腺发育（成年人）	胰腺内分泌肿瘤、肾上腺皮质癌、肝癌、恶性黑色素瘤
甲状旁腺激素相关蛋白	高钙血症、低磷血症	肺、皮肤、头颈部的鳞状细胞癌，骨髓瘤，肾癌，乳腺癌
甲状旁腺素（少见）	高钙血症、低磷血症	肺鳞癌、卵巢癌、胸腺癌、肾癌、肝癌、肺扁平上皮癌
降钙素	—	胰腺内分泌肿瘤、嗜铬细胞瘤、肾上腺皮质癌、小细胞食管癌和肺癌、宫颈癌、前列腺癌、乳腺癌、肾癌、消化道癌、类癌
抗利尿激素	低钠血症、乏力、水中毒等	小细胞肺癌、前列腺癌、胰腺癌、十二指肠肿瘤、胸腺癌、淋巴肉瘤
前阿黑皮素原	库欣综合征、皮肤色素沉着	小细胞肺癌、类癌、胸腺癌、甲状腺髓样癌

激素种类	主要临床表现	常见肿瘤
前列腺素 E、肿瘤坏死因子-α、转化生长因子-β、白细胞介素-1、1，25-维生素 D	高钙血症	肾癌、类癌、乳腺癌、多发性骨髓瘤、淋巴瘤、结节病
人绒毛膜促性腺激素	男性乳房发育症（成年人）性早熟（儿童）	肺癌、前列腺癌、卵巢癌、宫颈癌、肾上腺皮质癌、乳腺癌、膀胱癌、肝癌、骨肉瘤、淋巴瘤、肾癌
肾素	高血压	肾母细胞瘤、肺癌、胰腺癌、卵巢癌、肝癌、副神经节瘤、血管外皮细胞瘤
生长激素	肢端肥大症、骨关节病	肺癌、胰腺内分泌肿瘤、淋巴瘤、胃癌
生长激素释放激素	肢端肥大症（成年人）、巨人症（儿童）	小细胞肺癌、类癌、胰腺内分泌肿瘤、嗜铬细胞瘤、肾上腺皮质腺瘤
胎盘催乳素	男性乳房发育症	小细胞肺癌、肺腺癌、嗜铬细胞瘤、肝癌、胃肠道肿瘤、生殖细胞肿瘤
促胃液素	佐林格—埃利森综合征	胰腺内分泌肿瘤
血管活性肠肽	水样腹泻、低钾血症、低胃酸综合征（胰源性霍乱）	胰腺内分泌肿瘤、神经母细胞瘤、肺癌
胰岛素样生长因子-2	低血糖症、神经精神症状	肉瘤、肾母细胞瘤、肝癌、间皮瘤、肾上腺癌、消化道肿瘤

三、主要临床特点

（一）非共同特征

1. 激素分泌过多的可能原因

需要指出的是，肿瘤患者存在激素过多而引起的临床综合征，并不一定全都是异源性激素综合征，可能是以下 3 种情况之一。

（1）肿瘤产生过多的异源性激素或有生物活性的类激素样化学物质，也就是通常说的异源性激素综合征。

（2）既有肿瘤，又有"原位"激素亢进，两者并存。

（3）肿瘤对内分泌靶腺产生刺激，使其产生过多的激素。上述情况须仔细鉴别，以免发生漏诊、误诊。

2. 临床表现较轻甚至缺失的可能原因

存在异源激素分泌的肿瘤，能产生异源激素，但不一定都能引起相应的临床综合征，或者即使能引起临床症状，但症状轻微或部分症状缺失。这是由于部分肿瘤发展迅速、病程短、患者很快死亡，而异源性激素所引起的症状及体征往往需要一段较长的时间才能充分表现；加上恶性肿瘤患者晚期大都存在恶病质，掩盖了相应激素亢进的表现。另外，部分肿瘤释放的激素量少，或者存在对激素的修饰加工缺陷，使异源分泌的激素（或激素原、激素片段）生物活性低甚至仅有免疫活性而没有生物活性，因而相应的临床表现不明显。

（二）共同特征与认识并检测异源性激素的意义

1. 共同特征

尽管异源性激素及其引起的临床综合征千差万别，但有以下共同特征。

（1）绝大部分异源性分泌的激素在血中浓度都很高，而且很难被反馈抑制。因此，即使血液中该激素的水平已经很高，但其依然能自主分泌，就算用超生理量的外源性激素也很难使之抑制；而原本产生该激素的内分泌腺体反受抑制。

（2）相应的内分泌靶腺可呈现增生，也可形态正常，但血中该靶腺激素水平异常增高。

（3）异源性激素引起的临床症状与相应靶腺分泌激素过多所引起的症状相似，有时难以鉴别。

（4）必须治疗原发肿瘤，才有可能将血中激素浓度降低，使临床症状缓解或消失。

（5）若只切除相关内分泌腺体，该激素仍维持高血浓度，其产生的症状不会消失。

（6）某些肿瘤常常产生某种或某几种特定的激素，如肺部肿瘤易产生异源性 ACTH，胃肠道肿瘤易产生异源性 hCG 等。这一特点可为临床诊断提供线索。

（7）某些肿瘤并不是产生过多"正常激素"而引起临床综合征，而是产生类激素样化学物质直接引起症状，或产生相关激素模仿正常激素的生物活性而引起相应症状。例如，某些肿瘤能分泌过多甲状旁腺激素相关蛋白（PTHrP），而 PTHrP 与 PTH 结构相似，当其在血液循环中浓度明显升高时便可发挥激素的作用，从而引起高钙血症；某些肿瘤可产生胰岛素样生长因子-2（IGF-2），IGF-2 虽然通常在葡萄糖代谢过程中不起主要作用，但它具有胰岛素样活性，当其在血液循环中浓度明显升高时便可导致低血糖发生。

2. 认识并检测异源性激素的意义

（1）某些异源性激素所引起的临床症状容易跟原发病混淆，造成漏诊、误诊，以及治疗错误。例如，异源性 CRH/ACTH 综合征所致的高皮质醇血症，可引起感染、高血糖、高血压等临床表现，易被误诊；某些恶性肿瘤产生过多的 PTHrP，可导致高钙血症，易被误诊为肿瘤骨转移；异源性抗利尿激素分泌不当综合征可引起顽固的低钠血症，易被误诊为肿瘤颅内转移等。

（2）某些异源性激素可导致严重并发症，甚至危及生命，如低血糖和高钙危象等，如能早期发现并予以正确干预，可减少其危害。

（3）部分异源性激素所引起的临床症状可较肿瘤本身症状出现得早，成为这些肿瘤的首发表现。若能充分认识，可作为诊断线索，有助于较早诊断肿瘤。

（4）肿瘤产生的某些特异性激素、激素原或激素片段，有可能作为激素样肿瘤标志物，成为肿瘤早期诊断的生化指标之一，对于及时发现隐蔽的肿瘤有一定价值。

（5）异源性激素本身可作为肿瘤定位、评价疗效、监测肿瘤进展，以及预测肿瘤复发的重要指标，对肿瘤的早期发现、早期诊断和治疗，以及估计预后有着重要的临床意义。

（6）随着分子生物学的不断发展，以及激素检测技术水平的逐步提高，将会有更多的异源性激素及其所引起的综合征被发现。这些发现对疾病的病因及发病机制有着重要的研究意义，或者有新的激素或类激素样化学物质被认识并应用于临床诊疗中。

四、病因和发病机制

大量研究表明,异源性激素绝大部分为多肽类激素,但这些激素并非与正常激素完全相同,它们也可能是原位正常激素的前体、部分片段或是类似物,因而仅具有较低的生物活性甚至无生物活性而只有免疫原性。尽管多种异源性激素及其综合征不断被发现和认识,但至今对异源性激素产生的机制尚未研究清楚,曾有学者提出其可能的发生机制如海绵学说(尚未证实),即肿瘤组织能像海绵一样把循环中的激素吸附和浓缩,然后在一定条件下再释放进入循环外。以下学说值得重视。

(一)肿瘤细胞本身可产生异源性激素

1. APUD 肿瘤合成与分泌异源性激素

APUD 细胞,即能够从细胞外摄取胺和(或)胺前体,并能在细胞内加以脱羧而产生肽类激素和(或)生物活性胺类物质(如儿茶酚胺、多巴胺、5-羟色胺等)的细胞。此类细胞属于神经内分泌细胞,大部分起源于胚胎时期的外胚层神经嵴,小部分来自原始内胚层,它们广泛分布于外胚层和原始内胚层起源的器官组织中,如内分泌腺、内分泌组织(包括下丘脑分泌升压素和催产素的细胞、腺垂体、甲状腺、甲状旁腺、胸腺、胰岛等),以及其他系统或组织内(消化道中分泌消化道激素的细胞、支气管、肝、肾、肾上腺髓质、交感神经节等);因其银染色阳性,故曾又称为"嗜银细胞"。这类细胞具有多潜能多分化特性,自身含有可表达多种肽类激素或活性胺的基因。一般情况下,APUD 细胞不产生激素或仅产生极微量激素,可视作低等生物自分泌或旁分泌信息传递系统的残余。随着生物的不断进化,内分泌腺已分化成熟并形成独特的组织,有了相应的调节系统;而 APUD 细胞也随着分化使有关基因处于抑制状态,失去了分泌激素的能力。APUD 细胞一旦形成肿瘤细胞,便可退化为分化不良的细胞或较原始的胚胎期细胞,重新具有合成与分泌激素的能力(称为"返祖现象"),从而大量产生有关的肽类激素或活性胺类物质;当这些活性分泌产物达到一定量时,即可引起相应的临床表现,即异源性激素综合征。

据文献报道,常见的分泌异源性激素的器官(组织)有肺、支气管、胸腺、肝、消化道等,此与 APUD 细胞学说相符。但临床上可以见到,许多非神经嵴来源的肿瘤也伴有异源性激素分泌,如大细胞肺癌、肺腺癌、扁平上皮癌等非 APUD 细胞肿瘤也可以分泌促肾上腺皮质激素、降钙素等,而其他非 APUD 系统组织也能合成与分泌甲状旁腺素、人绒毛膜促性腺激素等激素,这些都无法用 APUD 细胞学说来解释。同时,原先并不分泌激素的细胞为什么在发生肿瘤后便可以大量合成与分泌激素。上述问题有待进一步研究探讨。

2. 抑制基因的脱落或易位致使肿瘤细胞恢复合成与分泌激素的能力

生物体内所有细胞均保存有机体的一切遗传信息(基因),这早已被许多研究所证实。然而随着生物的进化,细胞在逐渐分化的过程中大部分遗传基因被抑制,仅有少部分在活动。人类基因组由 3×10^9 个碱基对组成,编码约 10 万个基因。正常情况下,由于受到抑制基因的调节,仅有约 15% 的基因被激活而表现出转录活性,形成 mRNA 并表达正常的基因产物。非内分泌细胞在正常状态时编码激素的基因处于抑制状态,不能合成与分泌激素;一旦形成肿瘤细胞,抑制基因在突变时脱落或易位,使肿瘤细胞内原本受抑制的 DNA 遗传密码解除抑制,发生转录与翻译并表达新的相关产物(包括激素)。

抑制学说可以解释为什么目前所发现的异源性激素绝大部分是多肽类激素或糖蛋白类激

素，而没有类固醇激素和甲状腺激素；同时也可以解释为什么肿瘤产生异源性激素的性状与正常原位激素相似，为什么同类肿瘤均可产生激素。但单纯用此理论并不能解释为何某种组织类型的肿瘤容易产生某种或某几种特定的激素，而不是随机事件。例如，小细胞肺癌通常会产生促肾上腺皮质激素、降钙素，肺鳞癌通常会产生甲状旁腺激素相关蛋白，而人绒毛膜促性腺激素则通常由大细胞型的肺癌产生。基因所蕴含的信息量如此之巨大，为何能相对集中地表达，值得深入研究。

（二）其他值得重视的假说

在有关异源性激素产生的整个研究发展史上，除上述被较多学者认同的主流学说外，还有一些假说同样引发学者们的思考。

1. 基因突变假说

肿瘤细胞由于异常迅速的分裂与生长，DNA 复制、转录及翻译出错率大大增加；同时由于某些因素导致肿瘤细胞 DNA 序列发生改变。上述情况均可出现基因突变，而这些突变的基因就有可能编码和表达出新的产物（激素）；或者由于这些突变的基因激活了某些能编码激素的基因，从而使肿瘤细胞拥有合成与分泌激素的能力。

2. 细胞去分化假说

某些非内分泌细胞发生肿瘤时，可逆转成为相对较原始和全能的细胞，由于细胞核内保存了生物体一切的遗传信息，这些较原始的细胞恢复了低等生物所特有的自分泌或旁分泌功能，产生激素或类激素样物质。

3. 细胞分化障碍假说

肿瘤细胞在生长发育过程中，由于分化障碍而停滞在某个阶段，使细胞的某一功能状态持续存在，恢复了其原本能产生激素的能力。

4. 细胞杂交假说

肿瘤细胞与其附近的 APUD 细胞杂交，既保存了其不受调控的快速生长能力，又获得了产生激素的能力。这些杂交后的细胞大量增殖从而产生激素引起相应的临床表现。

5. 异常蛋白质合成假说

某些肿瘤细胞可产生一些类激素样的异常蛋白质或多肽，这些物质达到一定数量时，也可以引起相应的临床表现。例如，能引起低血糖的生长介素（或称胰岛素样生长因子），能引起高钙血症的甲状旁腺激素相关蛋白，以及能刺激红细胞增生的物质等。

6. 癌基因与生长因子假说

正常细胞内也含有癌基因或原癌基因，这已经得到证实。某些癌基因编码的产物类似于生长因子、生长因子受体或其功能亚单位，这些产物能刺激原始细胞增殖，出现分化异常，同时也可使染色体易位，使某些编码激素的基因活化，进而致使某些非内分泌细胞具有合成与分泌激素的能力。

7. 表观遗传学假说

研究表明，肿瘤细胞基因组常常有异常的甲基化、去甲基化，以及 DNA 甲基转移酶活性增加。甲基化主要与抑制转录相关，使某些抑制基因不能正常表达；而去甲基化则可以使基因部分激活，从而使肿瘤细胞恢复产生激素的能力。

以上假说虽然没有得到充分的证实，也不能完满解释异源性激素的所有表现。但作为机制探讨，某些理论（如表观遗传学等）已经逐渐被重视，并作为现有理论的有益补充，有可能成为今后异源性激素分泌综合征治疗途径的研究方向。

（三）某些激素的前体物质被转化成有活性的激素

就目前所知，甲状腺激素和类固醇激素只能由含有相应腺体成分的畸胎瘤偶尔产生，不能由内分泌腺体外的肿瘤异源性分泌，这是由于合成此类激素需要一系列相互协作的酶和多种细胞内成分，而一般情况下非类固醇起源的组织中不含上述酶系或细胞成分。但少数肿瘤组织内含有某些特定的酶（如芳香化酶），可以将其前体物质转化为有生物活性的类固醇激素。例如，把血液中雄激素转化为雌激素从而导致男性乳房发育症；把25-维生素D转换为1，25-维生素D从而导致高钙血症。

五、分泌异源性激素的肿瘤种类

根据肿瘤细胞的形态、组织生化特征、胚胎发生及其所产生的激素，一般可将分泌异源性激素的肿瘤分为3大类。

（一）外胚层肿瘤

来源于外胚层分泌异源性激素的肿瘤属于第1类，大多起源于APUD细胞，即可摄取胺或胺前体，通过脱羧作用使其成为肽类激素或活性胺。常由未分化的小细胞组成，多数在电镜下可见分泌颗粒，如甲状腺髓样癌、胸腺癌、类癌、燕麦细胞癌、胰岛细胞癌和胆管癌等。所产生的异源性激素，如促肾上腺皮质激素释放激素、促肾上腺皮质激素、黑色素细胞刺激素、抗利尿激素、降钙素、心钠素、促胃液素、P物质、胰高血糖素、胰泌素，以及其他生物活性胺类，如儿茶酚胺、5-羟色胺、组胺、多巴胺、去甲肾上腺素等。

（二）中胚层肿瘤

来源于中胚层分泌异源性激素的肿瘤属于第2类，与第1类不同，细胞内缺乏分泌颗粒。它可被分成3组：①可产生异源性甲状旁腺素（PTH）或甲状旁腺激素相关蛋白（PTHrP），并引起高钙血症、低磷血症，包括肺鳞状细胞癌、肾癌、肝癌和卵巢癌等；②可产生生长激素（GH）和催乳素（PRL），包括肝癌、肾癌、胃癌和甲状腺髓样癌；③可产生胎盘激素，如人绒毛膜促性腺激素（hCG）和人胎盘催乳素（hPL），包括肝癌和肺癌。

（三）嗜铬细胞肿瘤

来源于嗜铬细胞分泌异源性激素的肿瘤属于第3类，可分泌儿茶酚胺，包括嗜铬细胞瘤、副神经节瘤、神经母细胞瘤及神经节细胞瘤，能合成与分泌部分第1类、第2类肿瘤产生的激素。

上述是分泌异源性激素肿瘤的大致分类，但并不完善，存在很多交叉或遗漏的地方。例如，APUD肿瘤中的类癌可以产生hCG，而肺腺癌、扁平上皮癌等非APUD肿瘤也可产生CRH或ACTH。又如，第2类来源于中胚层的肿瘤中，除了上述分组外，还有部分肿瘤（如肝癌、肾癌、间皮瘤、肺癌等）可以产生某些组织生长因子，如胰岛素样生长因子、促红细胞生成素等。尽管如此，还是可以从上述分类中找到一定规律，为诊断与寻找潜在病灶提供线索。

六、诊断

不同类型的肿瘤可以产生不同种类的异源性激素，而同一肿瘤也可以产生1种或2种以上的异源性激素。因此，异源性激素综合征的临床表现（包括症状、体征、检查结果等）可因原发肿瘤的不同而差异甚远。其表现可作为肿瘤临床表现的一部分，混杂其中难以及时被识别和诊断，也可能在肿瘤晚期才出现，因而部分症状和体征被恶病质所掩盖。但有时异源性激素所产生的临床表现可先于肿瘤出现，成为肿瘤的首发症状或体征；或异源性激素综合征表现比肿瘤本身的临床表现还突出，只要细心观察与鉴别，还是可以发现一些标志性的特征，为早期正确诊断提供线索。诊断的关键，是必须分清楚异源性激素与非内分泌肿瘤之间的关系。

（一）诊断标准

异源性激素综合征的诊断目前并无统一标准，综合文献，对异源性激素综合征诊断可参照以下 15 条诊断标准。

（1）肿瘤患者出现激素分泌亢进的临床表现，或出现血液和（或）尿液中某激素测定值异常增高；并且正常情况下此激素并非由该肿瘤合成与分泌。

（2）肿瘤经有效治疗后（包括手术切除、放疗、化疗等），激素水平逐渐下降或恢复正常，且相应的临床表现逐步缓解或消失。

（3）肿瘤复发或转移时，激素水平再次升高，相应临床综合征再次出现。

（4）必须排除其他可能的致病原因或疾病，如使用特殊药物，或相应的正常内分泌腺体肿瘤或病变等。

（5）切除或破坏正常来源的有关内分泌腺体及组织，或抑制其合成与分泌激素，但体内该激素仍维持高水平，相应的临床综合征依然存在。

（6）肿瘤自主性分泌激素，不受体内因素或正常的反馈机制调节，也不能被超生理量的外源性激素抑制，即肿瘤异源性分泌的不可抑制性。

（7）肿瘤组织中含有高浓度的某种激素，且其浓度高于周围其他正常组织。

（8）肿瘤血管床中（包括动脉、静脉）该激素浓度较外周其他血管高。

（9）从肿瘤的动静脉血管内取血测定激素含量，其水平差异显著，流出肿瘤的静脉血中激素水平明显高于流入肿瘤的动脉血，可确定激素来自该肿瘤。

（10）肿瘤组织中该激素免疫组织化学反应阳性。

（11）细胞转化或 DNA 杂交试验等证明肿瘤组织中瘤细胞内有该激素的特异性 mRNA 表达，但肿瘤组织中其他正常细胞内则没有此 mRNA。

（12）肿瘤组织体外培养证实该肿瘤细胞能合成和（或）分泌激素。

（13）用放射性核素标记的氨基酸做肿瘤细胞体外培养时，可以观察到肿瘤细胞能够合成与分泌激素。

（14）将肿瘤接种到动物模型，可以证明动物体内有此种激素产生或出现相应的临床表现综合征。

（15）肿瘤组织中可见到激素分泌的形态学改变，如电镜下可见细胞质分泌颗粒的存在。

在上述诊断标准中，并非所有异源性激素综合征的患者都必须齐备。其中第（1）、（2）、（4）条为临床上诊断异源性激素综合征的必备条件；加上第（12）、（13）条中任一条，可明确诊断。第（9）、（10）、（11）、（14）条对诊断有重要价值。

（二）定位诊断

当临床上高度怀疑或拟诊为异源性激素综合征时，应根据症状、体征及检查结果特点，综合分析病史及常见的异源性激素肿瘤来源，进一步完善各项检查尽量明确肿瘤定位。常用的检查有各种肿瘤标志物测定，血中嗜铬粒蛋白 A 测定，胸、腹部的影像学检查（如 X 线、B 超、螺旋 CT 和 MRI 检查等），全身放射性核素标记的奥曲肽闪烁显像术，全身 PET-CT 检查等；必要时可行动脉或静脉置管，分区分段选择性采集血样测定激素水平，以明确该区域是否存在肿瘤及其具体定位。倘若暂时找不到实质性肿瘤占位的证据，或测定血（尿）中某激素水平不高但临床上已经存在相应表现时，仍不能排除异源性激素综合征。这是因为，异源性激素的分泌量与肿瘤体积的大小没有必然联系，有些异源性激素引起的临床表现可在肿瘤组织形成较大且可定位的瘤体前已经出现。甚至有文献报道，在随访追踪观察达十余年后才发现相应的肿瘤病灶，并且将其切除后原本长期升高的激素水平逐渐下降，由该激素所引起的综合征逐渐缓解消失。同时，有些肿瘤产生的异源性激素，很快就在肿瘤内或循环中被降解或转换，因而一般的静脉采血未能检测到异常升高的激素水平。上述情况中，根据经验对常见的肿瘤来源区域做选择性动脉或静脉置管采血并立即送检，可能会发现隐匿性肿瘤和提高检测阳性率。

（三）鉴别诊断

异源性激素综合征主要与原发性或转移性的内分泌腺肿瘤相鉴别。该鉴别诊断的要点是详细了解病史及检查并评估内分泌腺的形态及功能，在排除内分泌腺原发性或转移性肿瘤后，才能考虑异源性激素分泌综合征的诊断。同时，应根据症状、体征或检查结果，与原位内分泌腺体病变或其他可导致该表现的疾病相鉴别。例如，低血糖的鉴别、低钠血症的鉴别、高钙血症的鉴别、库欣综合征的鉴别等。

七、治疗

（一）治疗原则

异源性激素分泌综合征的治疗以抗肿瘤治疗为主，并根据具体病情进行适当的抗异源性激素治疗及对症支持治疗。当不能接受抗肿瘤治疗或抗肿瘤治疗无效时，则以抗异源性激素治疗及缓解病情的对症治疗为主。

（二）治疗措施

1. 抗肿瘤治疗

抗肿瘤治疗是治疗异源性激素综合征的主要方法。关键是找到肿瘤病灶，并根据具体情况选择适当的治疗方案，如手术切除、放疗、化疗、生物制剂治疗、靶向治疗等。也可多种治疗方法联合，如术前放疗、化疗，或针对肿瘤进行化疗联合放疗等，最终清除肿瘤组织或使其失去合成和分泌激素的能力。需要注意的是，尽管某些情况下检测异源性激素水平可作为抗肿瘤治疗评价疗效、监测肿瘤进展或复发的重要指标，但并非所有肿瘤的异源性激素分泌程度都与该肿瘤病情一致。因此，需要选择适当的肿瘤评价指标以指导治疗。

2. 抗异源性激素治疗

当无法进行针对肿瘤治疗、抗肿瘤治疗无效或肿瘤发生转移时，便不能根除分泌异源性激素的肿瘤病灶，此时治疗的主要目的为减轻异源性激素对机体的影响及危害，有效控制异源性激素所致的症状，最大限度避免患者发生危及生命的并发症。

（1）抑制异源性激素［或其靶（腺）组织激素］的合成与分泌：例如奥曲肽可抑制多种激素（包括异源性激素）的分泌，故可用于多种分泌异源性激素的肿瘤治疗以减少其异源性激素分泌；酮康唑可抑制肾上腺合成与分泌类固醇皮质激素，故可用于治疗异源性CRH/ACTH综合征。

（2）选用激素阻滞剂以阻止或减弱激素对机体的作用，如地美环素可抑制抗利尿激素对肾小管的作用，故可用于治疗肿瘤相关的抗利尿激素分泌不当综合征，以减轻低钠血症或水中毒。

（3）破坏或切除激素作用的靶（腺）组织：例如氯苯二氯乙烷（米托坦）可毁坏肾上腺皮质细胞，使肾上腺皮质萎缩和坏死，故可用于治疗异源性CRH/ACTH所致的皮质醇增多症；同时，若原发肿瘤无法根除且存在药物禁忌证，可行双侧肾上腺切除术；分泌异源性促胃液素的肿瘤若无法根除，形成难治性复合性溃疡并反复出血，经药物治疗无效者可行胃切除术。

3. 对症支持治疗

（1）严重低钠血症时为防治对大脑的损伤，可静脉补充浓钠，使血钠缓慢平稳回升。

（2）低钾血症时给予口服或静脉补钾治疗。

（3）高血糖或并发糖尿病时给予胰岛素或口服降糖药物治疗。

（4）低血糖时给予口服或静脉补充葡萄糖，或可应用胰高血糖素治疗。

（5）高钙血症或高钙危象时给予积极补液、利尿、降钙素或双膦酸盐等治疗，必要时予以透析治疗。

异源性激素综合征的治疗效果视原发肿瘤的性质及其治疗效果而定，原发肿瘤为良性且病程较短者，一般激素所引起的并发症较轻，切除瘤体后即可逐渐恢复；原发肿瘤为恶性或病程较长者多预后不良。

（张　爽）

第二节　异源性促肾上腺皮质激素综合征

异源性促肾上腺皮质激素综合征（EAS）是库欣综合征的一种特殊类型，包括两种情况：异源性分泌促肾上腺皮质激素释放激素（CRH）和异源性分泌促肾上腺皮质激素（ACTH），因此统称为异源性CRH/ACTH分泌综合征可能更合适。但实际上，文献报道的异源性分泌CRH的肿瘤极少见，大部分肿瘤仅合成与分泌ACTH或ACTH样物质。该病是由于垂体以外的肿瘤组织过度分泌具有生物活性的CRH/ACTH，刺激肾上腺皮质增生并产生高皮质类固醇血症而引起的临床综合征。本病由Brown等于1928年在一例支气管肺癌伴高糖血症及多毛症的女性患者身上报道，比Cushing于1932年对促肾上腺皮质激素过多所致临床综合征的描述早4年。随后，文献报道本症陆续增加，直至1962年Liddle提出"异位激素综合征"的概念并对该病做初步的阐述和病因探讨，人们才开始对EAS有了更深的认识。

一、流行病学特点

据目前文献资料统计，异源性CRH/ACTH综合征占库欣综合征患者总数的10%～20%。但有学者认为，由于许多患者并发的肿瘤恶性程度较高、病史较短，在明确诊断前已经死亡，以及由于诊疗条件所限或医务工作者对本病的认识不足，此病的发病率可能高于上述比例。国外文献报道本病最常见的病因为肺部或支气管肿瘤，占45%～55%（其中小细胞肺癌约为45%，支气管癌约为10%）；其次为胸腺癌，约为15%，胰腺肿瘤约为10%；少见的还有嗜铬细胞瘤、甲状腺髓样癌，胃肠道及生殖系统、前列腺等部位的肿瘤。国内文献报道的异源性CRH/ACTH综合征则以胸腺类癌、支气管类癌等所致者较多。与库欣综合征女性患者占多数不同［男女比例为1∶（3～8）］，异源性CRH/ACTH综合征发病以男性多见，可发生于任何年龄段，以中老年居多。

二、发病机制

分泌异源性CRH/ACTH的肿瘤主要来源于神经内分泌细胞，但实际上垂体以外组织来源的许多类型肿瘤的提取物中均可检测到ACTH样物质活性。这是因为，许多垂体以外的组织都含有阿黑皮素原（POMC）的mRNA，而POMC是促黑素（MSH）、促脂解素（LPH）、促肾上腺皮质激素（ACTH）、β-内啡肽等物质的前体，经酶切后可裂解为ACTH。但正常情况下，只有垂体和下丘脑的POMC基因能够在垂体特异性的启动子作用下编码长约1 200 bp具有生物活性的mRNA，从而表达有活性的POMC产物；许多垂体以外的正常组织虽然存在POMC基因转录，但由于缺乏特异性的启动子，仅能编码长约800 bp的mRNA短转录子，而该转录子缺少能使POMC进入分泌通路的信号肽编码序列，因此不会合成具有生物活性的POMC产物；而垂体以外组织来源的能分泌POMC的肿瘤中，POMC mRNA长度可达1 150 bp，还可能含有由垂体细胞中沉默启动子所启动编码的1 350 bp mRNA，因而可表达出与垂体类似的POMC产物，转化后产生的ACTH样物质虽然比正常的ACTH大，但也具有一定的生物活性。在肿瘤细胞迅速增殖的过程中，这类异常的类ACTH物质也大量表达并释放入血，当循环中该类物质的浓度达到一定程度时，就可发挥与ACTH一样的效应，刺激肾上腺皮质增生并产生过量的皮质类固醇，从而引起库欣综合征。此外，在垂体以外组织的肿瘤中，癌基因的激活可以促使POMC基因转录的启动子去甲基化，从沉默状态转变为活化状态，继而生成活性的ACTH或ACTH样物质。

但是，并非所有垂体以外的肿瘤（尤其神经内分泌细胞肿瘤）均可导致异源性CRH/ACTH综合征，原因是：①并非所有垂体外的肿瘤都可表达产生CRH/ACTH；②神经内分泌肿瘤细胞内的分泌颗粒较垂体分泌ACTH的细胞少，分泌活性较低，产生POMC及其代谢产物的能力较低；③肿瘤内POMC的mRNA及其产物含量较垂体ACTH瘤时少，故ACTH或ACTH样物质的产量较少；④肿瘤无效酶切所产生的POMC活性较低；⑤肿瘤的POMC裂解不规则，所生产的ACTH结构不完整，仅为某些ACTH片段或ACTH类似物，生物活性较低或无生物活性；⑥由于部分肿瘤中的激素原转化酶活性增加，肿瘤合成的ACTH很快被降解为促肾上腺皮质激素样中叶肽（CLIP）及促黑素（MSH）等，不产生ACTH过多的表现。因此，临床上可以观察到仅有不足5%（文献报道仅为1%～3%）的小细胞肺癌患者表现出ACTH过多的综合征；同理，其他垂体以外组织的肿瘤中异源性CRH/ACTH综合征的发病率也较低。这也是异源性激素远远多于异源性激素综合征的原因之一。

三、临床特征

异源性CRH/ACTH综合征是临床上异源性激素综合征中较多见的一种。虽然本病是库欣综合征的一种特殊类型，其最终也是导致皮质醇增多症，但与垂体或肾上腺皮质本身病变所致的皮质醇增多症相比，有以下特点。

1. 人口学特征不同

经典的由垂体或肾上腺皮质病变所引起的库欣综合征是以 20~40 岁的女性多见［男女比例高达 1 :（3~8)］，而异源性 CRH/ACTH 综合征则多见于 40 岁以上的男性，可能是肺癌在这组人群中发病率较高的缘故。

2. 库欣综合征的表现不同

根据原发肿瘤的特性，分泌异源性 CRH/ACTH 的肿瘤可大致分为显性和隐性两类。

（1）显性异源性 CRH/ACTH 分泌瘤所致的综合征：显性异源性 CRH/ACTH 分泌瘤恶性程度高，生长速度快，肿瘤体积大，异源性 CRH/ACTH 分泌量多，引起的临床综合征发病急、进展快。此类患者双侧肾上腺皮质明显增生，血皮质醇水平非常高，其盐皮质激素样作用所致的高血压、低钾血症、碱中毒，以及高血糖、水肿、肌无力和肌萎缩等症状往往很严重，患者容易伴发感染，而且常伴有凝血因子增加和纤溶蛋白减少，从而导致血液高凝状态，易发生血栓栓塞事件。但由于疾病进展迅速，肿瘤的自然病程短，因而没有足够的时间表现出库欣综合征的各种典型症状和体征。在临床诊疗中容易通过各种影像学检查发现此类肿瘤，可惜确诊时往往为时已晚，错失了手术机会，仅能用姑息性化疗、放疗或放化疗联合治疗，预后差。

（2）隐性异源性 CRH/ACTH 分泌瘤所致的综合征：隐性异源性 CRH/ACTH 分泌瘤恶性程度相对较低，肿瘤体积较小，生长速度慢，肿瘤本身导致的临床表现常不明显，对机体造成的直接损害不大，临床诊疗中各种常规的影像学诊断技术常常难以发现瘤体或病灶。此类肿瘤发展缓慢，自然病程长，库欣综合征的各种典型表现如满月脸、水牛背、向心性肥胖、皮下瘀斑等较为突出，但皮肤紫纹少见；女性患者还可有多毛症及痤疮明显增多等表现。同时，皮肤色素沉着、高血压、低钾血症和碱中毒的表现也比较明显。曾报道 1 例异源性 CRH/ACTH 综合征，经随访跟踪 12 年才通过影像学检查发现肺部类癌病灶。因此，该类患者需要特别仔细地与库欣综合征相鉴别，以免误诊、漏诊而错失治疗时机。

3. 低钾血症和代谢性碱中毒更显著

异源性 CRH/ACTH 综合征的患者常伴有明显的低钾血症及代谢性碱中毒，发生率可达 80%~100%，而且体内钾离子的缺乏比库欣综合征的患者更为严重，这意味着该病肌无力、周期性瘫痪更常见，严重者可影响吞咽、呼吸，甚至累及心脏。心电图表现出 U 波明显、ST-T 段改变、QT 间期延长等低钾图形，甚至出现期前收缩、心动过速、室颤等心律失常表现。部分患者可并发轻或中度高钠血症，重度高钠血症少见。由于水钠潴留严重，该病患者可出现与低钾血症相伴的明显高血压、水肿，一般使用扩张血管为主的降压药物效果不佳。上述表现可能与去氧皮质酮、皮质酮等具有盐皮质激素活性的物质产生过多，以及血液中高浓度皮质醇的盐皮质激素样作用有关，但本病通常血醛固酮浓度正常，血浆肾素活性正常或轻度升高，可与盐皮质激素增多的疾病如醛固酮增多症相鉴别。异常升高的血皮质醇水平之所以会产生盐皮质激素样的潴钠排钾作用，是因为过量的皮质醇可以使肾小管的 11β-羟类固醇脱氢酶（11β-HSD）达到饱和状态，不能把肾小管内剩余的皮质醇转化灭活，以致皮质醇可以更多地结合到 Ⅰ 型盐皮质激素受体从而使水钠潴留及钾排泄增加。同时，11β-羟类固醇脱氢酶在异源性 CRH/ACTH 综合征的患者中受到抑制而活性降低。由于本病患者血液中皮质醇浓度较在库欣综合征的患者中更高，11β-羟类固醇脱氢酶饱和后剩余的皮质醇更多，以及肾小管中11β-羟类同醇脱氢酶的活性降低，故盐皮质激素样作用在异源性CRH/ACTH综合征的患者中表现更为明显。

4. 皮肤色素沉着更明显

垂体以外组织来源的肿瘤所合成与分泌的POMC除了降解成氨基末端蛋白、连接蛋白和β-促脂素等以外，还可以进一步降解产生大量的 γ_1-MSH和β-MSH，从而导致皮肤色素沉着。因而，异源性CRH/ACTH综合征患者的皮肤色素沉着较其他原因所致的皮质醇增多症的患者更为显著。

5. 并发有原发肿瘤的相应表现

异源性CRH/ACTH综合征多见于小细胞未分化肺癌、类癌、胸腺癌、支气管癌、甲状腺髓样癌、胰腺肿瘤、神经母细胞瘤、黑色素瘤等APUD细胞肿瘤，还可以见于肺腺癌、鳞状细胞癌、肝癌等非APUD细胞肿瘤。因此可以出现一些与原发肿瘤相关的症状或体征，如肿瘤可引起局部压迫症状（胸腺肿瘤可引起上腔静脉阻塞综合征），当肿瘤侵犯神经时可引起疼痛。另外，还可以有食欲减退、体重下降、贫血、低热及恶病质等肿瘤全身表现。某些肿瘤除了合成与分泌异源性CRH/ACTH外，还可以分泌其他异源性激素如降钙素、胰高血糖素、生长激素、生长激素释放激素、抗利尿激素、甲状旁腺激素相关蛋白、促胃液素、血管活性肠肽等，从而引起相应的临床表现。另外，只有极少数肿瘤能合成与分泌异源性CRH（如甲状腺髓样癌、嗜铬细胞瘤、前列腺癌、小细胞肺癌、类癌等），大多数同时能分泌ACTH；部分患者可见垂体增大，甚至出现垂体瘤（ACTH细胞瘤），垂体及肿瘤本身共同产生ACTH。异源性CRH分泌瘤患者血液中CRH升高或处于正常值上限，但对CRH兴奋试验有反应。

四、辅助检查

1. 实验室检查

绝对大部分异源性CRH/ACTH综合征患者有显著的低钾血症及代谢性碱中毒；血钠可轻度至中度升高；可有糖耐量异常或糖尿病，并发高胰岛素血症；尿常规可见尿糖阳性；血常规提示红细胞计数和血红蛋白含量升高，白细胞总数及中性粒细胞增多，淋巴细胞和嗜酸性粒细胞减少。

血浆促肾上腺皮质激素和皮质醇水平明显升高，一般较正常晨值升高2~4倍，且昼夜节律消失。血ACTH浓度一般超过20 pmol/L（90 ng/L），甚至可高达175 pmol/L（800 ng/L）以上，但某些生长速度较慢的隐性异源性CRH/ACTH分泌瘤如支气管类癌等的血浆ACTH水平可以仅轻度升高或在正常值高限，与库欣综合征的ACTH重叠；血皮质醇浓度一般为550~5 500 nmol/L，（2~20 μg/dL）。24小时尿游离皮质醇、尿17-羟皮质类固醇（17-OHCS）和17-酮类固醇（17-KGS）明显升高。

其他来自POMC的多肽降解片段也可升高，如部分患者血中可检测到分子量为22 ku的POMC中间降解产物氨基末端蛋白，而绝大部分库欣综合征患者血中检测不到；同时，异源性CRH/ACTH分泌瘤比垂体肿瘤产生更多的β-促黑素、促肾上腺皮质激素样中叶肽和γ-促脂解素，这些物质并无ACTH样生物活性，提示这些肿瘤存在着翻译后水平的降解作用障碍。

2. 影像学检查

大多数异源性 CRH/ACTH 综合征患者的原发肿瘤都位于胸腔或腹腔内，通常情况下行胸部 X 线片检查或 CT 扫描时即可发现。但部分患者的原发肿瘤体积较小、发展缓慢（如支气管类癌），一般检查常常难以发现，需借助高分辨率薄层 CT 扫描或 MRI 扫描，且 MRI 扫描对肺部类癌的诊断较 CT 扫描更为敏感。垂体 MRI 或 CT 检查通常无明显异常改变，但少部分异源性 CRH 分泌瘤患者可出现垂体增生扩大甚至出现垂体瘤（垂体促肾上腺皮质激素细胞瘤），此时应注意与库欣综合征相鉴别。由于持续受到高水平的 ACTH 刺激，通常双侧肾上腺呈弥漫性增生，但极少见到大结节性增生或腺瘤。全身放射性核素标记的奥曲肽（^{111}In-奥曲肽）闪烁显像术扫描可能发现体积很小的隐匿性异源性 CRH/ACTH 分泌瘤，但文献报道敏感性也不是很高，标准的小剂量 6 mCi（1 mCi = 37MBq）奥曲肽显像敏感度约为 50%，结合大剂量 18 mCi 奥曲肽显像敏感度约为 53%。正电子断层成像（PET）对于神经内分泌细胞肿瘤的检出率也并不比 CT、MRI 或^{111}In-奥曲肽闪烁显像术扫描高。有研究发现，对于异源性 GRH/ACTH 综合征的定位诊断，CT、MRI、低剂量^{111}In-奥曲肽闪烁显像术扫描与 PET 的敏感度分别为 53%、37%、47% 与 35%。

3. 病理学检查

手术切除的异源性 CRH/ACTH 分泌瘤，通过免疫组织化学染色可见 ACTH 强阳性；在肿瘤提取物中可测出 ACTH 或 ACTH 前体物质。电镜检查可发现肿瘤细胞内含有 ACTH 或 CRH 分泌性颗粒（支气管类癌的肿瘤细胞内含量相对较高，而小细胞肺癌中含量较少）。

肾上腺皮质呈弥漫性增生，切面可见规则增厚、无结节，皮质几乎完全由直柱状的致密细胞组成，透明细胞少见；致密细胞常穿透进入球状带到达被膜，这种病理改变与库欣综合征引起的肾上腺病变有所区别。

五、诊断和鉴别诊断

异源性 CRH/ACTH 综合征的诊断须结合病史、症状、体征、实验室检查及影像学检查结果而定，尤其需注意鉴别与排除库欣综合征。主要鉴别要点为：①血浆皮质醇水平增高或下降时，血 ACTH 下降或上升不明显；②对 CRH 和（或）AVP 刺激无反应；③分段采血检测提示岩下静脉窦 CRH/ACTH 浓度低于外周静脉血中的浓度。

当患者存在库欣综合征的表现而病因未明的情况下，出现以下表现之一者须警惕异源性 CRH/ACTH 综合征的可能：①有较明显的低钾血症和（或）代谢性碱中毒；②血浆中显著升高的促肾上腺皮质激素浓度，常在 36 pmol/L 以上；③血浆中显著升高的皮质醇浓度，常在 1 000 nmol/L 以上；④较为显著的皮肤色素沉着，或恶病质表现；⑤尿 17-酮类固醇（17-KGS）或血浆中硫酸脱氢表雄酮（DHEAS）明显升高；⑥伴有不适当的抗利尿激素分泌。

异源性 CRH/ACTH 综合征的诊断包括定性诊断和定位诊断。诊断依据为：①基础皮质醇水平升高明显，昼夜节律消失；②皮质醇的分泌依赖于 CRH/ACTH 的刺激；③糖皮质激素的负反馈作用消失；④降低血浆皮质醇水平后 ACTH 上升不明显；⑤血浆 ACTH 对 CRH 和（或）AVP 刺激无反应；⑥ACTH 刺激后血皮质醇浓度升高。

1. 定性诊断

（1）首先应确定是否存在真性皮质醇过多，即明确库欣综合征的诊断在排除外源性糖皮质激素药物应用史、特殊药物服用史（如雌激素、甘草酸等）、妊娠、酗酒、抑郁症、肥胖症等对皮质醇有明显影响的因素后，测定血皮质醇、24 小时尿游离皮质醇、唾液皮质醇升高，昼夜节律消失，可以确定存在皮质醇增多症。进一步行 1 mg 过夜地塞米松抑制试验（1 mg DST）或小剂量地塞米松抑制试验（LDDST，每日 2 mg，48 小时），若不能被抑制则可以明确真性皮质醇增多症。结合症状、体征等临床表现，可诊断为库欣综合征。

（2）确定皮质醇分泌增多是否依赖于 CRH/ACTH，库欣综合征患者若测得血 CRH/ACTH 水平正常或升高且分泌呈自律性（1 mg DST 或 LDDST 不可抑制），昼夜节律消失，可判断为 CRH/ACTH 依赖性库欣综合征，尤其测午夜血 ACTH 值更具诊断意义。由于 ACTH 容易降解而造成测定水平低下，故在采集血样后应放置冰水浴中并尽快送检，以免造成假阴性结果影响诊断。当测得血 ACTH 水平显著升高，但临床库欣综合征表现不典型时，若有条件可进一步测定是否存在大量 ACTH 前体物质或大分子 ACTH 样物质，有助于诊断异源性 CRH/ACTH 分泌。

（3）确定 CRH/ACTH 依赖性库欣综合征源自下丘脑—垂体以外组织分泌的 CRH/ACTH 最直接的影像学证据就是垂体 MRI 或 CT 检查未见明显异常（包括增生或腺瘤）、双侧肾上腺弥漫性增生而无明显结节或腺瘤样改变，但在胸腔或腹腔等好发部位发现肿瘤性病变。一般肿瘤定位比较困难，尤其是体积小、发展缓慢、恶性程度相对较低的隐匿性肿瘤，倘若同时存在垂体 ACTH 细胞因长期受异源性 CRH 刺激而形成的垂体增生扩大或垂体瘤时，与库欣综合征的鉴别则显得相当困难。以下方法有助于协助诊断。

1）大剂量地塞米松抑制试验（HDDST，每日 8 mg，48 小时）：由于库欣综合征患者依然存在糖皮质激素对 ACTH 的负反馈调节作用，只是调定点被重新设定为较高水平，故其不能被小剂量地塞米松抑制，但能够被大剂量地塞米松所抑制。而大多数异源性 CRH/ACTH 分泌瘤则对大剂量的地塞米松反应低或无反应。因此，大剂量地塞米松抑制试验可作为两者的鉴别方法之一，有文献报道其敏感度为 70% ~ 90%，特异度为 90% ~ 100%。但也有例外情况，如侵袭性的垂体 ACTH 大腺瘤通常不能被大剂量地塞米松所抑制，而少数肺癌、支气管类癌和胸腺类癌等由于分泌活性不高却能够被抑制。一般来说，约 90% 的库欣综合征患者和 10% 的异源性 CRH/ACTH 分泌瘤患者大剂量地塞米松抑制试验为阳性，且抑制程度通常与患者的基础皮质醇分泌量有关，基础皮质醇水平较低的患者往往有较高的抑制率。

2）CRH 兴奋试验：正常情况下，给予外源性 CRH 刺激，血浆 ACTH 和皮质醇水平可上升。库欣综合征患者对外源性 CRH 刺激后的反应可更加明显，血浆 ACTH 及皮质醇升高幅度更大（ACTH 可升高达 50% 以上，皮质醇可升高 20% 以上）；而异源性 ACTH 综合征患者大多数对外源性 CRH 无反应。因此，CRH 兴奋试验可作为两者的鉴别试验，特异度和敏感度可达 90%。但也有部分库欣综合征患者对外源性 CRH 反应低下或无反应，此时可考虑加做 CRH 及 AVP 联合刺激试验，因 AVP 与 CRH 合用时可起到协同作用而增强其效果。同时，若 CRH 刺激后血浆 ACTH 水平较基线值升高 100% 以上或血浆皮质醇水平较基线升高 50% 以上，基本可排除异源性 ACTH 综合征。

异源性 CRH 综合征患者血浆 CRH 水平虽较正常人高，但其对外源性 CRH 刺激仍可发生反应，促使 ACTH 和皮质醇分泌增多。但单纯分泌异源性 CRH 的肿瘤极少，大部分也同时分泌异源性 ACTH。故总的来说，异源性 CRH/ACTH 综合征对外源性 CRH 刺激无明显反应，若同时行大剂量地塞米松抑制试验提示不被抑制，则更加有助于诊断。

3）甲吡酮刺激试验：甲吡酮为11β-羟化酶抑制药，能抑制11-去氧皮质醇转化为皮质醇，从而降低血浆皮质醇浓度。如果垂体仍存在分泌功能，则服用甲吡酮后血浆ACTH分泌增多，致使皮质醇的前体物质11-去氧皮质醇合成与释放增多，尿中17-羟皮质类固醇浓度升高。而由于异源性CRH/ACTH综合征患者的异源性激素分泌呈自主性，血浆皮质醇水平的高低对其调节作用较小，故大多数该病患者对甲吡酮的反应很低甚至无反应。但本试验的鉴别意义并不如上述两种试验，仅作为补充试验以供参考。

4）双侧岩下静脉窦采血（IPSS）与异源性CRH/ACTH综合征的患者不同，库欣综合征患者中枢（下丘脑—垂体附近）的ACTH浓度较外周静脉高，有明显的浓度梯度，故静脉插管采集岩下静脉窦血样及外周静脉血样测定CRH/ACTH浓度可用作鉴别库欣综合征及异源性CRH/ACTH综合征的方法。库欣综合征患者岩下静脉窦与外周静脉血浆中ACTH比值常>2；而异源性CRH/ACTH综合征的患者中枢与外周ACTH比值常<1.4，甚至成反比。同时，异源性CRH综合征患者外周静脉血中CRH的浓度也明显升高，但多数伴有外周静脉血中ACTH的浓度升高。如能同时测定给予外源性CRH刺激后的ACTH浓度则更有鉴别价值：首先测定刺激前中枢及外周ACTH的基础值；然后给予外源性CRH刺激，库欣综合征患者岩下静脉窦血中ACTH浓度与外周血中ACTH浓度比值≥3。若基础比值>2且刺激后比值>3，则诊断库欣综合征的敏感度为96%，特异度为100%。有文献报道，测定CRH联合AVP刺激后的比值对诊断意义更大，敏感度为97.9%，特异度为100%，诊断准确率为98.2%。尤其在影像学检查未能发现垂体病灶、但临床及实验室检查却高度怀疑垂体病变时，可行IPSS协助诊断；必要时可行双侧岩下静脉窦采血测定ACTH差值，双侧差值>1.4时对垂体增生或垂体微腺瘤的定位有一定意义。

岩下静脉窦采血是一种有创的检测方法，可能会出现罕见的神经系统损伤或血栓形成等并发症，且费用较高，其准确性除了与操作人员的经验及技术水平有关外，岩下静脉窦间的血液分流、血管丛变异和异常分布，以及垂体发育不良等因素都会导致检测结果假阴性。尽管如此，目前此项技术仍被认为是鉴别异源性CRH/ACTH综合征和库欣综合征的最佳方法。

定性诊断的关键是与库欣综合征相鉴别。上述各种方法对异源性CRH/ACTH综合征的诊断均有较大的帮助，但临床上仍不能把所有的异源性CRH/ACTH综合征区分出来，诊断上仍存在一定困难，原因如下。①部分患者的临床症状和体征不典型，皮质醇增多症的表现容易被忽略。②部分患者血浆的ACTH水平并不是明显升高，甚至有的在正常范围的高限，跟库欣综合征重叠，容易混淆。③有的患者在影像学上暂时找不到病灶（包括垂体及垂体以外的组织），或者垂体外暂未发现明确病灶，但垂体却表现为增生扩大甚至可见微腺瘤，容易误诊为库欣综合征。因此，垂体影像学异常仍不能除外异源性CRH/ACTH综合征。④部分患者对目前公认的3个定性诊断试验（大剂量地塞米松抑制试验、CRH兴奋试验、甲吡酮刺激试验）存在交叉，如有文献报道对大剂量地塞米松抑制试验有阳性反应的患者比例为14%甚至可达31%，而对CRH兴奋试验有阳性反应的患者达9%左右。⑤被一些学者认为是鉴别异源性CRH/ACTH综合征和库欣综合征"金标准"的岩下静脉窦采血也存在一定的假阳性率和假阴性率。

2. 定位诊断

异源性CRH/ACTH综合征定性诊断后，进行定位诊断对治疗及判断预后等非常重要，但也是诊断中的难点。由于大多数异源性 CRH/ACTH 综合征的原发肿瘤位于胸腔和腹腔内，因此常规的胸部 X 线检查、胸腹部 CT 增强扫描及 MRI 检查是必要的，但也只能发现约半数的病灶，有 20% ~ 50% 的病灶未能被上述常规影像学检查发现。针对大部分神经内分泌肿瘤常表达生长抑素受体的情况，[111]In 标记的奥曲肽闪烁显像术扫描可作为辅助定位诊断，同时也可以用于治疗。但这种放射性核素扫描检查方法的敏感度报道高低不一，有文献报道标准小剂量 6 mCi 的奥曲肽显像敏感度约为 50%，结合大剂量 18 mCi 的奥曲肽显像敏感度也仅约为 53%；又有文献报道，常规影像学检查阴性的异源性 CRH/ACTH 综合征，行 [111]In-奥曲肽闪烁显像术扫描可有 81% 为阳性。另外，PET 或 PET-CT 检查对定位诊断也有一定的帮助。岩下静脉窦采血及外周静脉分段采血测定不同部位的 CRH/ACTH 浓度有重要诊断价值，尤其是比较外源性 CRH 刺激前后的 ACTH 浓度有助于寻找 ACTH 来源。可根据区域性 CRH/ACTH 浓度梯度来判断肿瘤可能的部位，即 CRH/ACTH 水平明显升高提示该区段静脉引流范围内可能存在异源性 CRH/ACTH 分泌瘤。

六、治疗

异源性 CRH/ACTH 综合征的有效治疗有赖于早期正确诊断。良性肿瘤或恶性程度较低的肿瘤（如生长缓慢的支气管类癌、胸腺类癌或嗜铬细胞瘤等）应首选根治性肿瘤切除，术后可获得治愈，预后较好。当手术切除的标本送检病理经免疫组织化学检查证实 ACTH 阳性，并且术后血浆的 ACTH 水平逐渐回落至正常，才能停止对异源性 CRH/ACTH 分泌瘤的搜索，否则应考虑是否还有其他部位的肿瘤或者存在肿瘤转移。

但大部分患者由于肿瘤恶性程度高、进展迅速，在确诊时已经失去手术时机，只能选择放疗或化疗抑制肿瘤的生长和继续扩散，预后较差；部分肿瘤患者（如肺癌）可选择生物制剂或靶向治疗。对于无法手术切除病灶，或者暂未定位原发肿瘤病灶的患者，持续的高皮质醇血症会严重威胁其生命，为了解除威胁、缓解症状并改善生活质量，可考虑行肾上腺全切术。恶性肿瘤无法手术切除原发病灶时，一般主张先行右侧肾上腺全切术，数周后再行左侧肾上腺切除术，术后给予糖皮质激素替代治疗。考虑到部分暂未定位原发肿瘤病灶的患者，在日后随访治疗过程当中可能会发现原发病灶并能予以根除，故可暂先行双侧肾上腺次全切除术，或者行单侧肾上腺全切术并在术后辅以氨鲁米特治疗。

对于不能接受原发肿瘤切除术或肾上腺手术的患者，以及手术前需要先控制高皮质醇血症的患者，可以口服酮康唑、甲吡酮、氨鲁米特、米托坦等类固醇合成抑制药单药或联合用药治疗（其中米托坦还可以破坏肾上腺皮质，起到药物性切除肾上腺的作用），也可以静脉使用起效较快的依托咪酯治疗。这类药物在治疗过程中可能会导致肾上腺皮质功能减退，需注意提防危象发生并适当给予糖皮质激素替代治疗。

此外，生长抑素类似物（奥曲肽）、糖皮质激素受体阻滞剂（米非司酮），以及卡麦角林等药物也有一定疗效。

（许淑贤）

第三节 异源性促甲状腺激素综合征

异源性促甲状腺激素综合征临床上较少见，文献报道不多。

一、流行病学特点

据文献报道，异源性促甲状腺激素综合征多见于男性患者，发病年龄多在 50 岁以上。其原发肿瘤主要为滋养层细胞肿瘤（如睾丸肿瘤、绒毛膜癌、葡萄胎等），也可来自非滋养层细胞来源的肿瘤（如肺表皮细胞癌、支气管类癌、支气管肺癌、胃癌、肠癌、胰腺癌、泌尿生殖系统肿瘤、前列腺癌、乳腺癌、间皮癌等），偶见于卵巢畸胎瘤（此种肿瘤也可直接产生甲状腺素）。

二、发病机制

至今对于异源性促甲状腺激素综合征的了解不多，其发病机制尚未研究清楚。但可以观察到，异源性 TSH 综合征的发病大多数与极高水平的人绒毛膜促性腺激素（hCG）相关。由于 hCG 的结构与 TSH 相似，有相同的 α 亚单位、相似的 β 亚单位和受体亚单位，故肿瘤分泌的持续高浓度的 hCG 可刺激甲状腺产生过量的甲状腺素，从而导致类似甲状腺功能亢进症的高代谢综合征及其他相关表现。但是，为什么其他非滋养层细胞来源的肿瘤，血液中 hCG 浓度并不高，同样可以引起异源性 TSH 综合征。经使用放射免疫法（RIA）测定这些肿瘤患者血液中的 TSH 并没有升高，但使用生物鉴定法检测肿瘤的局部循环血液可见甲状腺刺激物明显升高。目前认为，能引起异源性促甲状腺激素综合征的肿瘤所合成与分泌的应是 TSH 类似物，因其结构与 TSH 相似，故可竞争性作用于甲状腺上的 TSH 受体，刺激甲状腺分泌过多的甲状腺素，引起甲状腺功能亢进症。这些 TSH 类似物包括正常结构或异常结构的 hCG（某些滋养层细胞肿瘤或生殖细胞肿瘤可产生变异的 hCG 类似物）、具有免疫反应活性的 TSH 样物质（β 链）、α 糖蛋白样亚基等。

三、临床特点

异源性促甲状腺激素综合征的临床特点如下：①临床上有肿瘤的表现和（或）影像学异常；②发病前无甲状腺功能亢进症病史或其他甲状腺疾病病史；③患者血中 TSH 或 TSH 类似物的浓度升高；④血中 T_3、T_4 水平可升高或正常；⑤对 TRH 刺激试验无反应；⑥大多数患者无明显高代谢综合征的临床表现，常以乏力为主诉，可伴有消瘦和神经质，须注意鉴别老年人的淡漠型甲状腺功能亢进症；⑦一般甲状腺无肿大或仅轻度肿大；⑧无突眼及其他甲状腺功能亢进症相关眼征；⑨甲状腺相关抗体如抗甲状腺过氧化物酶抗体（TPO-Ab）、抗甲状腺球蛋白抗体（Tg-Ab）、抗甲状腺微粒体抗体（TMAb）、TSH 受体抗体（TRAb）等均为阴性；⑩甲状腺摄碘 [131] I 率增高，部分患者血 hCG 浓度升高。

四、诊断和鉴别诊断

异源性 TSH 综合征的诊断原则与其他异源性激素综合征相同，但也有其自身特点，本病的回顾性诊断非常重要。正常情况下，甲状腺功能亢进症（如格雷夫斯病）的疗程很长，至少 1 年；但本病的原发肿瘤病灶若能根除，其甲状腺功能经短时间的抗甲状腺功能亢进症药物治疗即可恢复，甚至部分轻症患者无须抗甲状腺功能亢进症药物治疗便可自行恢复。在排除其他一过性甲状腺功能亢进症的病因后，上述特殊的疾病转归史可反过来印证异源性 TSH 综合征的诊断。

临床上对于 50 岁以上的男性患者，以乏力、消瘦为主要表现，实验室检查符合甲状腺功能亢进症改变，但无明显高代谢症状、甲状腺不大，以及无突眼和眼征，应考虑是否存在肿瘤所致的异源性 TSH 综合征。须详细询问病史和体格检查，进一步完善相关实验室和影像学检查（如甲状腺 B 超及放射性核素扫描、腹部 B 超、胸腹部 CT 或 MRI 等），有条件可检测 TSH 类似物，以寻找诊断依据。

本病应与各种病因所致的甲状腺功能亢进症相鉴别，尤其是淡漠型甲状腺功能亢进症。淡漠型甲状腺功能亢进症常见于老年患者，起病隐匿、症状多不典型，主要表现为神志淡漠、乏力、反应迟钝、嗜睡和消瘦等，部分患者有食欲缺乏、腹胀、腹泻等消化道症状，有时仅有心血管系统方面的表现，如阵发性或持续性心房纤颤、心绞痛、心肌梗死等，而甲状腺功能亢进症常见的症状和体征如高代谢综合征、突眼和甲状腺肿大等均不明显，查血中 TSH 水平下降和（或）甲状腺相关抗体阳性有助于两者的鉴别。

五、治疗

若原发肿瘤定位明确，尽早行手术切除肿瘤及其转移灶是有效治疗的关键。若原发肿瘤未能切除，可予以抗甲状腺药物治疗及对症支持治疗，防治甲状腺功能亢进症相关并发症，不宜首选甲状腺切除术或放射性核素治疗。

（秦　静）

第四节　异源性生长激素释放素与生长激素综合征

Steiner 等于 1968 年报道 1 例支气管肺癌患者伴肥大性骨关节病的病例，其临床表现与肢端肥大症患者极为相似，行手术切除肿瘤后的数周内，其关节肿痛、骨膜增生等表现逐渐好转并消失，同时在手术标本的提取物中检测出生长激素（GH）。因而，提出了异源性生长激素综合征的概念。随后，陆续有病例报道垂体以外组织来源的肿瘤伴有肢端肥大症的表现，并证实有些肿瘤分泌 GH，有些则分泌生长激素释放激素（GHRH），从而又提出了异源性生长激素释放激素综合征的概念。

一、流行病学特点

异源性 GHRH/GH 综合征由于发病隐匿，症状和体征进展缓慢，多于临床表现出现后平均 7~8 年方被诊断，诊断时年龄常在 40 岁以上，文献报道男女比例约为 1：2.7。其肿瘤来源主要为类癌（如支气管类癌、胸腺类癌），也可见于胰岛细胞瘤、嗜铬细胞瘤、小细胞肺癌、甲状腺髓样癌、子宫内膜癌等。这些肿瘤大部分除了分泌 GHRH/GH 外，还同时合成与分泌其他激素，如促肾上腺皮质激素、生长抑素、胰岛素、促胃液素、胰高血糖素、降钙素等。据统计，肢端肥大症患者中，由异源性 GHRH 综合征所致者约占 1%。

二、发病机制

与其他异源性激素综合征相同，本病的发病机制主要为具有多潜能多分化特性的神经内分泌细胞出现"返祖现象"，同时由于除抑制作用使原本处于抑制状态的基因被激活，从而表达相应的产物。所以，产生异源性 GHRH/GH 的肿瘤可以同时产生其他多肽类激素。在异源性 GHRH/GH 分泌瘤的患者血中可检测出 3 种 GHRH 同分异构体，但大部分为 GHRH (1-40)，而正常从下丘脑来源的是 GHRH (1-44)，可见肿瘤所产生的异源性激素与生理状态下的激素有所不同。

三、临床表现

异源性 GHRH/GH 综合征所致的指（趾）变粗、皮肤增厚、骨关节改变等肢端肥大症表现与垂体 GH 瘤所致的临床表现相似，但本病还有其原发肿瘤的相关表现。此外，由于异源性 GHRH/GH 分泌瘤可同时产生多种激素，故临床上除了肢端肥大症的相应表现外，还可能会出现低血糖、糖耐量异常、消化性溃疡、肾结石、腹泻，以及库欣综合征等表现。

四、辅助检查

本病患者缺乏正常的昼夜 GH 分泌节律，血浆中 GH 和 IGF-1 明显升高，且葡萄糖抑制试验阴性；TRH 刺激后绝大部分患者血中 GH 水平反常性升高，但给予外源性 GHRH 刺激后 GH 分泌无明显增加。患者血中的 GHRH 水平升高，可高达 $0.3 \sim 5 \ \mu g/L$（生理状态下晨 GHRH 常 $< 0.06 \ \mu g/L$；垂体 GH 瘤患者血中 GHRH 水平 $< 0.2 \ \mu g/L$）。约 80% 的患者同时伴有催乳素升高。

五、诊断和鉴别诊断

异源性 GHRH/GH 综合征早期明确诊断较为困难，若临床上存在以下表现，则须警惕本病可能：①有明显肢端肥大症表现多年的 40 岁以上患者；②血中 GHRH、GH，以及 IGF-1 水平升高，且 GH 的正常昼夜分泌节律消失；③垂体 CT 或 MRI 等影像学检查未见明显异常；④肢端肥大症患者伴有催乳素升高；⑤肢端肥大症伴有低血糖、消化性溃疡、泌尿系结石或库欣综合征等表现者。此时应进一步行相关检查排查肿瘤病灶，如胸部 X 线摄片、腹部 B 超、胸腹部 CT 或 MRI 检查等，必要时可行 [111]In 标记的奥曲肽闪烁显像术扫描。值得注意的是，某些异源性 GHRH 综合征患者垂体有增生扩大，而垂体 GH 瘤患者表现为垂体腺瘤，两者有时在影像学上难以区分，需结合其他相关检查鉴别。另外，由于原发肿瘤体积小、生长缓慢，部分患者可仅有临床表现，但难以定位诊断原发肿瘤病灶。

六、治疗

原发肿瘤一经确诊，应尽早行手术治疗，必要时可辅以化疗或放疗。如无法手术者，可使用奥曲肽治疗。另外，据报道竞争性 GHRH 阻滞剂可能用于异源性 GHRH 综合征的治疗。

（宋白利）

第五节　伴瘤高钙血症

恶性肿瘤是人类高钙血症的第 2 大常见原因，也是住院患者发生高钙血症的最常见原因。同时，高钙血症是恶性肿瘤患者众多方面并发症中内分泌方面最常见的并发症之一，称为伴瘤高钙血症，其发病率为所有肿瘤患者的 10% 左右。

一、流行病学特点

伴瘤高钙血症的发病率约为每年 15/10 万，大约是原发性甲状旁腺功能亢进症发病率的一半，而原发性甲状旁腺功能亢进症及伴瘤高钙血症占总高钙血症患者的 90% 以上。最常见的能引起高钙血症的肿瘤依次为肺癌（以鳞状细胞癌和大细胞肺癌为主）、乳腺癌，以及多发性骨髓瘤，这三者约占伴瘤高钙血症总数的 50%。伴瘤高钙血症通常发生于恶性肿瘤晚期，如肺癌患者发现高钙血症时已有 2/3 的患者发生了骨转移。因此，当肿瘤患者发生高钙血症时往往预示着不良的结局；发现高钙血症后的平均寿命不足 3 个月，但乳腺癌和多发性骨髓瘤并发高钙血症者例外，若能及时给予有效的抗肿瘤治疗，其生存期可大大延长。

二、发病机制

伴瘤高钙血症是由骨重吸收过多所致，可分为恶性体液性高钙血症（HHM）和局部溶骨性高钙血症（LOH）两大类。大多数恶性肿瘤患者由体液因子诱发骨重吸收，约占高钙血症的 80%；而多发性骨髓瘤及大部分乳腺癌患者的高钙血症则是与局部的溶骨性细胞因子有关。综合文献分析，伴瘤高钙血症主要的发病机制有以下 3 种。

（一）肿瘤产生异源性甲状旁腺激素（PTH）和（或）甲状旁腺激素相关蛋白（PTHrP）

能产生异源性 PTH 的甲状旁腺以外组织来源的肿瘤极罕见，基本都是神经内分泌细胞肿瘤，如小细胞肺癌、胸腺癌等。这些肿瘤产生异源性 PTH 的同时，也产生许多无活性的 PTH 前体物质；而且，异源性 PTH 分子不会被裂解为氨基端（N 端，为活性端）和羧基端（C 端，为无活性端）片段，因此临床上常用的放射免疫法检测较为稳定的 C 端时，其测定值会较真实值低。因此，要确诊这些罕见的异源性 PTH 分泌瘤，必须用免疫化学荧光法测定流经肿瘤的动脉血及静脉血中的完整 PTH 分子的浓度梯度差值；也可以测定无活性的 PTH 前体物质的浓度梯度差值。有学者认为，无论是否存在骨转移，肿瘤组织产生并释放 PTH，进而引起高钙血症及低磷血症，称为异源性 PTH 综合征，也有学者称为假性甲状旁腺功能亢进症，但其非常罕见。

甲状旁腺激素相关蛋白（PTHrP）是伴瘤高钙血症中最常见的体液因子，其血液浓度病理性升高是恶性肿瘤患者中高钙血症的主要病因。现已证实，包括甲状旁腺在内的多种正常组织均可合成与分泌 PTHrP，由于其前端（N 端）的 13 个氨基酸残基中有 8 个氨基酸残基与人类的 PTH 序列一致，而该序列正是人类 PTH 已知的活性部分，所以 PTHrP 可以表达出与 PTH 相同或相似的生物活性，与 1 型 PTH 受体（即 PTH/PTHrP 受体）结并发使其激活，发挥其钙磷调节的作用。但在生理状况下，正常组织分泌 PTHrP 是受细胞外液中的钙离子浓度调控的，其仅仅以自分泌或旁分泌的形式发挥局部调节作用，故 PTHrP 在循环血中的浓度远远低于 PTH 的浓度。其生理作用涉及多个方面，如钙磷代谢、骨的矿化、平滑肌舒张、细胞的生长与分化，以及胚胎的发育等。总之，正常情况下 PTHrP 可作为一种组织因子调节胎儿发育期，以及成年人皮肤、乳腺和毛囊等组织细胞的增殖与分化。当发生肿瘤时，编码 PTHrP 的基因因去甲基化和某些肿瘤特异的反式调节因子而被激活，随着肿瘤细胞的快速增殖而表达与释放出大量的 PTHrP 进入血液循环，这时的 PTHrP 便可作为一种体液因子以内分泌的形式与 PTH/PTHrP 受体结合，在骨组织可促进骨基质的再吸收并释放出钙盐；在肾脏可增加钙的重吸收并抑制近曲小管对磷的重吸收，从而减少尿钙排泄和增加尿磷排出；同时可促进肠道对钙的吸收，最终导致高钙血症和低磷血症的形成。一方面，PTHrP 除了能对靶器官（骨骼、肾及肠道）发挥激素样的作用以外，还可以直接活化骨转移灶附近的破骨细胞，引起局部的溶骨性改变而导致高钙血症；另一方面，伴随着局部的溶骨性骨质重吸收，大量的生长因子如胰岛素样生长因子-1（IGF-1）、转化生长因子-β（TGF-β）等从骨基质中释放出来，与肿瘤细胞上的受体结并发活化有丝分裂原激活的蛋白激酶，进而使肿瘤细胞不断增殖，并产生更多的 PTHrP，形成恶性循环加速溶骨进程及加重高钙血症。

（二）肿瘤产生除 PTH 和 PTHrP 以外的其他能升高血钙的物质或细胞因子

1，25-$(OH)_2$-D_3 是另一种重要的细胞因子，约 50% 伴高钙血症的淋巴瘤患者有不同程度的血浆 1，25-$(OH)_2$-D_3 浓度升高，原因是这些淋巴瘤组织可以不受调节地在肾外把 25-单羟维生素 D_3 合成 1，25-$(OH)_2$-D_3，进而通过增加肠道和肾脏对钙的吸收导致高钙血症的发生。

体外实验已证明，前列腺素 E 可刺激破骨细胞引起骨重吸收，给动物注射前列腺素可以引起血钙升高，而喂服前列腺素合成抑制药可降低其升高的血钙及血浆中的 PTHrP。在未发生转移而伴有高钙血症的恶性肿瘤组织中，可检测到高浓度的前列腺素 E，故推测其为肿瘤产生的引起高钙血症的组织因子之一。

此外，恶性肿瘤细胞或转移的淋巴细胞、单核细胞、巨噬细胞可产生其他细胞因子如破骨细胞活化因子、白细胞介素-1α（IL-1α）、白细胞介素-1β（IL-1β）、转化生长因子-α（TGF-α）、转化生长因子-β（TGF-β）、肿瘤坏死因子-α（TNF-α）、肿瘤坏死因子-β（TNF-β）、集落刺激因子（CSF）、表皮生长因子（EGF）等，可刺激原始破骨细胞增殖或直接活化破骨细胞，产生局灶性溶骨，从而导致局部溶骨性高钙血症；同时，这些组织因子也可以促进前列腺素 E 合成，引起骨质重吸收并释放钙盐入血导致高钙血症。

（三）恶性肿瘤骨转移

当恶性肿瘤发生广泛的骨转移时，可因肿瘤细胞局部浸润直接增加骨重吸收，或肿瘤细胞在转移灶上产生 PTHrP 及上述细胞因子等局部骨质溶解因子，加速局部的溶骨进程而导致高钙血症。

以前认为，肿瘤患者发生高钙血症是因为骨转移使局部骨质破坏增加所致；后来越来越多的证据表明，许多没有发生骨转移的恶性肿瘤患者同样出现明显的高钙血症，故目前已证实伴瘤高钙血症的主要病因不是骨转移，而是由体液因素导致的骨吸收过多引起的，而 PTHrP 就是最主要的体液因子，也是一种重要的局部骨质溶解因子。

三、临床表现

轻度高钙血症者，一般血钙在 2.75 ～ 3.0 mmol/L 时，常无明显临床表现。随着血钙浓度的不断上升，可出现多个系统的症状，如神经系统可出现记忆力减退、轻度性格改变、抑郁、嗜睡、精神错乱、幻觉甚至昏迷；肌肉骨骼系统可出现疲倦、四肢乏力、骨痛、骨折等；消化系统可出现食欲减退、腹胀、恶心、呕吐、便秘等，偶见胰腺炎，但由于病情进展较快、病程短，消化性溃疡的发生比其他原因所致的高钙血症相对较少见；泌尿系统可表现为口渴、多饮、多尿、脱水、酸中毒、肾结石、肾功能异常，甚至肾功能衰竭；心血管系统可出现高血压、QT 间期缩短、心律失常等。当血钙进一步升高，可出现高钙危象，威胁生命。除了高钙血症的表现外，通常还存在恶性肿瘤晚期的相应表现，如局部压迫、恶病质、贫血等。

四、辅助检查

伴瘤高钙血症患者的实验室检查特点：①血钙大多超过 3.5 mmol/L (14 mg/dL)，一般比原发性甲状旁腺功能亢进症患者的血钙水平高；②血磷正常或降低；③血氯低，一般 <100 mmol/L，较原发性甲状旁腺功能亢进症患者血氯更低；④放射免疫法测定血 PTH 降低，而免疫荧光法测定血 PTH 正常或增高；⑤PTHrP 增高或正常；⑥约半数患者血碱性磷酸酶升高；⑦淋巴瘤患者的 1，25-$(OH)_2$-D_3 浓度升高，而其他恶性肿瘤高钙血症患者的 1，25-$(OH)_2$-D_3 浓度降低。

常规影像学检查如胸部 X 线片、腹部 B 超、胸腹部 CT/MRI 等一般可以明确肿瘤定位。骨扫描是发现骨吸收最为敏感的方法。

五、诊断

根据本病的临床特征及实验室检查特点，符合以下诊断要点时即可作出临床诊断：①肿瘤患者并发血钙升高，血磷可正常或降低；②未能找到骨转移的证据；③排除原发于甲状旁腺的疾病；④高钙血症对糖皮质激素治疗无反应或反应低下（淋巴瘤、多发性骨髓瘤等血液系统肿瘤除外）；⑤切除肿瘤或抗肿瘤治疗后，高钙血症及低磷血症可逐渐恢复至正常；⑥肿瘤复发时，血钙又再升高；⑦放射免疫法测定血浆 PTH 水平降低；⑧血中 PTHrP 水平增高或正常。

六、鉴别诊断

高钙血症的病因有多种，总的来说可分为两大类：PTH 依赖性高钙血症和非 PTH 依赖性高钙血症。当恶性肿瘤患者高钙血症的表现突出但又未能发现明显的骨转移灶，且血磷和血 PTH 偏低或正常时，需注意考虑是否存在伴瘤高钙血症。本病应与原发性甲状旁腺功能亢进症进行鉴别，两者的主要鉴别要点见表 2-2。

表 2-2　伴瘤高钙血症与原发性甲状旁腺功能亢进症的鉴别

鉴别点	伴瘤高钙血症	原发性甲状旁腺功能亢进症
性别	多见于男性患者	女性患者 2 倍于男性
年龄	中老年多见	成年人（20 ～ 50 岁多见）

续表

鉴别点	伴瘤高钙血症	原发性甲状旁腺功能亢进症
病程	短（常<6个月） 病情进展快	长（数年至数十年） （甲状旁腺癌例外）
消耗性表现	明显	无或少见
消化性溃疡	少见	多见
多发性纤维囊性骨炎	少见	多见
泌尿系结石	少见	多见
血液 pH	低氯低钾性碱中毒	高氯性酸中毒
血磷	偏低或正常	低
血氯	低	正常或偏高
血 PTHrP	升高或正常 不升高（正常或降低）	正常
血 PTH	（如 PTH 及 PTHrP 同时升高，须考虑并发原发性甲状 腺功能亢进症）	明显升高
$1, 25-(OH)_2-D_3$	不升高（淋巴瘤除外）	升高
骨形成（血 ALP）	一般不增加	增加
贫血	多见	无或少见
其他异源性激素分泌	可见	一般无

七、治疗

　　针对病因治疗非常关键，若能确诊定位原发肿瘤，应争取尽早行手术治疗，或根据具体情况选用化疗或放疗。暂未能治疗原发肿瘤或肿瘤治疗前需要先控制高钙血症者，可予增加补液、利尿、降钙素等治疗。

　　值得注意的是，伴瘤高钙血症患者的血钙水平往往较高且非常顽固，容易发展成为高钙危象，病情危急，严重者威胁生命，须及时积极抢救处理。抢救成功的关键是大量补充生理盐水（根据具体情况每天静脉滴注 4~6 L），可同时使用较大剂量的呋塞米或依他尼酸盐利尿以促进钙离子从尿液中排出，避免使用噻嗪类利尿剂，同时注意监测和补充钾离子。口服或静脉使用第 2 代双膦酸盐可抑制骨吸收，降钙素、普卡霉素和硝酸镓也可抑制破骨细胞的骨吸收作用。大剂量静脉使用糖皮质激素对淋巴瘤、多发性骨髓瘤或前列腺素增加导致的高钙血症有一定疗效。前列腺素增多诱发的高钙血症还可使用前列腺素合成抑制剂如吲哚美辛或阿司匹林等。若上述治疗效果不佳，可予以透析治疗。

（密亚琦）

第六节　其他异源性激素综合征

　　前面已经提到，由非内分泌组织来源的肿瘤所产生的异位激素，以及由内分泌组织来源的肿瘤所产生的异种激素，统称为异源性激素，总共有数十种，其中大部分异源性激素均能引起相应的临床表现综合征。除了上述几节中已经讨论到的以外，还有以下这些相对较为常见的异源性激素综合征。

一、异源性抗利尿激素综合征

异源性抗利尿激素综合征，又称为抗利尿激素分泌不当综合征（SIADH），临床上较为常见，可能是肿瘤患者第二常见的异源性激素分泌综合征，发病仅次于异源性 CRH/ACTH 综合征。

抗利尿激素（ADH）即精氨酸血管升压素（AVP），正常情况下是由下丘脑视上核和室旁核的神经元细胞合成，经下丘脑—垂体束神经纤维运输到神经垂体，并储存在轴突末梢的囊泡内。当血浆渗透压升高或受到非渗透性刺激（如恶心、呕吐、疼痛、颅脑疾病和某些药物作用等）时，适量的 ADH 便释放入血并作用于肾集合管和远曲小管的内皮细胞，提高肾小管细胞膜的通透性，加强水分的重吸收，但不影响溶质的排出，从而帮助维持体内液体容量，以及血浆渗透压的恒定。但在某些病理情况下（如肿瘤），ADH 大量释放入血，造成血中 ADH 水平异常升高，水分经肾被不断地重吸收导致水潴留、尿量减少，由于稀释效应使血钠及血浆渗透压下降，但并不能够抑制病理性的 ADH 释放。此时，血容量扩增使肾小球滤过率增加，但醛固酮分泌受抑制，因而尿钠排出增多；又因为细胞外液容量扩张，抑制了近曲小管对钠的重吸收，尿钠进一步大量排出使低钠血症加重。

早期认为肿瘤的低钠低渗透压，以及肾性失钠表现，是由 ADH 分泌增多所致，肿瘤脑转移是可能的原因之一，但 ADH 的确切来源并没有足够的证据证实。随后越来越多的报道显示肿瘤并发 SIADH，并尝试对其病因进行研究和探讨。Bartter 的研究提示肿瘤内的抗利尿的物质在免疫学上与精氨酸血管升压素相类似；Vorherr 用放射免疫技术证实了肿瘤组织内的抗利尿物质与精氨酸血管升压素相同。由此得出结论，肿瘤组织中的确存在 ADH 样物质，并且这种物质与垂体分泌的 ADH 相同。George 的进一步研究显示，将 1 例伴有 SIADH 的支气管肺癌患者的肿瘤细胞进行体外培养，可以观察到肿瘤细胞能够合成精氨酸血管升压素，并且在电子显微镜下证实了其具有分泌活性。自此学者们逐渐认识到，某些肿瘤自身可以合成与自主分泌 ADH 从而引起抗利尿激素分泌不当综合征，异源性抗利尿激素综合征的概念得以明确。

异源性抗利尿激素综合征最常见于肺癌，尤其是肺燕麦细胞癌，约有 80% 的 SIADH 由此产生。其他肿瘤如胰腺癌、十二指肠癌、淋巴瘤、胸腺瘤、前列腺癌、网状细胞瘤、松果体瘤等，均可以引起 SIADH。

本病因水分潴留可有体重增加，但由于增加的容量均匀分布于细胞内外液中，故一般无水肿。其临床表现的轻重与异源性 ADH 的分泌量有关，同时也取决于水负荷的情况，以及血钠降低的程度和速度。轻型：当血钠缓慢下降并保持在 120 mmol/L 以上时，一般无明显症状；当水负荷增多使血钠浓度进一步下降至 <120 mmol/L 时，可出现软弱无力、食欲减退、恶心呕吐、头痛、烦躁、嗜睡等。重型：若血钠浓度快速下降至 <120 mmol/L 或缓慢下降至 <110 mmol/L 时，可出现肌力减退、腱反射减弱或消失、嗜睡、剧烈头痛、喷射性呕吐、精神错乱、惊厥、昏迷等脑水肿表现，如不及时处理甚至可导致脑疝而心跳呼吸骤停。

异源性抗利尿激素综合征的诊断主要依靠临床表现，在排除肿瘤颅内转移，以及其他可导致 SIADH 的病因后，符合以下条件时即可考虑诊断本病：①血钠降低，一般 < 130 mmol/L；同时尿钠升高，常 > 30 mmol/L；②尿密度及尿渗透压升高，尿渗透压 > 血浆渗透压；③血浆渗透压 < 270 mOsm/L；④低钠血症同时血浆 ADH 浓度升高；⑤排除肾上腺皮质功能不全、甲状腺功能低下、充血性心力衰竭等能导致低钠血症的情况。临床诊断本病后，应进一步行相关影像学检查以寻找并定位原发肿瘤病灶。需要注意的是，有时即使肿瘤患者符合 SIADH 的诊断标准，但其 ADH 并非来源于肿瘤的异源性分泌。

对于 SIADH 所致低钠血症的患者，除了去除病因以外，其他治疗大致相同。正因为如此，所以尽管有时未能明确 SIADH 的病因，但对临床治疗的影响可能并不大。肿瘤所致异源性 ADH 综合征，治疗上应首选针对肿瘤的治疗（如手术切除、放疗、化疗等）。至于纠正水中毒、低钠血症，主要是靠限制水分摄入，24 小时不超过 800 mL；严重低钠时可临时给予高渗盐水（3% 的氯化钠溶液）静脉滴注，但须注意控制滴速和入液量，避免因血钠回升过快而引起中枢性脑桥脱髓鞘病变；严重水中毒或伴有脑水肿时，可适当予以脱水、利尿。

二、非胰岛细胞瘤所致的低血糖

胰岛 β 细胞以外组织来源的肿瘤极少合成与分泌胰岛素，仅有少数相关的病例报道。如据报道示小细胞癌可分泌高水平的胰岛素原、胰岛素及 C 肽；也据报道通过原位杂交技术发现肿瘤细胞内含有胰岛素 mRNA，并使用免疫组织化学方法证实了肿瘤组织中存在具有免疫活性的胰岛素；另外，据报道在纵隔畸胎瘤患者的肿瘤组织中检测出有功能性的胰岛细胞，能合成与分泌胰岛素。

临床上发现，许多非胰岛 β 细胞肿瘤都可伴有低血糖，其共同的特征是空腹低血糖常见，主要是由于骨骼肌、脂肪等外周组织对葡萄糖的利用增加，而肝脏葡萄糖的生成输出减少；同时脂肪分解被抑制，游离脂肪酸水平较低。上述特征类似于胰岛素瘤时高胰岛素血症的表现，但检查发现这些肿瘤患者空腹或低血糖发作时血中的胰岛素及 C 肽水平并不高，甚至是受抑制到较低的水平。因此推断，这些胰外肿瘤患者体内可能存在某些具有胰岛素样活性的物质，从而导致低血糖的发生。这种现象称为肿瘤性低血糖，也称为伴瘤低血糖或 Doege-Potter 综合征，由 Doege 于 1930 年在 1 例胸膜纤维肉瘤患者身上发现，其表现为反复低血糖发作，手术切除肿瘤后低血糖症状得以缓解，但 3 年后肿瘤复发伴随严重的低血糖再发。常见的可引起伴瘤低血糖的肿瘤分为两类，一类为恶性程度较低的或良性的结缔组织肿瘤（间叶细胞肿瘤），如纤维肉瘤、神经纤维瘤、脂肪肉瘤、平滑肌肉瘤、横纹肌肉瘤、间皮瘤和血管外皮细胞瘤等，约占 45%，此类肿瘤体积较大、生长缓慢，一般重量为 0.1 ~ 20 kg，平均 4 kg，其中约 2/3 分布在腹腔内或腹膜后，其余为胸部肿瘤；另一类为原发性肝癌，约占 23%。其他各种肿瘤如肾上腺皮质癌（约占 10%）、白血病（约占 6%）、胃癌、类癌、淋巴瘤、肾癌、卵巢无性细胞瘤等也可以引起低血糖发作。

对于恶性肿瘤引起低血糖发作的机制，曾经有学者认为是巨大肿瘤本身消耗了过多的葡萄糖甚至超出肝糖原输出葡萄糖的代偿能力，从而导致低血糖的发生。但体外试验表明，重量为 1.4 ~ 6.0 kg 的肿瘤每日消耗的葡萄糖不足 400 g，而肝脏每日至少能产生 800 g 的葡萄糖，显然这一说法并不足以解释低血糖的发作，也不能解释为什么这些肿瘤患者的空腹胰岛素水平较低，但对葡萄糖的利用、肝糖原的输出，以及脂肪分解等却存在胰岛素样作用。因此，学者认为，肿瘤消耗过多的葡萄糖可能只是其中一个能加重低血糖的因素。随后在伴瘤低血糖患者的血液中使用胰岛素生物活性检测法可发现有胰岛素样物质存在，但使用放射免疫法测定该物质并不是胰岛素，而是胰岛素样生长因子-2（IGF-2）。这些患者肿瘤组织中的 IGF-2 mRNA 水平通常是增高的，血液中大分子 IGF-2 的水平也增高（报道显示大分子 IGF-2 的生物活性是增加的），IGF-1 水平则明显受抑制呈特征性下降，而 IGF-2 可升高或正常，但即使 IGF-2 水平在正常范围，其降解产物，以及其与受体亲和力增加所致的生物利用度改变也可以引起低血糖。另外，有研究发现某些肿瘤患者肝脏和肌肉组织的胰岛素受体增加，其外周组织对葡萄糖的利用增加可能是低血糖的原因之一；肝糖原储备不足以致肝脏葡萄糖生成减少，升血糖激素的不足等也可能是低血糖的原因。许多证据显示，肿瘤可通过多种因素引起低血糖，而不同肿瘤发生低血糖的原因可能不同。

伴瘤低血糖的临床表现与一般的低血糖相似，包括两大类症状：一类是交感神经兴奋的症状，如心悸、手抖、出汗和饥饿等，一般是在血糖下降过快的时候发生，而长期慢性低血糖的患者则由于交感神经兴奋的血糖阈值下降，可表现为对轻度到中度低血糖的耐受；另一类是中枢神经系统的症状，如反应迟钝、行为怪异、思维缓慢、幻觉、妄想、烦躁、精神错乱、癫痫样发作、大小便失禁、嗜睡甚至昏迷。伴瘤低血糖的患者多表现为第 2 类，原因是其血糖下降一般较缓慢，多在清晨或长时间不进食时发作，神经细胞长期慢性缺乏能量而受到损伤。患者常常预防性地大量进食，以避免上述症状的发生。此外，本病患者通常并发有巨大肿瘤压迫所产生的症状，如咳嗽、呼吸困难、腹部不适、疼痛等；原发肿瘤恶性程度较高者，可出现贫血、恶病质等消耗性表现。

根据典型的空腹低血糖症状，对于发作时血糖 <2.8 mmol/L、血浆胰岛素水平不高，血浆胰岛素（μU/mL）/血糖（mg/dL）值 <0.3 的患者，在排除其他伴有低胰岛素血症疾病所导致的低血糖后（如重度营养不良、慢性肾功能衰竭、急性暴发性肝坏死、腺垂体功能减退、肾上腺皮质功能减退、乙醇中毒等），应高度怀疑伴瘤低血糖的可能，并进一步行胸腹部影像学等检查寻找原发肿瘤病灶。有条件者可检测 IGF-2，其水平升高支持本病诊断；其水平正常时，可进一步检测 IGF-1 或 GH 水平，通过 IGF-1 或 GH 水平的降低来间接支持本病的诊断。伴瘤低血糖主要与其他引起低血糖的原因相鉴别，包括胰岛 β 细胞瘤、胰高血糖素不足（如腺垂体功能减退、肾上腺皮质功能减退、甲状腺功能减退症等）、严重肝肾功能不全、酗酒、降糖药物（主要指胰岛素或胰岛素促分泌药）使用过量等，如血浆胰岛素（μU/mL）/血糖（mg/dL）值 >0.3，则支持胰岛 β 细胞瘤的诊断。

本病的治疗原则与其他异源性激素综合征一样，肿瘤定位诊断明确后应首选手术切除，一般根除术后低血糖即可缓解；如肿瘤无法根除，行手术切除部分瘤体以减轻肿瘤负荷，对严重低血糖患者的病情也可能有一定的缓解作用；必要时可辅以化疗或放疗以控制肿瘤的生长。低血糖急性发作时，轻者可进食或饮用含糖饮料；严重低血糖甚至昏迷者或不能进食者，切忌勉强喂食以免造成误吸或呼吸道梗阻，应立即静脉注射 60~100 mL 高糖溶液（50% 的葡萄糖注射液），继以 5%~10% 的葡萄糖注射液静脉滴注，必要时每隔 5~10 分钟可重复静脉注射高糖溶液，保持血糖在正常水平高限为宜；如效果不佳，可加用氢化可的松 100 mg 静脉滴注和（或）胰高血糖素 0.5~1 mg 肌内注射（胰高血糖素对肝癌引起的低血糖无效）。长期慢性低血糖发作且病情稳定者，为控制低血糖发作及减少大脑损伤，可口服或静脉补充葡萄糖，必要时口服糖皮质激素。有研究显示，二氮嗪、苯妥英钠、生长激素、生长抑素、普萘洛尔等也可能有效。

三、异源性促性腺激素综合征

异源性促性腺激素综合征一般是指垂体和绒毛膜组织以外的其他各种组织发生肿瘤时分泌促性腺激素引起的一系列临床综合征。但睾丸、卵巢、异源性松果体瘤，以及某些畸胎瘤组织中常常混有绒毛膜上皮瘤的成分，因此严格来说上述肿瘤所产生的促性腺激素不能称为异源性促性腺激素。

因绝大部分异源性促性腺激素分泌瘤所合成与分泌的异源性激素无论是在生物学功能上还是在免疫学特征上都与 hCG 极为相似，故也可称为异源性 hCG 瘤，由其所产生的临床综合征称为异源性人绒毛膜促性腺激素综合征。人绒毛膜促性腺激素（hCG）正常情况下由胎盘滋养层细胞产生，某些正常组织如肝、结肠等也可以产生 hCG，但量较少。因而，妊娠期滋养层母细胞肿瘤（如绒毛膜上皮癌、绒毛膜腺癌、卵巢癌、畸胎瘤等）由于含有滋养层细胞，不能称为异源性 hCG 瘤，其所产生的 hCG 严格上也不能称为异源性 hCG。

能合成与分泌异源性促性腺激素的肿瘤以肺癌最多见，大部分为大细胞未分化癌，其他类型如腺癌、扁平上皮癌、燕麦细胞癌和支气管肺癌等也可产生促性腺激素；其他肿瘤如肝癌、肝母细胞瘤、胃癌、肾癌、膀胱癌、恶性黑色素瘤、食管癌、宫颈癌、阴道癌、外阴癌、卵巢腺癌等也偶见促性腺激素的分泌。需要注意的是，妇科肿瘤若分泌 hCG，必须经组织病理学检查，以排除滋养细胞疾病。

本病男性患者多症状明显，男童可出现性早熟，除第二性征提前出现及外生殖器发育外，还可见骨骼成熟过早、身材生长过速、骨骺提早闭合等；成年男性可出现单侧或双侧乳腺发育，伴疼痛但无溢乳，一般无其他女性化改变，多见于中年以上肺癌患者。女童因雌激素的分泌一般不随 hCG 增多而增加，故极少出现性早熟，但也有 1 例 5 岁女童性早熟的报道；成年女性一般无明显症状，间有闭经或不规则子宫出血等月经失调表现。另外，hCG 与 TSH 结构相似，可与 TSH 受体结合而发挥生物学效应，故肿瘤产生的高浓度 hCG 可引起不同程度的甲状腺功能亢进症。

利用 β 亚基的特异性，通过特异而敏感性高的抗血清可以将 FSH、LH 和 hCG 鉴别开来。实验室检查可见本病患者血中和尿中的促性腺激素水平升高，以 LH 和 hCG 升高为主，而 FSH 常降低。血和尿的雌酮、雌二醇升高。男童的血睾酮水平升高，可达成年人水平，成年男性血睾酮在正常范围。尿 17-羟皮质类固醇（17-OHCS）和 17-酮皮质类固醇（17-KS）一般在正常水平。

临床上遇到男童出现性早熟或成年男性出现乳腺发育时，应考虑到本病可能。患者血和尿中的雌激素水平增高、hCG 及 LH 升高但 FSH 降低有助于诊断。本病患者异常升高的促性腺激素呈自主性分泌，不能被外源性的睾酮、雌二醇或皮质醇所抑制；而垂体分泌的促性腺激素则可以被反馈抑制，此为鉴别要点。用放射免疫法或免疫组织化学方法证实肿瘤组织中存在 hCG 分泌，则可确诊本病。下一步应行相关影像学检查明确肿瘤定位诊断，尽早行手术治疗，必要时可联合放疗或化疗。如肿瘤能被根除，血中异常的性激素水平可得到恢复，相关的临床症状可逐渐缓解。另外，如存在甲状腺功能亢进症，可予以抗甲状腺药物加以控制。

四、异源性催乳素综合征

异源性催乳素综合征临床少见，自从 1969 年 Turkington 报道以来，至今仅有少数病例报道。本病主要见于未分化肺癌、肾癌、肾上腺癌和直肠癌、结肠癌，临床表现为溢乳、血催乳素升高，有些患者虽血催乳素升高但无溢乳（尤其是男性肺癌患者）。女性患者可出现溢乳及闭经，男性患者可出现性功能减退及乳房发育。本病需排除垂体催乳素瘤或甲状腺功能亢进症等所致的高催乳素血症后才能诊断；内分泌组织以外来源的肿瘤患者若出现血中催乳素升高、溢乳，切除肿瘤后血催乳素下降、溢乳消失，肿瘤标本中可检测到 PRL，体外培养可见 PRL 分泌，则本病可确诊。治疗仍首选手术治疗，不能手术者可予以对症处理。

五、异源性促红细胞生成素综合征

促红细胞生成素（EPO）正常时是由肾脏和肝脏分泌的一种糖蛋白细胞因子，具有激素样作用，能刺激幼稚的红细胞增生，促进其血红蛋白化和红细胞的成熟。异源性促红细胞生成素综合征在临床上可见于多种肿瘤，早在 1929 年就已经有人发现某些肿瘤患者不但没有出现贫血，反而伴有红细胞增多症，但原因未明。1943 年 Carpenter 等报道了肾癌、肝细胞癌、脑血管母细胞瘤等肿瘤患者可伴有红细胞增多症，并提出了异源性 EPO 综合征的概念。至今发现肾癌、肾上腺皮质癌、小脑血管母细胞瘤、子宫肌瘤、卵巢肿瘤、肝癌、肺癌、胸腺癌、嗜铬细胞瘤、尿道成纤维肉瘤等肿瘤均可产生和分泌促红细胞生成素，从而导致红细胞增多症。其中肾癌的发病率最高，可达 50%；其次为脑血管母细胞瘤，占全部病例数的 20% 左右。有研究显示，在肾癌、肝癌及脑血管母细胞瘤的肿瘤提取物中，可检测到促红细胞生成素的 mRNA；并且把促红细胞生成素检测阳性的肾癌细胞移植到小鼠身上，可促使红细胞增多症的发生。

本病患者常无明显自觉症状，仅由于增多的促红细胞生成素能使患者的红细胞数量增多、血红蛋白含量增高，临床表现为多血质面容（如口唇暗红，皮肤、黏膜红紫和肢端发绀等），一般无脾大。由于异常增多的红细胞容量，导致血液黏稠度升高、血流缓慢及耗氧量增加，少部分患者可出现缺氧的表现，如头晕头痛、乏力、眼花、耳鸣、肢端麻木和刺痛等。

实验室检查可见红细胞和血红蛋白含量增加、血红细胞比容增加，但一般不伴有白细胞和血小板增多，此为与真性红细胞增多症不同的地方。血清铁可降低，可表现为小细胞低色素性红细胞增多。血液中促红细胞生成素及其类似物浓度明显升高（真性红细胞增多症的患者血 EPO 减少），但据报道显示伴有红细胞增多症的肿瘤患者，其血中的促红细胞生成素水平正常，而有些肿瘤患者血中的促红细胞生成素浓度升高但却并没有出现红细胞增多症，可见不同肿瘤患者体内促红细胞生成素的生物活性可能不同。肿瘤组织中可检测出促红细胞生成素。

本病确诊后宜尽早手术切除原发肿瘤，术后随着异源性 EPO 水平的降低，其红细胞增多症可逐渐消退。对无法手术治疗的患者可考虑行放血疗法，但对于老年患者及一般情况较差的患者，须注意防治血栓形成。

六、异源性降钙素综合征

降钙素（CT）正常情况下是由人体甲状腺的滤泡旁细胞（又称为 C 细胞）合成与分泌

的一种多肽类激素，其主要的生理功能是降低血钙的水平。但某些肿瘤也可产生异源性降钙素，1970 年 Milhaud 报道了 1 例类癌患者伴有血清降钙素水平升高，随后陆续有报道显示其他肿瘤也可异源性合成与分泌降钙素，主要是神经内分泌细胞肿瘤，如小细胞未分化肺癌、支气管上皮细胞癌，也可见于其他类型肿瘤，如乳腺癌、胰腺癌、胃癌、白血病等。这些肿瘤患者血中降钙素水平可升高，但绝大多数无明显临床表现，血钙正常；极少数患者存在低钙血症和高磷血症。推测是因为肿瘤分泌的异源性激素为大分子的降钙素前体或类似物，其仅具有免疫原性，而生物活性较低。

七、异源性肾素综合征

至今发现某些肿瘤如肾肿瘤、未分化肺癌、眼眶血管外皮瘤、肝癌、肾上腺皮质癌、性腺肿瘤和血管瘤等来源于中胚层的肿瘤，均可异源性合成与分泌肾素，主要是大分子型肾素，致使血浆中肾素水平升高从而导致高血压、低钾血症和继发性醛固酮增多症等表现，临床上称为异源性肾素综合征。肿瘤切除后上述临床症状可逐渐缓解或消失；对于无法切除肿瘤的患者，可考虑使用 β 肾上腺素能受体阻滞剂、螺内酯或血管紧张素转换酶抑制剂（ACEI）类药物治疗，注意纠正低钾血症。

八、异源性胰高血糖素综合征

异源性胰高血糖素综合征临床上非常罕见，其原发肿瘤主要为来源于 APUD 细胞的肿瘤，如支气管肺癌、胃癌及类癌等。本病患者一般无明显临床症状，有时可出现轻度血糖升高。血中胰高血糖素水平升高、肿瘤组织中检测出胰高血糖素可确诊。治疗上首选手术切除原发肿瘤，不能手术者可予生活方式干预及降糖药物治疗。

九、骨质软化—低血磷—高尿磷综合征

某些生长缓慢的肿瘤可合成与分泌一种"抗维生素 D"的物质，其主要是通过抑制肾脏 1α-羟化酶的活性，致使机体 $1, 25-(OH)_2-D_3$ 合成不足，临床表现为低磷血症、高尿磷症及明显的骨质软化症，本病也称为"低磷血症性软骨病"，或"非家族性低磷血症性软骨病"，临床上不多见，至今报道仅有 50 余例。导致本综合征的原发肿瘤常见于中胚层来源的肿瘤，如血管瘤、血管内皮瘤、肉瘤、间叶肿瘤、巨细胞性骨肉瘤等。实验室检查可见血 PTH 和血钙浓度多数正常，但血中 $1, 25-(OH)_2-D_3$ 水平降低。首选手术切除肿瘤，也可选用活性维生素 D 制剂治疗，同时补充磷酸盐。

十、异源性多内分泌激素综合征

研究发现，同一肿瘤组织有时可同时产生多种异源性内分泌激素。例如，O'Neal 等报道了 1 例胰岛细胞癌患者，有典型的库欣综合征表现，其原发肿瘤及转移灶内除了有高浓度的 ACTH 外，还可以检测出 MSH、胰高血糖素、ADH、PTH、促胃液素这几种异源性激素，导致患者出现了皮肤色素沉着、低钠血症、高钙血症、低磷血症、胰源性消化性溃疡等临床表现。事实上，由同一肿瘤产生的多种异源性激素中，有部分可以引起相应的临床表现，但有些却只有免疫学特性而无生物活性，所以异源性多内分泌激素综合征的临床表现可多种多样，给临床诊断带来了极大的困难。

除了前面讨论到的多种异源性激素综合征外，临床上还有一些更加少见的综合征，如异源性血管活性肠肽综合征、异源性肠高糖素综合征、异源性生长抑素综合征、异源性促胃液素释放肽综合征、异源性人胎盘催乳素综合征、异源性内皮素综合征、异源性促黑素综合征、异源性促胃液素综合征等。由于这些异源性激素综合征的临床表现较为复杂、不典型，容易与原发肿瘤或其他基础疾病的表现相混杂；又或者是其危害较轻微，容易被忽视，因而临床上报道不多，但实际上其发病率可能远高于人们目前所了解到的情况。同时，随着激素检测技术的不断提高、分子生物学的不断发展，以及人们对异源性激素综合征认识的不断加深，必定会有更多的激素或其类似物被发现，也将会有更多的综合征被认识与研究。

（岳 瑶）

第三章

多发性内分泌腺瘤病

多发性内分泌腺瘤病也称为多发性内分泌肿瘤综合征（MEN），为一组罕见的遗传性多种内分泌组织发生肿瘤综合征的总称，是指同一个个体先后或同时发生多个内分泌腺和（或）神经内分泌细胞肿瘤或增生。肿瘤可为良性或恶性，可为具功能性（分泌活性激素并造成特征性的临床表现）或无功能性，间隔期可长可短，病情可重可轻，病程可缓可急。MEN 可分为两种类型：MEN-1 及 MEN-2，其中 MEN-2 又可分为 MEN-2A 和 MEN-2B。此外，还有不能归属于 MEN-1 或 MEN-2 的混合型 MEN。目前，至少存在 6 种多发性内分泌腺肿瘤综合征亚型：MEN-1 型、MEN-2 型、von-Hippel-Lindau 疾病（VHL）、神经纤维瘤 1 型（NF-1）、卡尼综合征（CNC）和麦丘恩—奥尔布赖特综合征（MAS），前 5 种为常染色体遗传，第 6 种是由于体细胞早期突变引起的，涉及多种内分泌和非内分泌细胞类型。MEN-1 和 MEN-2 的临床表现较为复杂，容易被漏诊。一旦遇到患者有多个内分泌腺体功能紊乱，或者有家族史，应首先考虑 MEN 的存在。MEN-1 主要表现为甲状旁腺腺瘤、胃肠胰肿瘤（以促胃液素瘤和胰岛素瘤常见）和腺垂体瘤（以催乳素瘤常见）。MEN-2A 主要表现为甲状腺髓样癌、嗜铬细胞瘤、甲状旁腺增生；MEN-2B 主要表现为甲状腺髓样癌、黏膜神经纤维瘤和嗜铬细胞瘤。

第一节　多发性内分泌腺瘤病 1 型

一、主要特点

多发性内分泌腺瘤病 1 型（MEN-1）为一种常染色体显性遗传性肿瘤综合征，又称为沃纳综合征，患病率为 1/50 000～1/30 000，外显率较高。MEN-1 患者中约 10% 其基因突变属新出现的，称为散发性。MEN-1 可有多种临床表现，其发生率于不同家系及同一家系的患病者中变化不一。本综合征肿瘤的主要组成是甲状旁腺肿瘤、肠—胰腺肿瘤和垂体肿瘤，除此之外，还可有其他内分泌或神经内分泌细胞或非内分泌腺肿瘤如脂肪瘤、胸腺类癌、嗜铬细胞瘤、肾上腺腺瘤和卵巢肿瘤等 20 余种不同肿瘤组合。因此，MEN-1 的定义为任意两种主要的内分泌肿瘤（甲状旁腺腺瘤、胃肠胰肿瘤和腺垂体瘤）的组合。如果 MEN-1 患者的一级亲属中患有其中一个主要的内分泌肿瘤，称为家族性 MEN-1 综合征。

早期 MEN-1 的患者在三四岁时表现为甲状旁腺腺瘤、胰岛细胞瘤或者垂体瘤（或者三者并发出现）。因此，确定携带者、及时监测肿瘤水平进行早期诊断、早期治疗具有重要意义。

二、病因和发病机制

MEN-1 综合征为常染色体显性遗传病，由 MEN-1 基因突变所致。MEN-1 基因位于第 11 号染色体，11q13 带，编码一含 610 个氨基酸的蛋白质，称为"多发性内分泌腺瘤蛋白"（menin）。根据 MEN-1 中 menin 基因缺陷的状况可推测其为一抑瘤基因。其编码的 menin 核蛋白对细胞转录和生长、DNA 复制和修复具有调节作用。抑癌基因突变常常为杂合突变，即 2 个等位基因中，1 个发生突变，1 个保持正常，细胞行为常常表现正常。一旦正常的等位基因发生丢失，细胞就向肿瘤细胞发展。这种正常等位基因的丢失称为杂合缺失（LOH）。患者出生时，已在生殖细胞水平携带一个异常突变的等位基因，即 LOH，这是第 1 次打击，但由于另一个等位基因正常，所以并未发生具体病变。而一旦在体细胞水平发生另一个正常等位基因丢失的第 2 次打击，则出现病症。LOH 可以是孤立的等位基因缺失，更多的是正常等位基因所在的染色体大片段丢失，甚至整条染色体的丢失。MEN-1 基因所在 11 号染色体的杂合缺失的发现，早于 MEN-1 基因克隆。以后，在 MEN-1 患者的许多内分泌腺瘤组织找到了染色体 11q13 的杂合缺失，如胰岛素瘤、甲状旁腺瘤、垂体瘤组织等。本综合征的发病机制为 menin 基因存在失活突变，使 menin 蛋白功能被截短而丧失功能。menin 失活突变致使细胞生长失控而导致肿瘤的发生。除此通过遗传见于全身细胞的基因缺陷外，在 MEN-1 肿瘤组织中发现 menin 另一等位基因也发生缺失，从而在肿瘤组织中 menin 两个等位基因都发生突变，一个是遗传的，全身细胞都存在，另一个是在一些出现肿瘤的特定组织中发生的获得性突变。于是在这些组织中，menin 两个等位基因功能皆丧失，导致细胞增殖，发生肿瘤，这一现象符合两次打击致肿瘤抑制基因功能丧失致瘤的模型。约 20% 的散发性甲状旁腺腺瘤及一部分散发性胰腺内分泌癌、肺类癌也可出现 menin 基因突变，但此种突变只发生于肿瘤组织而不见于患者的正常细胞，故不形成疾病家族性集聚现象。

三、临床表现

主要表现为甲状旁腺功能亢进症（简称甲亢）、胰岛瘤和垂体增生或肿瘤。

（一）甲状旁腺功能亢进症

甲亢为 MEN-1 出现最早、频率最高的临床表现，常在 20 岁左右出现，对 MEN-1 家族成员的前瞻性肿瘤监测表明甲状旁腺功能亢进最早出现在 8 岁。在 40 岁以上的 MEN-1 患者中，约有 90% 表现为甲状旁腺功能亢进症，50 岁时几乎所有患者都有甲状旁腺腺瘤表现。虽然多在 30~40 岁发病，但血钙增高可早在 14 岁即出现。MEN-1 的甲状旁腺功能亢进症常常累及 3~4 个甲状旁腺，受累的程度常常不一致，以甲状旁腺主细胞增生或腺瘤为主，诊断依据同于一般散发性病例，表现为高钙血症和血清甲状旁腺素（PTH）水平增高。除高钙血症外，尚有尿路结石、骨骼改变、肌肉软弱无力、精神状态改变等。甲氧基异丁基异腈（MIBI）扫描的阳性率较高。但是，散发腺瘤导致的甲状旁腺功能亢进与 MEN-1 还是存在以下几点不同。①流行病学不同，MEN-1 的甲状旁腺功能亢进发病年龄小（MEN-1 平均年龄为 25 岁，散发腺瘤平均年龄为 55 岁），而且缺乏性别差异（MEN-1 男女比例为 1：1，散发腺瘤男女比例为 3：1）。②甲状旁腺的病理不同，MEN-1 的 4 个甲状旁腺同时受累且高度不对称。③甲状旁腺手术切除后的结局不同，MEN-1 是多个体受累，需要在首次手术时检查每个甲状旁腺，这样不可避免地带来术后高发的甲状旁腺功能减退。④复发的问题：

约50%的 MEN-1 患者在进行甲状旁腺次全切除术后10年之内仍会有复发的甲状旁腺功能亢进。但是，散发的甲状旁腺功能亢进手术后不常见到复发的甲状旁腺功能亢进。因此，复发提示潜在 MEN-1 的可能性。⑤MEN-1 的甲状旁腺腺瘤一般为良性，不发生癌变。⑥术后高钙血症的恢复情况不同。MEN-1 患者甲状旁腺瘤切除后高钙血症的恢复不如单纯甲状旁腺腺瘤切除者满意，原因可能在于多克隆甲状旁腺主细胞增生及成纤维细胞生长因子刺激内皮细胞生长而有 PTH 分泌相对增加，需要更多血钙起负反馈作用。

（二）胃肠胰腺神经内分泌肿瘤

胃肠胰腺神经内分泌细胞肿瘤是 MEN-1 患者第二大常见的内分泌肿瘤，发生在60%以上的 MEN-1 患者。胃肠胰腺肿瘤可以为具功能性或无功能性，包括促胃液素瘤、胰岛素瘤、肿瘤分泌胰高血糖素或血管活性肠肽、胰多肽分泌和其他无功能性肿瘤，以及肿瘤分泌其他激素。

1. 促胃液素瘤

促胃液素瘤是导致 MEN-1 严重的症状和体征的原因。MEN-1 相关的促胃液素瘤，表现为腹痛、食管炎和消化性溃疡。溃疡往往是多发的，位于少见部位，药物治疗无效或药物治疗过程中复发，同时有腹泻或甲状旁腺功能亢进。症状体征反映了两个过程：恶性肿瘤和促胃液素诱导的过多的胃酸分泌。常伴佐林格—埃利森综合征，占 MEN-1 中肠胰瘤的50% ~ 60%。MEN-1 在所有的佐林格—埃利森患者的比例大约是25%。对于 MEN-1 来说，促胃液素瘤具有两个重要且相对特异性的特征。一是比散发肿瘤要早，MEN-1 的促胃液素瘤比非 MEN-1 的促胃液素瘤发生早10年。二是多灶性。促胃液素瘤常为多发，分布于促胃液素三角（胆囊管与胆总管交界处、十二指肠第二段与第三段交界处、胰颈与胰体交界处）、胰腺体尾部和十二指肠远端。此种促胃液素瘤的特点为体积小、多中心性，且可为异位性，常为恶性，但其侵犯性不如散发性者严重。MEN-1 的促胃液素瘤易转移至局部淋巴结。约20%的病例会出现肝脏和其他组织的远处转移。诊断依据为同时存在高促胃液素血症及高胃酸分泌，此点可与常见的胃酸缺乏症伴高促胃液素血症相鉴别。识别促胃液素水平的升高或者胃酸过多引起的相关症状，必须进行胃酸分泌率的检测。正常的胃酸分泌率是 < 15 mmol/h（或者在减酸手术后 < 5 mmol/h）。促胃液素瘤的诊断可以通过静脉使用合成促胰液素引起的血清促胃液素的测定来证实。患者停用质子泵抑制剂至少2周，测血清促胃液素水平，> 1 000 ng/L 可诊断为促胃液素瘤。如促胃液素水平仅轻度升高，需行胰泌素刺激试验，上升 > 200 ng/L 即有诊断意义。甲状旁腺功能亢进症所致的高钙血症可加重同时并存的促胃液素瘤患者消化道症状及血促胃液素升高水平。由于 MEN 中促胃液素瘤体积小，其定位诊断较困难，CT 及 MRI 可检出肝转移性病灶，但对促胃液素瘤往往难以确诊，进一步定位方法包括内镜超声、选择性动脉注射胰泌素后肝静脉采血测促胃液素，以及放射性核素标记奥曲肽扫描。

2. 胰岛素瘤

胰岛素瘤是 MEN-1 胃肠胰腺神经内分泌肿瘤第二大常见的内分泌疾病。发生率约占起源于胰岛肿瘤的20%，其余的为胰升糖素瘤、舒血管肠肽瘤及无功能瘤。胰岛素瘤的临床特征和诊断标准在 MEN-1 和散发病例是一样的：低血糖症状、空腹低血糖伴高胰岛素血症、C 肽或胰岛素原。约10%的 MEN-1 患者可发生胰岛素瘤，表现为典型的惠普尔三联征。其定性诊断标准和散发病例无异，即空腹或劳作诱导的低血糖，血浆葡萄糖水平 < 2.8 mmol/L，

进食或补充葡萄糖后症状缓解。通过严密监护下的72小时饥饿试验，每4～6小时测1次血糖及同步胰岛素水平，多可确诊。如胰岛素/血糖比值 >0.3 提示胰岛素瘤。胰岛素瘤多为多灶性，少数为单个，约85%为良性，肿瘤可散布于胰腺任何部位，或发生于十二指肠黏膜下。可表现为微腺瘤、大腺瘤或浸润性转移性癌，胰岛细胞增生非常罕见。其最常表达血清嗜铬粒蛋白，其他依次为胰多肽、胰高血糖素、胰岛素、胰岛素原、生长抑素、促胃液素、血管活性肠肽、血清素、降钙素、生长激素释放因子和神经紧张素等。胰岛细胞瘤因为良性肿瘤居多，故手术切除可以治愈。胰岛素瘤可以发生在胰腺的多个部位。尽管临床上表现为典型的低血糖发作，但由于肿瘤常常较小，定位诊断常有一定困难。CT 和内镜超声是首选的定位方法。奥曲肽扫描并无太大价值，因为胰岛素瘤一般不明显表达生长抑素受体。内镜超声检查、选择性滴注钙剂后肝静脉采血测胰岛素等有助于定位。

3. 胰高血糖素瘤

约5%的 MEN-1 患者可发生其他功能性胰腺内分泌肿瘤。这种综合征包括高血糖、厌食、舌炎、贫血、腹泻、静脉血栓形成和特征性的皮疹（称为坏死游走性红斑）。虽然 MEN-1 的胃肠胰神经内分泌肿瘤免疫染色有 1/3 是胰高血糖素阳性，但是胰高血糖素瘤在 MEN-1 还是很少见的。事实上 MEN-1 相关的胰高血糖素瘤更多是在常规筛查时被发现，当时可能肿瘤还很小，尚未产生临床症状。血清胰高血糖素水平 >1 000 ng/L 可诊断胰高血糖素瘤，在胰高血糖素水平升高不明显的情况下需行促胰岛素刺激试验。胰高血糖素瘤多位于胰腺体尾部，可通过 CT、内镜超声及奥曲肽标记的放射性核素扫描发现。当产生症状时，肿瘤多已巨大、恶变且有转移，手术或其他减瘤措施通常可能缓解病情。

4. 肿瘤分泌血管活性肠肽

MEN-1 最常见的腹泻症状由促胃液素瘤导致，而另外一个症状是由于血管活性肠肽的过度分泌。该种情况很少见，但是常会同胃肠胰腺神经内分泌性肿瘤并发。有半数肿瘤会引起高钙血症，可能是由于同时分泌 PTH 相关肽。这种肿瘤一般是恶性的，瘤体大且易转移。治疗思路与胰高血糖素瘤类似。

5. 胰多肽分泌和其他无功能性肿瘤

手术治疗的 MEN-1 相关胰十二指肠的神经内分泌肿瘤中，可发现 70% 以上的病例存在无功能性肿瘤，部分因局部压迫或转移相关症状而治疗，部分在功能性肿瘤手术时被发现。无功能性肿瘤的定位依靠 CT、超声内镜和 MRI，多为恶性，易发生区域淋巴结和肝脏转移。胰多肽瘤因肿瘤过度分泌的胰多肽并不产生症状而常被归于无功能性肿瘤。

6. 肿瘤分泌其他激素

包括生长激素释放激素的过度分泌，以及其他异位激素。生长激素释放激素的过度分泌是胃肠胰腺神经内分泌肿瘤的少见症状。生长激素释放激素过度分泌也可以见于支气管类癌。其他的由于胃肠胰腺神经内分泌性肿瘤过度分泌的肽类，包括促肾上腺皮质激素（ACTH）、PTH 相关性肽、生长抑素和降钙素。生长抑素瘤表现为胆石症、糖尿病和脂溢。空腹生长抑素水平 >100 ng/L 时可诊断。肿瘤可位于胰腺或十二指肠，并能为奥曲肽标记的放射性核素扫描、CT 及内镜超声所发现。肿瘤易发生转移，但因发病率太低而无法统计更确切的转移率。

（三）垂体瘤

MEN-1 中垂体瘤的发生率约为 25%，激素过多分泌的总的概率与非 MEN-1 垂体瘤相似。大多为催乳素瘤，约占 60%。其次为生长激素瘤，ACTH 瘤占 5%，而促甲状腺激素和促性腺激素的过多分泌是很少见的。垂体肿瘤的占位效应是首要的问题。MEN-1 的垂体肿瘤更大，对治疗的敏感性也较非 MEN-1 的垂体肿瘤更差。MEN-1 中垂体瘤甚少为恶性，其诊断、治疗同于散发性病例。

催乳素瘤是继甲状旁腺瘤和促胃液素瘤之后的第三常见的 MEN-1 的内分泌肿瘤。MEN-1 的催乳素瘤更大，多巴胺阻滞剂疗效较好，不良反应较少。此外，垂体瘤还包括产生生长激素，以及生长激素释放激素的肿瘤。对 MEN-1 肢端肥大症患者的治疗和无 MEN-1 患者是相似的。首选的治疗方法是手术治疗。但是，长效生长抑素受体阻滞剂，以及生长激素受体阻滞剂也可以有效控制肿瘤。

垂体瘤产生的促肾上腺皮质激素（ACTH）会产生库欣综合征，也可以由类癌或者胰岛肿瘤分泌的异位 ACTH 或者 ACTH 释放激素（CRH）的异位产物引起。

（四）肾上腺腺瘤及其他病变

包括分泌皮质醇的腺瘤可见于 MEN-1。MEN-1 中出现的库欣综合征有肾上腺腺瘤、垂体 ACTH 瘤、类癌伴异源性 ACTH 综合征 3 种可能性。以垂体瘤较多见。在 MEN-1 中甲状腺腺瘤及其他甲状腺疾病也较为多见。在 MEN-1 的家族成员中，出现皮下脂肪瘤、皮肤胶原瘤及多发性面部血管纤维瘤者占 30% ~ 90%，此类表现有助于对这些个体进行筛查，以明确携带 MEN-1 缺陷基因者。

（五）前肠类癌

类癌细胞来源于 APUD 细胞，具有分泌多种激素的潜能。散发的类癌主要起源于中肠和后肠，而 MEN-1 的类癌主要起源于前肠（胸腺、气管、胃）。胸腺类癌主要发生在男性，支气管类癌主要发生在女性患者。因为很多 MEN-1 类癌缺乏压迫症状和激素过多分泌症状，导致 MEN-1 类癌的发病年龄比其他肿瘤的发病年龄晚。MEN-1 的胸腺或者支气管类癌很少分泌过多的 ACTH、降钙素，也很少分泌 5-羟色胺。

四、辅助检查

（一）激素测定

主要内分泌腺肿瘤为甲状旁腺瘤、腺垂体细胞瘤和胰腺内分泌细胞肿瘤，分泌相应的激素增多。因此，测定血中激素水平，必要时行刺激或抑制实验，将有助于诊断。

（二）肿瘤定位

定位检查包括 B 超、CT、MRI、选择性动脉造影或静脉插管测各节段血中激素水平等。

（三）MEN-1 基因突变检查

虽然基因型与表型之间在 MEN-1 中无相关，但 MEN-1 基因检查对本综合征的诊断是必不可少的诊断依据。可采用 PCR 扩增后直接测序的方法，也可检查肿瘤标本在染色体 11q13 区有无杂合丢失。

五、诊断

当 MEN-1 以典型的形式发病时，很容易被诊断。而在临床上只有一种内分泌腺肿瘤时，诊断存在困难，此时唯一的方法只有做 MEN-1 基因突变检查。此外，家族史是临床诊断本综合征的唯一重要线索。MEN-1 的诊断其实包括两个方面，一是发现 MEN-1 先证者，二是在一个 MEN-1 突变基因携带者身上及时发现肿瘤的存在。

（一）先证者的发现

（1）病史采集：因为病程早期的症状往往不典型或缺乏特异性，所以病史采集需要非常细致，要特别注意患者及其亲属中有无肾结石、消化性溃疡、低血糖、骨质疏松、溢乳、肥胖、肢端肥大等症状体征。

（2）进行血清钙、磷、甲状旁腺激素、血糖、胰岛素、促胃液素、血催乳素、生长激素、血和尿游离皮质醇等激素水平的测定。

（3）颈部、腹部的 B 超检查，以及胸部 X 线筛查。对定性诊断明确的腺体病变进行定位检查，主要包括头颅 MR、颈胸部 CT 及 MRI、腹部 CT 或 MRI 等。如果同一病例出现甲状旁腺、垂体和胰腺中 2 个或 2 个以上内分泌腺体病变，即可诊断为 MEN-1。但如临床上只有 3 个内分泌腺肿瘤中的一个，加上有 MEN-1 基因突变也可肯定诊断，但应定期随访。

（二）突变基因携带者的随访

对突变基因携带者，应进行长期的随访。生化筛查指标一般包括空腹血糖、促胃液素、胰岛素、胰岛素原、胰高糖素和嗜铬粒蛋白 A、hCG、血管活性肠肽。有学者建议 5 岁开始测空腹血糖和胰岛素筛查胰岛素瘤，20 岁开始测促胃液素筛查促胃液素瘤，20 岁开始测嗜铬粒蛋白 A、胰高血糖素和胰岛素原筛查其他 PNET。患者即使被检出胰岛素、胰岛素原或胰高血糖素水平升高，也不一定有临床症状。而 75% 的无功能性肿瘤患者血清胰多肽水平升高，可以此来早期检测。发现结果异常需要复查，并常常需要更进一步的检查，如对怀疑促胃液素瘤的患者检测基础胃酸、促胰液素刺激后促胃液素水平，对怀疑胰岛素瘤的患者进行 72 小时禁食试验等，以期及早发现 PNET 病例。一般每 1~3 年进行 1 次生化检测和 CT、MRI 的影像学检查。而内镜超声已成为早期发现 MEN-1 相关的胰腺内分泌肿瘤最重要的方法之一，也可常规用于筛查或随访中。

六、治疗

应根据患者患有哪种内分泌腺肿瘤，以及肿瘤的特性选择适当的治疗方法，由于 MEN-1 的病变多为肿瘤或增生，因此总的原则是手术治疗为主，化疗、放疗为辅。由于 MEN-1 相关肿瘤具有发病早、病灶多、易复发、易恶变的特点，使其手术时机的掌握和手术方式的选择均和散发病例有很大不同。如定性诊断明确，生化检测支持，均应手术探查。但对无症状者需要手术仍有争议。较为保守者顾虑手术风险，不主张预防性手术，除非肿瘤直径 >3 cm 或在随访过程中持续增大。积极的学者认为，MEN-1 的治疗目的在于预防癌症，只要生化指标有提示，即使影像学检查阴性，也可手术。如等到出现激素过度分泌的临床症状时，约 50% 的患者已有转移。直径 >3 cm 的肿瘤，更有很高的恶变率。直径 <1 cm 的肿瘤中也可有 4% 发生转移，且肿瘤越大，转移概率越高（15%~52%）。有些患者甚至在没出现影像学证据时就接受了手术，而此时已有转移。对 MEN-1 患者进行筛查就是希望能早期诊断、在转移发生前进行手术，并以此改善预后，所以不应丧失根治手术的机会。现在大多数学者认为在影像学上发现直径 >1 cm 的肿瘤，即应手术探查切除。生长抑素受体标记的放射性核素扫描多能确诊神经内分泌肿瘤，但光凭此单项检查，一般还很难决定手术，多需要另一种手段来佐证，如 CT 或 MRI。内镜超声可发现单个的直径 > 5 mm 的肿瘤，是一个不错的选择。但没有一个方法可以确定 MEN-1 所有可能的多发微小肿瘤，所以此时影像学的意义更多在于确定手术时机，而非精确定位。

（一）甲状旁腺增生或肿瘤

甲状旁腺手术以纠正高钙血症、改善患者生活质量为目的，但术后有较高的复发率。因此，手术宗旨是尽量避免术后低钙血症及其他并发症，尽可能维持长时间的正常血钙。MEN-1 中甲状旁腺功能亢进症的治疗为切除 3 个甲状旁腺，另一个切除一半，留下半个甲状旁腺，也有主张做 4 个甲状旁腺全切除，将外表上最接近正常的 1 个腺体的一半移植于一侧习惯上非主要使用的前臂肌肉中并做好标记，以便复发后再手术时易于寻找。复发的原因可以是移植的甲状旁腺组织，也有可能是在原甲状旁腺的位置有残余的甲状旁腺组织，因此再次手术前必须确定。经治疗后甲状旁腺功能亢进症持续存在或复发的频率皆明显高于散发性甲状旁腺功能亢进症患者。术后甲状旁腺功能亢进症持续存在，即血钙与血甲状旁腺激素皆未恢复正常者占 36%；复发者，指血钙恢复正常 3 个月以上甲状旁腺功能亢进症又复发占 16%；而散发性病例术后疾病持续存在及复发者分别占 4% 及 16%。MEN-1 中手术后甲状旁腺功能亢进症持续存在发生率高的一个原因是甲状旁腺不止 4 个，或有异位的甲状旁腺组织；复发率高是由于剩余的甲状旁腺组织继续受到促进生长的刺激。综合目前的手术方式来看，最佳的初次手术方式是甲状旁腺次全切除术伴或不伴自体移植，经颈胸腺次全切除术应同时完成，以预防胸腺类癌的发生。

（二）肠胰内分泌肿瘤

1. 促胃液素瘤

手术对治疗促胃液素瘤的价值尚有争议。因为促胃液素瘤常为恶性，一般主张尽早手术切除，部分促胃液素瘤发生在胰腺，对于发生在胰腺的促胃液素瘤主张手术切除。但目前总体而言，促胃液素瘤的手术成功率很低，因为促胃液素瘤患者手术时 50% 的患者已有淋巴结转移，所以治愈机会很少。而生长抑素治疗效果又很好，因此是否将手术作为首选还存在争议。促胃液素瘤常为多灶性，位置多在十二指肠壁，呈弥散性分布，少数在胰岛，故定位困难。有学者认为，MEN-1 型相关促胃液素瘤术前无须定位，因为约 90% 的病灶是多发的十二指肠小肿瘤，即便是对胰岛显像最敏感的生长抑素受体标记的放射性核素扫描和超声内镜，对其诊断能力也非常有限。强效质子泵抑制剂可抑制促胃液素和胃酸分泌，有效治疗促胃液素瘤引起的顽固性溃疡病，但对促胃液素瘤无任何作用。目前尚无检测促胃液素瘤癌变的方法。另外需要注意的是，MEN-1 患者多并发甲状旁腺功能亢进症，而高钙血症直接刺激空腹促胃液素和基础胃酸分泌。因纠正高钙血症可减少胃酸分泌，使药物治疗更为简单、有效，所以促胃液素瘤的手术应在甲状旁腺手术后进行，控制高钙血症后再对促胃液素瘤的诊断和手术指征进行评估。

2. 胰岛素瘤

约 85% 的胰岛素瘤为良性，多为多灶性，治疗方法为手术切除。如果术前定位检查和术中探查确为单个腺瘤，可做肿瘤剜除术，患者可获得治愈，但术后容易复发。如果患者是首次手术且比较年轻，可行肿瘤局部摘除术，即使是多发肿瘤，力求尽量减少手术创伤，保留正常胰腺组织，避免术后继发糖尿病。当然对复发的病例应选择更为彻底的手术方式。

3. 内分泌胰腺的其他肿瘤

包括胰高血糖素瘤、血管活性肠肽瘤和类癌，这些肿瘤均为恶性肿瘤，应尽早切除。暂不能手术或不能耐受手术者，可应用奥曲肽以抑制肿瘤激素的分泌，但因为奥曲肽抑制体内多种激素的分泌，故不宜久用。

（三）垂体肿瘤

对无功能的垂体肿瘤，若没有压迫症状，可长期随访。对于有症状的患者，不管腺垂体为何种细胞肿瘤，均应进行治疗。肿瘤直径 >1 cm 或有压迫症状者，应手术切除，术后放疗；肿瘤直径 <1 cm 者，可用 γ 刀治疗。

（四）其他肿瘤

根据患者临床表现的严重性和肿瘤的功能决定治疗方式，原则上采用手术治疗。

七、预防

对患 MEN-1 的家族成员，无论有无临床表现均应定期进行筛查，以早期发现、早期治疗。因为多数患者以原发性甲状旁腺功能亢进症为首发表现，所以在临床上要特别注意用生化检查和激素测定进行筛选。如怀疑存在 MEN-1，应确定甲状旁腺、垂体和胰腺有无病变，并采用分子遗传学方法筛查 MEN-1 突变基因携带者。对患 MEN-1 者的家族成员应做全面的病史采集及体检。

（朱　虹）

第二节　多发性内分泌腺瘤病 2 型

一、主要特点

多发性内分泌腺瘤病 2 型又称为西普勒综合征，根据表型可分为 MEN-2A 和 MEN-2B。MEN-2 也是一种常染色体显性遗传性肿瘤综合征，发病率在 1/3 万左右。几乎所有的 MEN-2A 患者都有甲状腺髓样癌，50% 有嗜铬细胞瘤，15%～30% 有甲状旁腺增生。MEN-2B 除了有甲状腺髓样癌外，50% 表现为嗜铬细胞瘤。MEN-2A 占整个 MEN-2 的 75%。此外，MEN-2 还有几种特殊类型，包括家族性甲状腺髓样癌（FMTC）等。

MEN-2A 肿瘤的组成主要是甲状腺髓样癌、嗜铬细胞瘤、甲状旁腺增生或腺瘤。MEN-2B 肿瘤的组成主要是甲状腺髓样癌、嗜铬细胞瘤及一些神经节神经瘤表现型（如多发性黏膜神经瘤、马方综合征体征），但甲状旁腺功能亢进症少见。除此之外，还包括 MEN-2A 的变异型即家族性甲状腺髓样癌，该类型只有甲状腺髓样癌，呈家族性发病，没有其他内分泌腺肿瘤。

二、病因和发病机制

MEN-2 为一常染色体显性遗传疾病。其患病率为（1～10）/10 万，携带有 MEN-2 缺陷基因者，其疾病外显率高于 80%。已经确定 MEN-2 的突变基因在 10 号常染色体的长臂上，即 10q11.2，即 RET 原癌基因，其表达产物为 RET 蛋白。RET 原癌基因的突变是 MEN-2A 发病的分子病理基础，几乎所有的 MEN-2A 均是由 RET 原癌基因突变引起的，迄今为止尚未发现 MEN-2A 中除 RET 以外的基因突变。RET 为一单链穿膜含酪氨酸激酶的蛋白，在机体的发育上起重要作用。RET 原癌基因主要在胚胎神经嵴的神经内分泌细胞和神经母细胞肿瘤中表达，对神经细胞增殖、分化和肾脏的生成起作用。约 98% 的 MEN-2 发病是由 RET 原癌基因有胚系突变引起的。在 MEN-2A 及其相关肿瘤中，RET 突变是通过增强 RET 的转化能力而致疾病表型出现。RET 的突变位点、碱基置换类型与疾病的表型密切相关。MEN-2A 各亚型之间表型的差异提示不同的 RET 突变类型具有不同的组织特异性效应。RET 原癌基因突变常发生于 RET 第 8、第 10、第 11、第 13、第 14、第 15、第 16 外显子，突变基因检测已成为 MEN-2A 诊断的重要手段。在 MEN-2A 中最常见的突变为 534 位的半胱氨酸被其他氨基酸取代，在家族性甲状腺髓样癌（MEN-2A 的突变型）中，以 634 位的突变居多，其他少见的部位为外显子 13 的 768 位、外显子 14 的 804 位和 630 位，以及外显子 15 的 883 位的突变。在 MEN-2B 中则只有外显子 16 的 918 位点有突变。所有引起 MEN-2 的 RET 原癌基因突变均为单个碱基被取代的点突变，目前尚未发现其他类型。RET 基因突变和 MEN-2 的临床表型有非常好的相关性。

三、临床表现

MEN-2 的 3 种亚型有不同的临床特征。MEN-2A 占 MEN-2 的 75%，发病年龄多 <20 岁，临床特点为甲状腺髓样癌、嗜铬细胞瘤和甲状旁腺腺瘤或增生，少数伴有先天性巨结肠或皮肤苔藓淀粉样变，90% 的 MEN-2A 患者以甲状腺髓样癌为主要临床表现，50% 在病程中因出现高血压而被发现并发存在单侧或双侧嗜铬细胞瘤，20%~30% 有典型或非典型的原发性甲状旁腺功能亢进症的临床和生化表现，由此发现甲状旁腺腺瘤或增生；MEN-2B 患者常在 10 岁前发病，以甲状腺髓样癌和肾上腺嗜铬细胞瘤为特点，并伴有口腔及胃肠黏膜神经瘤或类马方综合征，但无甲状旁腺疾病；MEN-2B 也是以甲状腺髓样癌为主要病变，并发多发性黏膜神经瘤伴嗜铬细胞瘤的发生率为 50%，而 100% 的患者有多发性黏膜神经瘤、马方综合征体征或骨骼畸形。MEN-2 中少见的类型是家族性甲状腺髓样癌，发病年龄一般 <20 岁或 >50 岁，家族性甲状腺髓样癌占 MEN-2 的 10%~20%。从实际意义上讲，甲状腺髓样癌就是家族性甲状腺髓样癌唯一的临床表现，但需家族中有 4 人或以上罹患甲状腺髓样癌才可诊断为家族性甲状腺髓样癌。约 75% 的甲状腺髓样癌是散发性的，仅为单侧；而作为 MEN-2 亚型的家族性甲状腺髓样癌一般呈双侧，多中心性家族性甲状腺髓样癌的特征是家族多个成员患有家族性甲状腺髓样癌而无甲状旁腺及肾上腺髓质病变，但可有先天性巨结肠病。

（一）甲状腺髓样癌

甲状腺髓样癌是由甲状腺 C 细胞增生导致的多中心肿瘤，为 MEN-2 中最常见并最早出现的病变，而且是决定病程进展的最重要因素。在 MEN-2A 中发病年龄多在 30~40 岁，而在 MEN-2B 中则可早到 6 岁，且侵犯性大。甲状腺髓样癌的临床特点主要为以下几点。

（1）双侧受累，病变为多灶性；散发性甲状腺髓样癌与其的区别是仅累及单侧甲状腺，且多为单个肿瘤。

（2）甲状腺髓样癌的病理演变开始时为产生降钙素的甲状腺滤泡旁细胞增生，以后发展为癌，常为多中心性，并集于甲状腺的上 1/3 处，此与正常甲状腺内滤泡旁细胞的分布状况相符。

（3）甲状腺髓样癌恶性程度介于未分化癌和乳头状或滤泡癌之间。可迅速发展和广泛转移。最早为邻近的淋巴结转移，也可通过血行转移。

（4）癌结节坚实、质硬、无压痛、无包膜、形状不规则。扫描为冷结节。

（5）MEN-2A 患者的甲状腺髓样癌肿瘤细胞可以产生多种物质，包括降钙素、降钙素基因相关肽（CGRP）、癌胚抗原（CEA）、生长抑素、促肾上腺皮质激素（ACTH）、血管活性肠肽、前列腺素、5-羟色胺等，可产生腹泻、便秘、潮热等一系列非特异的早期临床表现。其中，降钙素是其主要的生化指标，用于甲状腺髓样癌的诊断及术后随访。甲状腺髓样癌患者血降钙素水平高于正常，血清降钙素浓度 >1 000 ng/L 则提示甲状腺髓样癌有远处转移。若血清降钙素水平正常，可采用钙剂或五肽促胃液素刺激试验，如果血清降钙素水平仍然正常，应考虑肿瘤已切除。对有基因突变的 MEN-2A 家族成员，应随访血基础降钙素水平。手术治疗的甲状腺髓样癌患者，若血降钙素水平降至正常则表明肿瘤被完整切除。若术后血降钙素水平升高，则提示手术不彻底或疾病复发。甲状腺 C 细胞也可产生 CEA，在甲状腺髓样癌患者中，血清 CEA 水平的升高往往与降钙素水平的升高一致。但 CEA 对甲状腺髓样癌的诊断无特异性，若 CEA 异常升高与降钙素水平不平行，常提示其他组织的恶性肿瘤。

（6）颈部 X 线或超声检查可作为甲状腺髓样癌定位诊断的筛查，甲状腺髓样癌的原发肿瘤及转移灶在 X 线片及 B 超上可表现为致密的钙化灶。

（二）嗜铬细胞瘤

约 50% 见于携带 MEN-2 基因的个体，一般在甲状腺髓样癌发生前出现，临床表现与散发嗜铬细胞瘤相似。

（1）以双侧肾上腺受累者居多，有些患者开始为单侧，但切除后发现未发生肿瘤的一侧，在术后 10 年内又发生肿瘤。

（2）肿瘤的形成过程与甲状腺髓样癌类似，病理变化也经过肾上腺髓质增生阶段，以后发展为肿瘤。

（3）大多数为良性，极少为恶性。不发生转移。

（4）临床表现与散发性类似，但早期尿 3-甲基-4 羟基杏仁酸（VMA）可正常；晚期尿甲氧基肾上腺素、甲氧基去甲肾上腺素和 VMA 均可升高。多位于肾上腺，常为双侧性，恶性者少见。诊断方法同一般嗜铬细胞瘤病例。

（三）甲状旁腺功能亢进症

MEN-2 中的甲状旁腺功能亢进症与 MEN-1 者一样是由甲状旁腺增生所致，约见于 25% 的 MEN-2A 患者，而于 MEN-2B 中较少见。临床表现与散发性甲状旁腺腺瘤相同，其特点与 MEN-1 中甲状旁腺腺瘤的特点类似。MEN-2 中的甲状旁腺功能亢进症对外科手术的疗效较好，不似 MEN-1 中者难治。

（四）苔藓样皮肤淀粉样沉着症

为 MEN-2A 的变异型表现，多发生于背部皮肤。可先出现皮肤瘙痒，然后出现苔藓样皮肤病变。

（五）先天性巨结肠症

RET 原癌基因在肠道有失活突变，使肠道失去神经节支配。可在出生后 1～2 个月即发病，表现为腹泻、便秘或两者交替。

（六）多发性黏膜神经瘤

MEN-2B 患者呈现一些不同于 MEN-2A 的临床表现，包括舌、唇、眼睑及胃肠道等部位的黏膜神经瘤，表现为唇增厚、凹凸不平、舌增厚、表面不光滑、高低不平、眼睑外翻、角膜肥大增粗；胃肠黏膜多发性黏膜神经瘤可引起便秘或腹泻甚至肠梗阻。患者出现类马方综合征体征（胸廓凹陷、肢体细长等）。

四、辅助检查

（一）甲状腺髓样癌

测定禁食时血清降钙素水平，若降钙素水平正常，可行五肽促胃液素试验或钙兴奋试验。此外，甲状腺肿块穿刺行细胞学检查，在 200 倍的显微镜下观察，若 C 细胞散在分布于甲状腺滤泡细胞中，每个视野 ≤7 个 C 细胞则为增生；≥20 个细胞，且聚集在一起，并扩展到滤泡基膜外、破坏了甲状腺滤泡则为甲状腺髓样癌。

（二）嗜铬细胞瘤

实验室检查与散发嗜铬细胞瘤相同。

（三）甲状旁腺腺瘤

可测定血清钙、磷、碱性磷酸酶及血 PTH 水平。

五、诊断

对 MEN-2A 患者应经常测量血压，检测血或尿儿茶酚胺、甲氧基肾上腺素（MN）、甲氧基去甲肾上腺素（NMN）、血钙及甲状旁腺激素浓度以确定有无嗜铬细胞瘤或甲状旁腺疾病，以提高 MEN-2A 的检出率。对于伴发甲状旁腺疾病或肾上腺疾病的患者可行颈部或肾上腺的 CT 或 MRI 检查。甲氧基异丁基异腈（MIBI）和 ^{131}I-MIBG 有助于甲状旁腺腺瘤及嗜铬细胞瘤的定位。

（一）早期诊断线索

在临床上如果遇到下列情况时要考虑 MEN 可能：①有两个以上的内分泌腺发生肿瘤；②双侧甲状腺受累，病变为多灶性，放射性核素检查为冷结节；③出现多发性黏膜神经瘤、马方综合征体征、苔藓样皮肤淀粉样沉着症。

（二）确诊标准

（1）有阳性家族史。

（2）甲状腺双侧、多灶性肿块，血清降钙素升高，五肽促胃液素或钙激发试验阳性，放射性核素扫描甲状腺为冷结节。

（3）血、尿儿茶酚胺及其代谢产物升高，CT 扫描双侧肾上腺肿块，MIBG 扫描证明肾上腺肿块具有功能。

（4）证明有甲状旁腺功能亢进症如血钙升高、血磷降低、血 PTH 升高。

（5）分子遗传学检查 RET 基因存在突变。

六、鉴别诊断

MEN-2B 患者首发症状为甲状腺髓样癌，应与其他的甲状腺疾病如结节性甲状腺肿、多发性甲状腺腺瘤、其他甲状腺癌等进行鉴别，在与散发性甲状腺髓样癌的鉴别中，可检测 RET 原癌基因是否存在突变。散发性甲状腺髓样癌患者无家族史，癌细胞可检测到 RET 突变，但其他细胞（如外周血白细胞）无相似突变。如果其他细胞也检测到 RET 原癌基因突变，则可能为 MEN-2A 的变异型。

七、治疗

以手术为主，有 MEN-2A 临床表型的患者必须及早手术切除肿瘤，手术的目的是预防和治疗致死性肿瘤，包括甲状腺髓样癌和肾上腺髓质肿瘤。MTC 是 MEN-2A 患者最主要的死亡原因，对同时有嗜铬细胞瘤和甲状腺髓样癌的患者，应先行嗜铬细胞瘤切除术，若先行甲状腺髓样癌手术，有可能诱发高血压危象或心力衰竭等不良事件发生。

（一）甲状腺髓样癌

应尽早手术切除。不能单独根据五肽促胃液素试验阳性确定，必须重复做分子遗传学分析以确诊为 RET 原癌基因突变的携带者。对 MEN-2A 突变基因携带者，尽管目前无临床表现，也建议进行早期预防性甲状腺全切，其已成为国际共识。然而对预防性手术的时机和手术范围尚无统一意见。由于 MEN-2 的基因突变类型和临床表型具有很好的相关性，目前国际上的共识是根据基因诊断结果决定预防性甲状腺全切除的手术时机，即 883、918 或 922 编码子突变的患者应在出生后 6 个月内，611、618、620 或 634 编码子突变的患者应在 5 岁内，609、768、790、804 或 891 编码子突变的患者应在 10 岁内接受甲状腺全切除的手术。

有学者建议，若在进行预防性甲状腺切除术前，临床从颈部 B 超、基础降钙素水平升高等征象已怀疑有颈部淋巴结转移，或患者手术时年龄已较大，均应在行甲状腺切除的同时进行颈部淋巴结清扫。

术后应终身用甲状腺激素替代治疗。可定期行五肽促胃液素试验追踪手术后患者有无复发，阳性结果表明有复发。MRI 及选择性静脉采血测降钙素有助于发现癌肿转移灶。已有转移者手术治疗为姑息性而不能根治。化疗及放疗的效果有限，仅适用于晚期的患者。

手术前应做有关检查以了解是否有嗜铬细胞瘤，同时有嗜铬细胞瘤者应做相应治疗及术前准备。如患者同时患有甲状腺髓样癌和嗜铬细胞瘤，则应先做嗜铬细胞瘤手术，后做甲状腺髓样癌手术。

（二）嗜铬细胞瘤

多为双侧，故双侧肾上腺均应手术切除。因为 MEN-2 中嗜铬细胞瘤恶变者少，故如果只检出一侧肾上腺有嗜铬细胞瘤，则可只切除一侧肾上腺，另一侧定期随访，出现肿瘤后再做手术切除。但嗜铬细胞瘤可多发和复发，以致需双侧肾上腺手术或多次手术，术中应注意肾上腺皮质功能的保留。

（三）甲状旁腺功能亢进症

治疗方法同 MEN-1 综合征中的甲状旁腺功能亢进症。

八、预防

对 MEN-2A 家族成员必须从 1～35 岁每年进行 1 次五肽促胃液素试验；每年行嗜铬细胞瘤相关实验室检查；每 2 年测血清钙或离子钙以筛查 MEN-2A 家族成员和突变携带者（以筛查 RET 基因突变为最可靠的方法）有无甲状旁腺功能亢进症。

（王　卓）

第四章　自身免疫性多内分泌腺综合征

自身免疫性多内分泌腺综合征（APS），是指由于自身免疫功能缺陷，一个人在一生中同时或先后发生两种或两种以上的内分泌腺体功能减退或亢进，其中绝大多数为内分泌腺（或内分泌细胞）功能减退或衰竭，血中可检测到器官特异性自身抗体。根据病因和临床特征，APS 可分为两型：APS 1 型和 APS 2 型，以 APS 2 型较为多见。

第一节　自身免疫性多内分泌腺综合征 1 型

自身免疫性多内分泌腺综合征 1 型（APS 1 型）又称为自身免疫性念珠菌感染、多内分泌腺病、外胚层营养不良症。该疾病发病极为罕见。

一、病因和发病机制

APS 1 型是一种少见的单基因常染色体隐性遗传疾病，其缺陷基因位于 21q22.3，名为自身免疫调节基因（AIRE），其编码的蛋白称为自身免疫调节蛋白（AIRE 蛋白）。AIRE 在与免疫有关的组织中均有表达，如胸腺、脾脏、淋巴结。APS 1 型是由 AIRE 基因发生突变所致，其所表达的 AIRE 蛋白功能异常。但在不同民族和地区，引起 APS 1 型的突变各不相同。

二、临床表现

表现为自身免疫性多内分泌腺综合征、念珠菌感染，以及外胚层营养不良。其中，以念珠菌感染最为常见，也最早发生。出现下一个组成成分的疾病可间隔数年到数十年。

（一）皮肤、黏膜白念珠菌感染

念珠菌感染是 APS 1 型出现最多和最早的组成成分。多在儿童期发病，发病年龄最早可在出生后 1 个月，呈慢性或反复发作性。常见的感染部位为口腔颊部黏膜（鹅口疮）。此外，食管、皮肤、指甲、女性生殖道也为常见的感染部位。若感染发生于食管及胃肠道，可出现胸骨后烧灼感、吞咽时疼痛及梗阻感，以及腹痛、腹泻等。口腔和食管的念珠菌感染必须严格控制，以避免发生鳞状细胞癌。

（二）自身免疫性多内分泌腺综合征

1. 甲状旁腺功能减退症

最为常见，伴有低钙血症、低磷血症、PTH 水平正常或降低，患者可出现低钙血症性抽搐，有些患者伴有低镁血症。

2. 肾上腺皮质功能减退症

自身免疫性肾上腺皮质功能减退症以糖皮质激素缺乏最常见，伴有高 ACTH、低皮质醇、皮质醇对 ACTH 反应降低；少数患者有醛固酮缺乏，出现高肾素、低醛固酮血症，严重者可发生肾上腺危象。

3. 性腺功能减退症

原发性性腺功能减退症可出现卵巢或睾丸的受累，在青春期前发病，可出现外生殖器和第二性征发育不全的表现；在成年期发病，可出现性欲减退、闭经、不育。

4. 甲状腺功能减退症

临床表现为原发性甲状腺功能低下症，格雷夫斯病少见。

5. 糖尿病

30~50 岁发病，血中可检测到 IA-2 抗体和抗胰岛素抗体。自身免疫性糖尿病可出现胰岛淋巴细胞浸润等病理表现。

（三）其他非内分泌腺自身免疫性疾病

自身免疫也可引起其他非内分泌腺病，包括胃肠道、肝、肾等。可出现慢性萎缩性胃炎，伴或不伴恶性贫血；此外，还可发生自身免疫性肝炎及慢性间质性肾炎，出现肝硬化和肾衰竭。

三、辅助检查

（一）念珠菌检查

由于 APS 1 型以念珠菌感染最为常见，也最早发生，因此念珠菌的检测非常重要。可采取口腔黏膜或皮肤病变处涂片或病变处活检做病理切片检查。

（二）内分泌功能检查

若怀疑内分泌腺功能降低，可直接检测内分泌腺分泌的相应激素或激素的代谢产物，必要时可行刺激或兴奋试验。

（三）自身抗体的测定

APS 1 型中出现的内分泌腺功能减退是由于自身免疫反应导致的自身免疫性炎症，因此在血清中或组织中可检测到内分泌腺的自身抗体。如果怀疑患者有 APS 1 型，即使临床上没有内分泌腺功能减退的表现，也要做自身抗体的检测。因为自身抗体可在临床表现出现之前存在，故应长期随访。

四、诊断

结合临床表现、受累内分泌腺的功能检查及血中自身抗体的测定结果，一般可确诊。

五、治疗

APS 1 型为遗传性疾病，因此无法根治，且由于组成该综合征的疾病种类繁多，治疗不可能涉及每一种疾病。

（一）抗念珠菌感染治疗

应根据感染部位的不同采取不同的治疗方法。表浅、局部的病变，可局部外用抗真菌药物；深部或器官内感染，可口服抗真菌药。

（二）激素的替代治疗

出现哪种内分泌腺受累的情况，即补充该内分泌腺所释放的激素。剂量一般为生理需要量。

1. 甲状旁腺功能减退症

一般补充钙剂和维生素 D，若存在维生素 D 吸收不良的情况，必须检测血清钙、磷，调整钙剂和维生素 D 的剂量。一般血钙以维持在稍低于正常血钙水平的低限为宜。

2. 肾上腺皮质功能减退症

肾上腺皮质功能减退症的治疗为补充糖皮质激素，在有应激的情况下，应适当增加糖皮质激素的剂量。一般应激时糖皮质激素的剂量至少增加到生理剂量的 3 倍，应激过后再恢复原来的生理剂量。在同时存在甲状旁腺和肾上腺皮质功能减退时，应同时补充钙剂、维生素 D 和糖皮质激素。因为糖皮质激素可使血钙降低，故和钙剂、维生素 D 合用时更应监测血钙水平，调整药物的剂量。

3. 自身免疫性 1 型糖尿病（T1DM）

自身免疫性 T1DM 必须应用胰岛素治疗，如果患者同时存在肾上腺皮质功能减退症，胰岛素的剂量应从小剂量开始。

（三）其他

免疫抑制剂只用于治疗 APS 1 型中的自身免疫性肝炎，但其疗效有待进一步探讨。另外针对患者的症状采取对症治疗。

（郝宏铮）

第二节　自身免疫性多内分泌腺综合征 2 型

自身免疫性多内分泌腺综合征 2 型（APS 2 型）比 APS 1 型较为常见，但主要受累的内分泌腺与 APS 1 型不同。组成 APS 2 型的主要自身免疫性疾病为特发性肾上腺皮质功能减退症、1 型糖尿病（T1DM）和甲状腺疾病，其中甲状腺疾病包括格雷夫斯病、慢性淋巴细胞性甲状腺炎、萎缩性甲状腺功能减低。格雷夫斯病是 APS 2 型中唯一表现为功能亢进的自身免疫性内分泌疾病。如果疾病的组成成分为甲状腺、肾上腺皮质功能减退，以及自身免疫性 T1DM，则称之为施密特综合征。

一、病因和发病机制

APS 2 型为多基因遗传病，而且与后天环境因素有关。APS 2 型的遗传性状表现与人类白细胞抗原（HLA）的型别有关。HLA 只是 APS 2 型的遗传标志，只决定易患性，而并非直接病因。APS 2 型的发病机制尚未完全阐明，与免疫有关的 HLA 的易感和保护基因连锁不平衡使免疫功能紊乱，导致自身抗体的产生，出现自身免疫反应性炎症。此外，本综合征的发病机制可能还有其他基因的参与；除遗传因素外，后天环境因素在其中也发挥了重要作用。

二、临床表现

APS 2 型与 APS 1 型不同，多在成年发病，女性多于男性。主要组成疾病为艾迪生病、甲状腺功能减退症、T1DM 和格雷夫斯病。其中 80%～90% 的女性有自身免疫性甲状腺疾病。

（一）自身免疫性甲状腺疾病

甲状腺疾病包括慢性淋巴细胞性甲状腺炎、产后甲状腺炎和格雷夫斯病，以慢性淋巴细胞性甲状腺炎最为常见。格雷夫斯病是 APS 2 型中唯一的功能亢进性疾病，且常伴有眼肌的重症肌无力。此外，患者还可有其他非内分泌腺自身免疫性疾病包括白癜风、恶性贫血、干燥综合征等。因此，对患有自身免疫性甲状腺疾病者，应寻找有无其他自身免疫性疾病。

（二）T1DM

自身免疫性甲状腺疾病可无症状，仅表现为血中存在抗甲状腺球蛋白抗体和抗甲状腺过氧化物酶抗体。患者可发生慢性萎缩性胃炎，可有缺铁性贫血和恶性贫血。

（三）垂体炎

淋巴细胞性垂体炎主要是腺垂体受累，可引起腺垂体促激素缺乏。最常见者为低促性腺激素性性腺功能减退症。此外，还可出现其他促激素的缺乏，如生长激素、促甲状腺激素、促肾上腺皮质激素等。

（四）非内分泌腺自身免疫性疾病

APS 2 型如同 APS 1 型一样，也可发生非内分泌腺的其他自身免疫性疾病。

三、辅助检查

（一）内分泌功能检查

APS 2 综合征中几乎所有内分泌腺体均可受累，但主要是肾上腺皮质、甲状腺和胰岛细胞。在 APS 2 型中，确定受累的内分泌腺功能是重要的一个方面。在临床上怀疑有内分泌腺受累的情况时，应检测血清激素，行动态功能试验。

（二）自身抗体测定

所有组成 APS 2 型综合征的疾病几乎都是自身免疫性的，故血清中存在相应的自身抗体。有些 APS 2 型患者血清中有某种自身抗体，但临床上并无相应的疾病表现，对于这些患者应定期追踪，观察有无出现相应疾病的临床表现。对已确诊为 APS 2 型的患者，应每年检查主要组成成分疾病的自身抗体 1 次，对已出现某种次要组成成分疾病临床表现者，必须进一步检查该疾病的自身抗体。

（三）HLA 定型检查

APS 2 型中的许多组成疾病与 HLA 型别有密切关系，其中与 HLA Ⅱ 类单体型 DR3 和 DR4 有强烈连锁。各组成疾病与 HLA 不同类型之间的连锁不一定相同。APS 2 型易感的 HLA Ⅱ 类单体型并非由所组成疾病各自易感的 HLA 基因的简单组合，而是不同的疾病组合尤其特殊的 HLA 基因。HLA 分型检查不是诊断 APS 2 型的实验室依据，只对筛查患者家族中有发病风险的成员有用。

（四）其他检查

根据怀疑可能存在的组成疾病，进行相关的检查，以确定其是否为 APS 2 型的组成疾病。

四、诊断

结合临床表现、内分泌腺功能检查和其他实验室检查等，一般可确诊。确诊依据是临床上有自身免疫性甲状腺疾病、特发性肾上腺皮质功能减退症和低促性腺激素性性腺功能减退症而又能排除腺垂体功能减退的其他原因，临床上可作初步诊断。进一步做相关的自身抗体测定以确诊。此外，有一个主要组成成分的自身免疫性疾病或两个以上的次要组成成分疾病，而有相应的自身抗体为阳性者，也可确诊。

五、鉴别诊断

当出现 APS 2 型任何组成成分疾病时，都需要与引起该疾病的其他原因进行鉴别。鉴别的唯一方法是检测该疾病的自身抗体，或者能找到该疾病的其他原因。一种容易与 APS 混淆的疾病为 X 连锁的多内分泌腺病，表现为免疫紊乱和腹泻，又称为 XPID，该病是一种以多项自身免疫异常和过敏反应为特征的疾病，早期的临床表现为 T1DM 和肠病，多在新生儿期发病，呈爆发性发作，累及多个内分泌腺体和出现 T1DM。Scurfin 或 FoxP3 基因突变导致 T 细胞功能紊乱可能是该病的病因。

六、治疗

APS 2 型为多基因遗传性疾病，无法根治。主要的治疗措施为激素替代治疗，此外，伴有其他非内分泌腺自身免疫性疾病时，采取其他的对症治疗。

除格雷夫斯病为功能亢进外，APS 2 型中其他受累的内分泌腺体均为功能减低，应给予相应的激素替代治疗。如果没有临床表现，只有血清中相关的自身抗体阳性，可暂不予以激素替代。激素替代的方法和原则同其他原因导致的内分泌腺体功能减低的疾病。需要注意的是，由于 APS 中常有多种内分泌功能减退并存，在补充某种激素治疗时，可影响或加重其他内分泌腺功能障碍，需要密切关注病情变化，以免加重病情。

（王　丹）

第五章　　　　糖尿病

一、发病机制

糖尿病是以生命活动的基础——代谢状态出现紊乱，以代谢调节的重要激素——胰岛素的产生与作用障碍而表现的慢性代谢疾病。糖尿病主要分为四大类型，即1型糖尿病、2型糖尿病、妊娠糖尿病和特殊类型糖尿病。其中1型、2型糖尿病涵盖了绝大多数的糖尿病患者。无论从其发病过程、发病特点、疾病累及的器官功能范围和预后都表明了这一疾病发生机制的复杂性和多元性。在探讨慢性疾病发病机制中有着代表性的意义。随着近年来对机体生命活动研究认识的深入，特别是对基因表达调控机制认识的深入，慢性病发病机制的研究正在揭开一个新的篇章，必将为疾病控制提供新的思路与途径。以下重点探讨2型糖尿病的发病机制，因为该类患者占糖尿病患者的90%以上。

（一）2型糖尿病的发病机制研究

2型糖尿病的特点表现为起病隐匿缓慢；常有阳性家族史并在某些种族中呈现高患病率倾向；发病与增龄、肥胖和某些不良生活方式有密切的关系，多见于中老年人和肥胖者；在经济发展迅速、生活方式改变较大的国家与地区其患病率呈快速上升的趋势。这类糖尿病患者初发病时一般血浆胰岛素绝对水平并不低，但胰岛素刺激释放试验显示胰岛素释放高峰降低并后移。表明胰岛β细胞功能障碍与胰岛素活性损伤常同时表现于同一患者身上。2型糖尿病的发病特点为其发病机制的研究提供了线索。

1. 2型糖尿病发病的遗传机制

现代医学的观点认为大多数疾病的发生和患者的遗传背景有关。支持2型糖尿病发病过程中经典遗传因素的作用（指因DNA序列改变而发病）的证据来自以下几方面。

（1）种族患病率：表明世界上各种族之间2型糖尿病患病率各不相同。

（2）阳性家族史：2型糖尿病患者常有明确的家族史。但阳性家族史的百分比在各民族、各国中并不完全一致。

（3）孪生子患病率调查：在孪生子中调查表明，2型糖尿病共患率在单卵双生子波动在20%～90%。这一较大波动可能与调查方法与被调查者年龄有关。考虑年龄因素修正后结果为70%～80%。而双卵孪生子2型糖尿病共患率仅为9%。

（4）与糖尿病发病明确相关的致病单基因位点。

1）胰岛素基因：1979年报道了第一个胰岛素基因点突变家系，至今已有两大类13个家系6个位点突变被查明。高胰岛素血症类是由于胰岛素基因突变造成胰岛素与胰岛素受体结合力改变，生物活性下降，清除减慢。高胰岛素原血症是由于合成的胰岛素原的肽链上氨基酸变异，使胰岛素转换酶不能在该位点完成内切修饰，造成胰岛素原过多而成为高胰岛素原血症。

2）胰岛素受体基因：1988年首例报道，现已有40余种编码区突变形式的报道。大部分为点突变，也有缺失类型。可按突变造成受体功能改变分为两类。受体数目减少一类，受体亲和力减低为另一类。

3）葡萄糖激酶基因：1993年明确报道葡萄糖激酶基因突变糖尿病家系。突变形式多样，多见于MODY家系（可达50%）。

4）线粒体基因突变：1992年确认线粒体基因突变是特定糖尿病类型发病的原因。这一类型突变在中国糖尿病患者中也有报道。

虽然上述4点均支持2型糖尿病发病机制中遗传因素的作用，但截至目前并未发现2型糖尿病患者的致病基因。遗传学的另一个研究领域——表观遗传学研究正在揭示这一差异存在的机制。表观遗传学从另一个角度提供了环境因素对遗传信息传递所起到的主动与直接作用的理论与实验依据。

2. 2型糖尿病发病相关的危险因素及机制

目前公认的2型糖尿病两大发病危险因素为年龄和肥胖，特别是前者被认为是不可控的自然规律因素。研究结果表明，肥胖、糖尿病的发生与肠道菌群谱变化有着密切的关系；这一研究正在成为解释肥胖这一高风险因素与2型糖尿病发生机制的热点领域。

截至目前的人体试验研究一般支持肠道菌群与肥胖发生有关的结论，但试验结果并不完全一致。这里有方法学问题，也有人的生活方式与实验动物之间的差别。由此也可见，胃肠道菌群类型的研究与采用的检测方法、检测对象的生活方式状态，取材部位均有密不可分的关系。关于肠道菌群改变与人肥胖和疾病发生之间的关系需要进一步研究证实。

目前经研究提出的肠道内菌群谱与健康状态和疾病发生相关的可能机制如下。

（1）增加小肠绒毛毛细血管与肠道单糖吸收。

（2）促进循环三酰甘油在脂肪细胞中存储。

（3）影响肝与肌肉组织中脂肪酸氧化途径。

（4）对肠道分泌多肽的影响：肠道菌群可以合成大量的糖类水解酶，这些酶可将多糖分解为单糖和短链脂肪酸。

（5）其他全身效应：除了以上涉及的肠道菌群在机体能量平衡中的作用外，肠道菌群还参与了以下过程的发生。①慢性炎症反应。②生命初期的作用。③抗生素的应用。

虽然已有不少动物与人体研究表明肠道菌群与肥胖、胰岛素抵抗和糖尿病发生有着密切的关系，但要证实其中的因果关系还需要进一步的研究和人体试验证实。目前的研究至少提供了一个事实，即人体健康状态与包括个体生活方式在内的环境因素有着密不可分的关系。养成健康生活方式是维护机体健康最基本的保障。

流行病学研究显示，明确2型糖尿病患病风险因素和强化生活方式干预可以显著降低具有糖尿病发生风险个体的糖尿病发病率，表明2型糖尿病的发生与生活方式密不可分。目前所知与糖尿病发病密切相关的主要三大生活方式因素为饮食结构、日常运动量、吸烟与否。而形成生活习惯与方式的主导原因很大程度上取决于每个人对健康的意识和对自己行为的掌控能力。

增龄与肥胖是两个公认的重要糖尿病易感因素。

增龄造成的糖代谢改变所涉及的发病机制及效应有以下几点。①胰岛细胞对葡萄糖诱导产生的胰岛素分泌反应降低。②胰岛素介导的葡萄糖摄取能力减低，使葡萄糖外周利用下降。③患病率随年龄上升反映了随增龄器官功能，特别是储备功能衰退的状况。老年人空腹血糖水平随年龄增加有所升高。不仅空腹血糖随增龄而增高，糖耐量也随年龄增长而减退。

肥胖造成糖代谢改变所涉及的发病机制及效应有以下几点。

1）代谢紊乱：肥胖者常出现大量脂肪堆积，血生化代谢指标大多不正常。主要是血脂水平明显增高，特别是游离脂肪酸含量增高。游离脂肪酸水平升高，特别是饱和脂肪酸可抑制葡萄糖的利用。代谢紊乱并不仅表现为血脂、血糖水平升高，体内堆积的大量脂肪组织本身就是活跃的分泌器官。脂肪组织可以产生数十种脂肪细胞因子，分属几大类别。a. 激素类因子，瘦素、抵抗素、脂联素、内脂素、网膜素等。b. 酶类，脂蛋白酯酶、17β-2-羟胆固醇脱氢酶等。c. 炎性因子，肿瘤坏死因子（TNF-α）、IL-6、PAI-1 等。这些细胞因子中除脂联素对机体代谢平衡有着明确的正性作用外，其余的细胞因子不同程度地参与了胰岛素抵抗的发生、前炎症状态的形成。体内堆积脂肪产生的大量细胞因子作用与作用机制已经成为近年来研究的热点。

2）胰岛 β 细胞功能受损和胰岛素本身及作用改变：胰岛细胞功能受损是近年来糖尿病发病机制中颇受瞩目的一个方面，它与胰岛素功能抵抗构成了糖尿病发生病理生理过程的两个方面。胰岛 β 细胞功能受损既包括形态学上的异常，也包括分泌功能的异常。有学者认为糖尿病是胰岛 β 细胞凋亡的不同进程表现。增龄与肥胖虽非造成胰岛细胞功能受损和胰岛素抵抗的唯一原因，但却是主要相关原因之一。

已有研究表明胰岛 β 细胞功能受损与 β 细胞数量减少有关。2 型糖尿病 β 细胞凋亡增加的可能机制有以下几方面。①β 细胞内胰淀素沉积，通过细胞膜毒性作用导致细胞凋亡。②代谢紊乱所产生的糖脂毒性。③过度刺激学说：该学说认为任何原因导致对胰岛 β 细胞的过度刺激均是胰岛 β 细胞功能丧失的原因，由于胞浆内 Ca^{2+} 浓度增高为其中央环节，也有学者称其为"Ca^{2+} 毒性"。④在妊娠期间限制蛋白摄入会增加小鼠后代中胰腺细胞凋亡的速率，导致胰腺 β 细胞数量减少和破坏胰腺内分泌功能的发育。

3）拮抗因素的变化：与胰岛素作用相拮抗的因素在不良生活方式下加重。肥胖时不仅有糖皮质激素、儿茶酚胺水平增高的报道，这些拮抗激素水平的升高均能导致或加重胰岛素抵抗的发生与发展成为糖尿病。糖尿病分类中有源自这些激素水平升高疾病导致的伴发糖尿病类型。

（二）1 型糖尿病发病机制研究

1 型糖尿病的发病机制目前尚不清楚。但学者们认为 1 型糖尿病是一种多因素的自身免疫性疾病，即某种目前尚不清楚的原因（可能为病毒）通过分子模拟作用，在有遗传自身免疫反应调控失常倾向的人体中形成了针对胰岛 β 细胞的抗体。破坏胰岛 β 细胞而造成的代谢内分泌疾病。1 型、2 型糖尿病发病的不同特点众所周知。但在世界各地 1 型糖尿病患病率的差异远远大于 2 型糖尿病。在患病率最高的芬兰，14 岁以下儿童 1 型糖尿病患病率高达 45/100 000；而患病率较低的中国、韩国仅为 0.5/100 000 左右。相差约 100 倍。另外，1 型糖尿病也常有阳性家族史，提示种族遗传背景在患病中的作用。

尽管分别阐述了 1 型和 2 型糖尿病的发病机制，但实际上所有涉及这两类主要糖尿病发生的因素会相互混合在一起对疾病发生起作用。这是了解糖尿病发病机制时应清楚的一点。疾病发病机制的探索是预防治疗该病有效对策的根据。自从 1889 年德国医生 Oscar Minkowski

提出糖尿病发病可能与胰腺组织有关，开创了现代糖尿病的研究，至今已有二百余年的历史。正是这样一代人一代人的努力，将使解除糖尿病对人类健康威胁的愿望最终得以实现。

糖、脂肪、蛋白质三大物质的体内代谢通路早在半个多世纪前就被阐明，但体内代谢的意义远不止分解与合成维持生命所需的物质。细胞间、器官间通过代谢过程、代谢产物传递信息、相互沟通，调整生命过程的运作，这点将随着糖尿病发病机制的研究不断被揭示，重新认识代谢的意义会越来越重要。探讨一种疾病的发病机制从而对认识生命活动有所贡献，这也是探讨糖尿病发病机制的意义所在。

二、分型

对糖尿病患者进行临床诊断分型时，需要全面评估患者的机体状况，如患者的营养状况，体重和身高并计算体重指数（BMI），测量腰围（W）及臀围（H）并计算腰臀比（WHR），既往史、糖尿病家族史、既往用药史、女性患者的月经史以及是否正在哺乳或妊娠；体检的阳性体征发现，尤其是身体脂肪的分布；此外，还要进行一些必要的辅助检查以协助分型，如尿常规检查，包括尿酮体、尿蛋白，血清胰岛素和C-肽测定，胰岛自身抗体如胰岛细胞抗体（ICA）、谷氨酸脱羧酶抗体（GAD-Ab）、胰岛素自身抗体（IAA）或人胰岛细胞抗原2抗体（IA-2A）测定等。目前推荐的临床分型是一种混合性的分型标准，主要的依据是确诊时的临床特点及发病机制和伴随情况，而病因与糖尿病类型之间的联系又不是绝对的。因此，对于一例糖尿病患者尽管在一段时间内只能被确定为某种临床类型的糖尿病，但是随着时间的推移及病情的变化，其分型可能会发生改变。

（一）1980 年 WHO 糖尿病分型

WHO（1980 年）糖尿病分型及其他糖耐量异常类型见表5-1。

表 5-1　WHO（1980 年）糖尿病分型及其他糖耐量异常类型

1. 临床分类

　　糖尿病（DM）

　　　胰岛素依赖型糖尿病（IDDM）- Ⅰ型

　　　非胰岛素依赖型糖尿病（NIDDM）- Ⅱ型

　　　　a. 非肥胖型 NIDDM

　　　　b. 肥胖型 NIDDM

　　　其他类型糖尿病，包括伴随某些情况和综合征的糖尿病：①胰腺疾病；②内分泌疾病；③药品或化学制剂引起；④胰岛素受体异常；⑤遗传性综合征；⑥其他

　　糖耐量异常（IGT）

　　　　a. 非肥胖型 IGT

　　　　b. 肥胖型 IGT

　　　　c. 伴有某些情况和综合征的糖耐量异常

　　妊娠期糖尿病（GDM）

2. 统计学上易发糖尿病分类（糖耐量试验虽然正常，但实际有发生糖尿病危险者）

　　　既往糖耐量异常者（Prev. AGT）

　　　糖耐量有潜在异常者（Pot. AGT）

（二）1985 年 WHO 糖尿病分型

WHO（1985 年）糖尿病及糖耐量减低分型。

1. 临床类型

（1）糖尿病。

1）胰岛素依赖型糖尿病（IDDM，Ⅰ型）。

2）非糖尿病依赖型糖尿病（NIDDM，Ⅱ型）：①非肥胖型（包括在演变中的Ⅰ型）；②肥胖型；③年轻人中成年发病型糖尿病（MODY）。

3）与营养不良相关的糖尿病（MRDM）：①胰纤维结石型（PFCPD）；②蛋白质缺乏型（PDPD）。

4）继发性及其他：①胰源性糖尿病；②内分泌性糖尿病；③药源性及化学物性所致的糖尿病；④胰岛素受体异常所致的糖尿病；⑤遗传性综合征伴糖尿病。

（2）糖耐量减低（IGT）：①非肥胖型；②肥胖型。

（3）妊娠期糖尿病（GDM）。

2. 统计学上易发糖尿病分类

葡萄糖耐量试验虽然正常，但实际有发生糖尿病危险者。

（1）既往有糖耐量异常的历史（Prev. AGT）：指以往有糖尿病性高血糖与 OGTT 异常现已恢复正常者，如妊娠期糖尿病分娩后 OGTT 已恢复正常、应激性高血糖或糖耐量减低。

（2）糖耐量潜在异常（Pot. AGT）：指有发生糖尿病的倾向，包括糖尿病患者的直系亲属、属于高易感性的种族、有抗胰腺胰岛及其产物的免疫活性。

该分型是在 1980 年分型的基础上，主要的修改点是增加了与营养不良相关性糖尿病（MRDM）的类型。

3. 特点

胰岛素依赖型糖尿病（IDDM 或Ⅰ型）和非胰岛素依赖型糖尿病（NIDDM 或Ⅱ型）的特点见表 5-2。

表 5-2　Ⅰ型糖尿病和Ⅱ型糖尿病特点的比较

特点	IDDM	NIDDM
占所有糖尿病百分数	＜10%	＞90%
病因和发病机制		
遗传因素—单卵性双胎糖尿病共患率	35%~50%	＞90%，接近100%
胰岛细胞抗体（ICA）	发病时60%~90%	＜3%，类似一般人群
伴有的自身免疫性疾病	常见	罕见
胰岛β细胞分泌胰岛素的量	很低	高分泌量（肥胖者）、正常或略低
胰岛素释放试验	扁平低曲线	分泌延迟，曲线高低与病程有关
C肽	很低，刺激后仍低	正常，刺激后上升
病理		
胰岛炎	发病时60%~90%呈阳性	不存在
胰岛组织	明显减少	很少改变

特点	IDDM	NIDDM
胰岛 β 细胞数	明显减少	有的减少，有的增生
血管病变	一般 5 年后发生微血管病变，后期可有大血管病变	大血管病变发生较早，也可见广泛的微血管病变
死亡原因	约 40% 死于肾病变	约 70% 死于大血管病变，约 10% 死于肾病变
临床特点		
发病年龄	多在 30 岁以前，高峰 12 ~ 14 岁	一般在 40 岁后，50 岁后明显，60 ~ 69 岁组达到最高峰
发病情况	一般急起，少数缓起	逐渐发病
营养状况	一般较瘦，也可正常	多数较肥胖
症状	"三多、一消" 明显	多无明显症状，也可有疲劳或餐前低血糖反应
酮症	常有	应激时可发生
病情稳定性	波动性大	相对稳定
缓解	只有蜜月期可暂时缓解	超重者当体重下降后可暂时缓解
对胰岛素的敏感性	敏感	不太敏感或耐药
治疗		
饮食疗法	必须执行	非常重要
运动疗法	适当	适当
口服降糖药物	单用一般无效	一般有效
胰岛素	必须使用	20% ~ 30% 需用

4. 与营养不良相关性糖尿病（MRDM）

此型糖尿病多见于亚、非、南美等热带的发展中国家，故又称为热带性胰源性糖尿病，后经 WHO 定名为与营养不良相关性糖尿病。该型糖尿病的特点是：①起病年龄大多为 15 ~ 30 岁青少年；②消瘦明显，营养不良；③尿糖多而尿酮体阴性或弱阳性；④不少病例须用胰岛素治疗。

此型又可分为两种亚型。

（1）胰腺纤维结石型糖尿病：此型于 1955 年见于 Zuidema，故又称为 Z 型。其临床特点：①胰腺大导管内有结石形成，病理上可见胰腺有慢性纤维化，胰体缩小，胰管扩大，内有钙化结石；②起病于青少年，男女之比约为 3：1；③由于胰腺外分泌功能受损，可导致慢性反复发作性腹痛、腹泻、消化吸收不良、营养缺乏等慢性胰腺疾病的临床表现；④血糖较高，有时可达 22 ~ 33 mmol/L（400 ~ 600 mg/dL）；⑤大约有 80% 的患者须用胰岛素治疗；⑥即使停药，也很少发生糖尿病酮症或酸中毒；⑦患者大多于 40 ~ 50 岁死亡。

（2）蛋白质缺乏型糖尿病：此型因 1955 年见于西印度群岛的 Jamaica，故又称为 J 型或 M 型。其临床特点：①起病于 15 ~ 25 岁青少年；②有长期蛋白质与能量营养不良史，以致极度消瘦，BMI 多小于 19 kg/m^2；③血糖中度升高，必须用胰岛素治疗；④发生酮症罕见；

⑤亚洲此病男女之比约为（2～3）：1，非洲男女性患病率相似，西印度群岛则以女性较多；⑥病因不明，可能与长期营养不良导致蛋白质缺乏或来自多食木薯地区的人群由于氰化物的毒性作用有关，因其可造成胰岛 β 细胞数量及功能低下。但与 I 型糖尿病不同，糖刺激后仍有 C-肽释放。

5. 继发性及其他类型糖尿病

此型糖尿病较少，但它是一种在科学意义上非常重要的类型。本型除了有糖尿病的临床表现、发病机制外，还伴随有原发疾病的一些特征性表现。随着对糖尿病的深入研究和有关知识的扩展，此型糖尿病在数量上将会有很大的变化。以下是列出的一些引起继发性及其他类型糖尿病的常见原因。

（1）胰腺疾病：新生儿一时性糖尿病；功能性非成熟性胰岛素分泌不足；非先天性胰腺疾病，如外伤性、感染性、中毒性、肿瘤等。

（2）内分泌疾病：包括低胰岛素性和高胰岛素性疾病。①低胰岛素性疾病：嗜铬细胞瘤、生长抑素瘤、醛固酮瘤、甲状旁腺功能减退症—低钙血症、1 型—游离生长激素缺乏症、多源垂体功能减退症、下丘脑病变-Piqure 糖尿病等。②高胰岛素性疾病：糖皮质激素、孕激素及雌激素、生长激素—肢端肥大症、2 型—游离生长激素缺乏症、胰高血糖素等。

（3）药品及化学制剂引起。

1）利尿剂及降低血压的药物：①氯噻酮；②可乐定；③二氮嗪；④呋塞米；⑤噻嗪类；⑥依他尼酸、布美他尼、氯帕胺、氯索隆。

注：利尿剂引起的高血糖反应，可能是由于这些利尿剂阻碍 2 型糖尿病患者胰岛素的释放。

2）激素活性药物：人工合成的 Actha、胰高血糖素、糖皮质激素、女性口服避孕药物、生长激素、甲状腺激素（中毒剂量）及左甲状腺素、降钙素、催乳素、甲羟孕酮。

3）精神心理药物：①氯普噻吨；②氟哌啶醇；③碳酸锂；④吩噻嗪类，氯丙嗪、奋乃静；⑤三环类抗抑郁药，阿米替林、地昔帕明、多塞平、丙米嗪、去甲替林。

4）儿茶酚胺类以及其他神经系药物：①苯妥英；②肾上腺素；③异丙肾上腺素；④左旋多巴；⑤去甲肾上腺素；⑥布酚宁；⑦非诺特罗；⑧普萘洛尔。

5）止痛退热和消炎药物：①吲哚美辛；②大剂量对乙酰氨基酚；③大剂量阿司匹林（4～6 g/d）；④吗啡。

6）抗癌药物：①四氧嘧啶；②左旋门冬酰胺酶；③链脲佐菌素；④环磷酰胺；⑤甲地孕酮。

7）其他药品及化学制剂：①异烟肼；②烟酸；③二硫化碳；④西咪替丁；⑤乙二胺四乙酸依地酸；⑥乙醇；⑦肝素；⑧甘露庚酮糖；⑨萘啶酸；⑩氯化镍。

（4）胰岛素受体异常。①先天性脂肪代谢障碍症伴女性男性化及黑棘皮病。②胰岛素受体抗体异常伴免疫性疾病。

（5）遗传性综合征。

1）先天性代谢紊乱：①急性间歇性血卟啉病；②高脂蛋白血症；③范科尼综合征—低磷酸盐血症；④对维生素 B_1 反应性幼巨红细胞性贫血。

2）胰岛素抵抗综合征：①微血管扩张性共济失调；②肌强直性营养不良；③Mendenhall 综合征；④脂肪萎缩综合征；⑤黑棘皮病及胰岛素抵抗。

3）遗传性神经肌肉病：①糖尿病性视神经萎缩；②尿崩症伴神经性耳聋；③肌营养不良症；④晚发性近端肌病；⑤亨廷顿病；⑥马查多—约瑟夫病；⑦Herrman 综合征；⑧弗里德赖希共济失调；⑨阿尔斯特伦综合征；⑩爱德华综合征。

4）类早老综合征：①早老症；②科凯恩综合征；③沃纳综合征。

5）继发于肥胖症的葡萄糖耐受不良综合征：①普拉德—威利综合征；②软骨发育不良性侏儒。

6）细胞遗传病：①唐氏综合征；②特纳综合征；③克兰费尔特综合征。

7）胰腺退化：①先天性胰腺缺如；②先天性胰岛缺如；③反复发作性胰腺炎；④胰腺囊性纤维化；⑤施密特综合征。⑥血红蛋白沉着病；⑦地中海贫血；⑧抗胰蛋白酶缺乏症；⑨腹腔病。

8）内分泌疾病。

9）其他：①类固醇引起的眼压增高；②婴儿期发病的糖尿病伴骶骨发育异常。

6. 糖耐量减低（IGT）

IGT 是空腹血糖正常而口服葡萄糖耐量试验（OGTT）曲线介于糖尿病与正常高限血糖之间的一种糖代谢异常，可分为肥胖型和非肥胖型。IGT 者特点如下。①血糖偏高，但未达到糖尿病标准，为糖尿病的候选者。②IGT 若不及时干预，每年约有 2%～5%，甚至高达12% 可转变为 2 型糖尿病。③对 IGT 进行饮食、运动甚至药物干预可减少糖尿病发病风险。④IGT 随年龄增长而增加，故中老年人尤其是肥胖者空腹血糖正常时，测定餐后两小时血糖或 OGTT 更为重要。⑤中、老年人 IGT 发病机制存在差异，中年人以胰岛素抵抗为主，使用二甲双胍干预以减轻胰岛素抵抗可能更有效；老年人以胰岛 β 细胞功能减退为主而产生IGT，使用 α-糖苷酶抑制剂降低餐后血糖以减轻胰岛 β 细胞负担可能更适合。⑥IGT 人群患高血压、冠心病、高三酰甘油血症及糖尿病性微血管病变（如眼底微血管瘤）的风险明显高于正常人群。

（三）1999 年 WHO 推荐的糖尿病分型

该分型基本上保留了 1985 年 WHO 专家委员会的分型建议，主要的修改点：①胰岛素依赖型糖尿病和非胰岛素依赖型糖尿病及其缩略语 IDDM 和 NIDDM 停止使用，将 Ⅰ 型糖尿病和 Ⅱ 型糖尿病用阿拉伯数字代替罗马数字，即命名为 1 型糖尿病和 2 型糖尿病；②取消1985 年"与营养不良相关性糖尿病"的类型；③保留 IGT 但不作为一种类型；④提出并命名为空腹血糖受损（IFG）的空腹葡萄糖水平中间状态；⑤保留"妊娠糖尿病（GDM）"；⑥增加"特殊类型糖尿病"这一诊断名称，其中包括 WHO 于 1985 年分型中的继发性糖尿病，也将病因和发病机制比较明确及新近发现的糖尿病［如年轻发病的成年型糖尿病（MODY）、线粒体糖尿病等］归属其中。

1999 年 WHO 推荐的糖尿病分型见表 5-3。

表 5-3　1999 年 WHO 推荐的糖尿病分型

1. 1 型糖尿病（胰岛 β 细胞破坏，通常导致胰岛素绝对缺乏）

　a. 自身免疫性

　b. 特发性

2. 2 型糖尿病（胰岛素抵抗为主伴相对胰岛素缺乏，或胰岛素分泌不足为主伴有或不伴有胰岛素抵抗）

　3. 其他特殊类型糖尿病

　　　a. 胰岛 β 细胞功能遗传缺陷

　　　b. 胰岛素作用遗传缺陷

　　　c. 胰腺外分泌疾病

　　　d. 内分泌病

　　　e. 药物或化学制剂所致

　　　f. 感染

　　　g. 免疫介导的罕见类型

　　　h. 其他遗传综合征伴随糖尿病

　4. 妊娠糖尿病

1. 1 型糖尿病

由于胰岛 β 细胞破坏导致胰岛素分泌减少，通常引起绝对胰岛素缺乏。此型又分为两种亚型。

（1）自身免疫性糖尿病：占 1 型糖尿病的绝大多数。此型糖尿病是由于胰岛 β 细胞发生了细胞介导的自身免疫性损伤，包括过去的胰岛素依赖型糖尿病、1 型糖尿病、青少年发病糖尿病。自身免疫性糖尿病的特点如下。①胰岛细胞自身免疫性损伤具有多基因遗传易感因素，且与某些环境因素有关。②通常发生在儿童和青少年，也可在任何年龄发病，甚至在 80～90 岁的老年人中发生。③发病时患者大多消瘦，但也有体重正常或少数肥胖者。④由于胰岛 β 细胞自身免疫性损伤速度有较大差异，故发病时出现症状可有所不同。急性发病者（主要是婴儿、儿童和青少年）可有典型的多尿、多饮、多食和消瘦症状而就诊或以糖尿病酮症酸中毒作为首发症状，称为急进型。缓慢起病者多是免疫介导的损伤尚未完全破坏而保留了部分胰岛 β 细胞并能分泌一定量的胰岛素，其功能随病程进展而减退；在发病 6 个月内无糖尿病酮症或酸中毒发生，短期内可通过饮食和（或）口服抗糖尿病药物控制血糖，临床上表现酷似 2 型糖尿病称为"非胰岛素依赖期"；还有部分患者在发病半年至数年后出现胰岛 β 细胞功能迅速衰竭，口服抗糖尿病药物已不能控制高血糖或无明显诱因发生糖尿病酮症或酸中毒，而必须用胰岛素治疗称为"胰岛素依赖期"，此型为迟发型，又称为成人晚发自身免疫性糖尿病（LADA）。⑤发病早期甚至在未出现临床症状前，血液中即可检测到胰岛 β 细胞免疫性损伤的一种或多种标志物，如胰岛细胞抗体（ICA）、胰岛素自身抗体（IAA）、谷氨酸脱羧酶抗体（GAD-Ab）、人胰岛细胞抗原 2 抗体（IA-2A）及锌转运体 8 自身抗体（ZnT8A）等，这些自身抗体在患者体内可持续多年。⑥与 HLA 有很强的关联，有些是造成疾病的因素，有些对疾病的发生具有保护作用。⑦急性发病和慢性起病的晚期阶段患者血清胰岛素和 C 肽水平很低或测不出来。⑧必须用胰岛素治疗。⑨易并发其他自身免疫性疾病，如格雷夫斯病、桥本甲状腺炎、艾迪生病、白斑病、恶性贫血等。

目前国际上尚无统一的 LADA 诊断标准，较为公认的是国际糖尿病免疫学会（IDS）于 2004 年推荐的 LADA 标准：①至少有 1 种胰岛自身抗体（ICA、GAD-Ab、IAA 或 IA-2A）阳性；②多数患者在年龄 >30 岁发病；③确诊糖尿病后至少半年不需胰岛素治疗即可控制病情。

周智广等对中国5 000多例病程<1年类似2型糖尿病的初发者进行筛查结果显示LADA的临床特点：①患病率为6.2%，其中15～30岁为11%，>30岁为5.9%；②中国LADA患者的年龄偏小；③与2型糖尿病患者比较，LADA患者的胰岛功能较差，衰减更快（大约是2型糖尿病的3倍）；④中国LADA发病北方地区高于南方；⑤GAD-Ab是诊断LADA价值较大的胰岛自身抗体。

目前认为，GAD-Ab和ICA是筛查LADA的主要胰岛自身抗体，而IAA、IA-2A和ZnTB抗体阳性率较低；多种抗体联合监测可增加LADA的检出率；但即使5种抗体均为阴性也不能排除LADA，因为LADA患者的T细胞免疫反应可呈阳性，这是需要关注的问题。

胰岛自身抗体检测阳性率的差异影响着1型糖尿病患者的临床特点。国内对539例1型糖尿病患者进行GAD-Ab、ZnT8A和IA-2A检测发现，单一ZnT8A阳性组较阴性组病程更长，使用的胰岛素剂量更大，收缩压更低，并发代谢综合征比例更少；单一ZnT8A阳性组较单一GAD-Ab阳性组的BMI、WHR、空腹C-肽更高，HbA1c更低；多个抗体阳性组较阴性组1型糖尿病发病年龄低；1个抗体阳性患者的空腹及餐后2小时的C-肽低于阴性组；3个抗体阳性较1个抗体阳性患者发病年龄更小，BMI更低，病程更短；合并任意两种抗体（GAD-Ab和IA-2A）阳性组餐后C-肽最低。

（2）特发性糖尿病：病因不十分清楚。其特点为：①占1型糖尿病的很少一部分，多数发生在非洲或亚洲国家的某些种族；②血液中没有发现胰岛β细胞自身免疫性损伤的免疫学证据，与HLA无关联；③有很强的遗传易感性；④由于胰岛β细胞分泌胰岛素不足，易于发生糖尿病酮症酸中毒；⑤需要胰岛素治疗。

2. 2型糖尿病

2型糖尿病以胰岛素抵抗为主伴有胰岛素相对不足或以胰岛素分泌不足为主伴有或不伴有胰岛素抵抗，包括过去的非胰岛素依赖型糖尿病、成年发病糖尿病。其特点为：①病因不十分清楚，发病具有较强的遗传易感性；②发病与年龄、体重、活动等有关，肥胖尤其是中心性肥胖是明显诱发因素；③由于高血糖逐渐发生而未达到产生典型糖尿病症状而延误了就医时间，多年未被确诊；④部分患者在确诊前已有糖尿病血管病变等慢性并发症出现；⑤很少有糖尿病酮症酸中毒的自然发生，但在应激状态时可发生酮症或酸中毒；⑥胰岛β细胞功能可能正常或逐渐下降，为补偿胰岛素抵抗，也存在胰岛素分泌相对不足；⑦胰岛素水平可能正常、偏低或偏高；⑧一般通过饮食调整、适当运动、减轻体重以改善胰岛素抵抗或口服抗糖尿病药物即可控制病情；但在应激状态、酮症酸中毒或少数患者口服抗糖尿病药物无效时须用胰岛素治疗。

随着生活水平的提高，青少年2型糖尿病患病率逐年增加，其原因与青少年肥胖导致的胰岛素抵抗有关。澳大利亚一项从出生至14岁的1 197名儿童研究发现，与对照组相比，肥胖的发生与空腹胰岛素水平及HOMA-IR升高相关；在慢性高度肥胖组中，与母亲肥胖、孕期体重增加及妊娠期糖尿病相关；儿童肥胖与出生时体重高、出生后逐渐肥胖且持续高度肥胖者，胰岛素抵抗最严重。青少年2型糖尿病不仅患病率增加，而且病情进展较快。2012年ADA年会上颁布了"青少年和青年2型糖尿病治疗选择（TODAY）"研究结果，该研究纳入病程2年之内的699例10～17岁2型糖尿病患者，随访中位数为4年，随机予以二甲双胍，或联合罗格列酮，或联合强化生活方式干预治疗。研究发现，有近33%的患者出现高血压（研究初期为12%），尿白蛋白升高17%（初期为6%），13%产生眼部症状。由此可见，青少年 2 型糖尿病较成年 2 型糖尿病病情进展较快，早期慢性并发症发生率高。

3. 特殊类型糖尿病

根据病因和发病机制的不同，可分为以下 8 种类型。

（1）胰岛 β 细胞功能遗传缺陷引起的糖尿病：是一种单基因遗传性疾病，由于某些基因突变而使胰岛 β 细胞功能缺陷，胰岛素分泌减少导致的糖尿病。此型糖尿病主要包括年轻发病的成年型糖尿病（MODY）和线粒体糖尿病。

1）MODY：MODY 是年轻时发病的 2 型糖尿病，占糖尿病的 2% ~ 5%。MODY 特点：①常染色体显性遗传；②家系中至少三代患有糖尿病；③至少有 1 人在 25 ~ 30 岁以前发病；④确诊糖尿病 5 年内一般不需要胰岛素治疗，或需用胰岛素治疗但血清 C-肽仍维持较高水平；⑤胰岛 β 细胞功能缺陷，但无胰岛素抵抗；⑥多数患者体形消瘦或不肥胖。

2）线粒体糖尿病：线粒体糖尿病是由于线粒体 DNA 上的点突变，即线粒体 DNA 的 3243 位点编码亮氨酸的转运核糖核酸（tRNA）的 A 被 G 取代的点突变引起 β 细胞氧化代谢异常，导致 ATP 生成障碍（ATP 是葡萄糖刺激胰岛素释放所必需的）。由于 ATP 不足使胰岛素减少可导致周围组织中葡萄糖氧化代谢下降而引起血糖升高。

线粒体糖尿病特点：①母系遗传性糖尿病和神经性耳聋综合征（MIDD）；②多在 30 岁，最迟 45 岁以前发病；③较少肥胖；④常伴有轻至中度感觉神经性耳聋，表现为高频听力丧失；⑤发病初期可为轻度糖尿病，多无酮症倾向，但 10 年后大约一半患者进展到依赖胰岛素治疗；⑥临床上大多数受累器官是对能量需求较高的组织，如骨骼肌和大脑等；⑦可出现一种特异性的视网膜损伤，产生斑点型营养缺乏较糖尿病视网膜病变常见；⑧ICA 抗体为阴性。

近些年发现，在一些家族中以常染色体显性遗传的方式，基因异常可导致无法将胰岛素原转换为胰岛素，结果产生轻度的糖耐量减低；在一些家族中还发现常染色体遗传方式产生突变的胰岛素分子与胰岛素受体结合发生障碍，仅引起轻度的葡萄糖代谢异常或葡萄糖代谢仍能保持正常。

（2）胰岛素作用遗传缺陷所致的糖尿病（胰岛素受体基因异常）：遗传因素使胰岛素受体突变引起胰岛素作用异常，产生胰岛素抵抗，导致糖代谢紊乱及糖尿病。可分为几个亚型。

1）A 型胰岛素抵抗：由于胰岛素受体基因突变产生胰岛素受体数目和功能存在原发性缺陷所致的胰岛素抵抗，其范围可以从高胰岛素血症和轻度的高血糖到严重的糖尿病，可伴有黑棘皮病。妇女可伴有多囊卵巢综合征，由于高浓度的胰岛素和卵巢胰岛素样生长因子-1（IGF-1）受体结合，促进卵巢生成过多睾酮而致男性化特征的表现。

2）多诺霍综合征：患儿具有特征性的面部表现，发育滞缓、瘦小，前额多毛，四肢长，皮下脂肪少，皮肤松弛，畸形面容，鼻梁塌陷，下置耳。某些罹患的女婴有卵巢性高雄性激素血症和阴蒂肥大，伴有黑棘皮病和严重的胰岛素抵抗。该病在婴儿中是致命的，最终结果是夭折。

3）Rabson-Mendenhall 综合征：患儿出牙齿早且排列不整，指甲增厚，腹膨隆，多毛，黑棘皮病，松果体增生肥大，伴有胰岛素抵抗。

4）脂肪萎缩性糖尿病：目前还不能证明该型糖尿病有胰岛素受体结构和功能异常，可能病变存在于受体后的信号转导途径。患者皮下、腹内、肾周围脂肪萎缩或完全消失，肌肉及静脉轮廓暴露，伴有肝脾大、皮肤黄色瘤或高三酰甘油血症，还可有多毛等雄性化表现。

（3）胰腺外分泌疾病引起的糖尿病：能引起胰腺弥漫性损伤的病变或局部损伤胰腺达到足够的范围可破坏胰岛 β 细胞，使胰岛素的分泌减少而发生糖尿病。但是有些疾病仅侵犯胰腺较少部分也可伴随有糖尿病的发生，提示该型糖尿病的发生机制不仅是简单的胰岛 β 细胞数量减少，可能还有其他的机制。该型糖尿病可由纤维钙化性胰腺病、胰腺炎、外伤/胰腺切除、胰腺肿瘤、胰腺囊性纤维化、血色病或其他疾病引起。

（4）内分泌疾病引起的糖尿病：是继发性糖尿病的主要病因。引起糖尿病的主要内分泌疾病包括：库欣综合征、肢端肥大症、嗜铬细胞瘤、胰升糖素瘤、甲状腺功能亢进症、生长抑素瘤或其他疾病。

（5）药物或化学物质诱发的糖尿病：具体如下。①烟酸通过增强胰岛素抵抗或肝损害使已有糖代谢异常患者的血糖升高。②糖皮质激素通过增加糖异生，抑制葡萄糖摄取，胰高血糖素增加，促进脂肪和蛋白分解而升高血糖。③免疫抑制剂，如他克莫司和环孢素，对胰岛 β 细胞有直接毒性作用及抑制胰岛 β 细胞胰岛素基因转录。④抗精神病药物，主要是氯氮平和奥氮平，其次是喹硫平和氯丙嗪等，升高血糖的机制包括体重增加导致胰岛素抵抗增强，拮抗下丘脑多巴胺受体，抑制其对血糖的调节，阻断毒蕈碱 M_3 受体活性，抑制胆碱能神经诱导的胰岛素分泌。⑤β 肾上腺能阻滞剂抑制胰岛素分泌与释放，抑制肝脏和外周组织对葡萄糖的摄取，增加肌肉组织糖原分解。⑥β 受体激动剂，包括沙丁胺醇和特布他林，增加肝糖和脂肪分解。⑦噻嗪类利尿剂对胰岛 β 细胞的直接毒性作用，药物导致低钾血症从而抑制胰岛素分泌，胰岛素敏感性降低，肝糖产生增加，对胰岛 α 细胞有刺激作用。⑧钙通道阻滞剂可抑制胰岛素分泌。⑨二氮嗪直接抑制胰岛素分泌和刺激肝脏葡萄糖产生，增加肾上腺素分泌，降低胰岛素敏感性，促进胰岛素代谢清除而降低胰岛素水平。⑩α-干扰素可诱发 ICA 和 GAD-Ab 产生导致胰岛 β 细胞破坏，使胰岛素分泌不足引起血糖升高。⑪性激素与口服避孕药：黄体酮和孕激素可减少胰岛素受体数量和亲和力，口服避孕药增强胰岛素抵抗，雌激素可升高生长激素和皮质醇浓度引起肝糖异生增加而导致高血糖。⑫其他药物包括苯妥英、甲状腺激素、锂剂、左旋多巴、茶碱、非诺特罗、异烟肼、利福平、喹诺酮类抗生素、吗啡、吲哚美辛、氯氮䓬、胺碘酮、奥曲肽、喷他脒、Vacor（吡甲硝苯脲，一种毒鼠药）等可通过不同途径升高血糖。

（6）感染：某些病毒感染可引起胰岛 β 细胞破坏产生 1 型糖尿病，血清中可出现 1 型糖尿病特征性 HLA 和免疫性标志物。常见的感染性病毒有先天性风疹、巨细胞病毒，其他尚有柯萨奇病毒 B、腺病毒、流行性腮腺炎病毒等。

（7）免疫介导的罕见类型糖尿病：该型糖尿病可能与几种自身免疫性疾病有关。当同一例患者发生两种或以上内分泌腺体自身免疫病有时还可并发其他自身免疫病时，称为自身免疫性多内分泌腺综合征，但发病机制或病因与 1 型糖尿病不同。自身免疫性多内分泌腺综合征分为 1 型和 2 型，两型的共同点是均有肾上腺功能不全，甲状腺、甲状旁腺、性腺功能低下或 1 型糖尿病。但 1 型自身免疫性多内分泌腺综合征并发 1 型糖尿病仅为 4%；2 型自身免疫性多内分泌腺综合征有 50% 并发 1 型糖尿病，一般呈多代遗传特征，与 HLA-DR3、DR4 有关，腺体的损害往往逐渐发生。目前已发现有以下几种情况。①胰岛素自身免疫综合征（抗胰岛素抗体）。②抗胰岛素受体抗体。该受体抗体与胰岛素受体结合而阻断周围靶组织的胰岛素与受体结合而导致糖尿病；有时该受体抗体与胰岛素受体结合后也可作为胰岛素的激动剂而引起低血糖。此外，在极度胰岛素抵抗的一些情况，有抗胰岛素受体抗体的患者常伴黑棘皮病者称为 B 型胰岛素抵抗。③僵人综合征为中枢神经系统的自身免疫性疾病，表现为中轴肌（躯干和头部的骨骼肌）强硬伴有痛性痉挛，血清中有较高滴度 GAD‐Ab。此类患者大约 1/3 发生糖尿病。

（8）其他遗传综合征伴随糖尿病：许多遗传综合征有时伴发糖尿病，包括唐氏综合征、弗里德赖希共济失调、亨廷顿病、克兰费尔特综合征、劳—穆—比综合征、肌强直性营养不良、血卟啉病、普拉德—威利综合征、特纳综合征、Wolfram 综合征等。

4. 妊娠糖尿病

妊娠糖尿病（GDM）是指在妊娠期间发生或者妊娠前可能已有糖代谢异常而未被发现的糖尿病或糖耐量减低的妊娠患者。为确保孕妇和胎儿在整个孕期的安全性，孕妇的空腹或餐后血糖升高及有 GDM 高危因素（如 IGT 史、分娩巨大胎儿史、高危种族等）的孕妇应进行 GDM 筛查。为此，近年来，国内外各医疗组织或机构，包括 ADA、IDF、WHO 及中国国家卫生健康委员会等根据循证医学证据，已制定和颁布了 GDM 诊治指南或诊断行业标准。根据这些标准，提高了 GDM 诊断率，进一步保护了母婴的安全性。

（四）糖耐量减低和空腹血糖受损

糖耐量减低（IGT）和空腹血糖受损（IFG）是指在正常血糖与糖尿病之间的一种中间葡萄糖异常代谢状态；IFG 和 IGT 合并存在称为糖调节受损（IGR）。若无妊娠，IGT 和 IFG 不是独立的临床疾病类型。但是，它伴随的胰岛素抵抗综合征是发生 2 型糖尿病的危险因素，也使糖尿病的微血管和大血管并发症危险性增加。

IGT 需做 75 g 无水葡萄糖耐量试验才可确诊。IGT 是糖尿病的高危人群，尤其是肥胖者较非肥胖者发展为 2 型糖尿病的概率更高。但并非所有的 IGT 者均发展为 2 型糖尿病，从自然病程可见部分 IGT 人群可转为正常糖耐量，也有部分可多年维持 IGT 状态。

IFG 是指空腹血糖高于正常而低于糖尿病诊断标准。WHO 在 1999 年颁布 IFG 标准是空腹血糖 6.1～6.9 mmol/L（110～125 mg/dL），2003 年 ADA 对这一标准进行了修订，目前认为 IFG 的标准是空腹血浆血糖介于 5.6～6.9 mmol/L（100～125 mg/dL）的个体。当空腹血糖≥5.6 mmol/L 时，静脉输注葡萄糖所引起的快速胰岛素分泌时相缺失。但这些患者平日的血糖或糖化血红蛋白尚在允许范围内，有应激情况时将会出现高血糖状态。若该人群做 OGTT 检查，可能部分 IFG 者并发 IGT，甚至 2 小时血糖已达到糖尿病的标准。因此，WHO 推荐 IFG 者应该尽可能做 OGTT 以排除 2 型糖尿病。

尽管 IFG 和 IGT 都是进展为 2 型糖尿病的高危人群，但发生 2 型糖尿病的概率由高至低依次是 IGT 并发 IFG、IGT 和 IFG。

（五）糖尿病的临床分期

糖尿病的临床分期见表 5‐4。

由表 5‐4 可见在糖尿病演变过程中，从糖代谢正常到糖调节受损阶段，最后发展为糖尿病。WHO（1999 年）将糖代谢异常的高血糖血症分为糖调节受损和糖尿病二期。糖调节受损其血管病变、血脂异常等并发症高于正常人，但与糖尿病毕竟不是一个阶段，它们只是从正常血糖向糖尿病转变的中间或过渡阶段而不是糖尿病的一种类型。糖尿病的分型针对高血糖血症，糖尿病阶段的分类不包括 IGT 和 IFG，这样就使糖尿病的概念从血糖水平上更准确，以免两者发生混淆。

表5-4 糖尿病的临床分期

分型	正常血糖	高血糖		
	糖耐量正常	糖调节受损 IFG或IGT	糖尿病		
			不需用胰岛素	需用胰岛素控制血糖	需用胰岛素维持生命
1型糖尿病 自身免疫性		←————————————————→			
特发性		←————————————→			
2型糖尿病				←- - - - -→	
胰岛素抵抗为主		←————————————→			
胰岛素分泌缺陷为主		←————————————→			
其他类型				←- - - -→	
妊娠糖尿病					

在糖调节受损阶段通过生活方式干预使其部分转为糖代谢正常，也可应用抗糖尿病药物使其好转。即使发展为糖尿病，通过饮食调节、适当运动等措施加以控制高血糖，或仅加用口服抗糖尿病药物即可控制，称为"不需用胰岛素"；若需使用胰岛素治疗控制高血糖，称为"需用胰岛素控制高血糖"；若糖尿病患者需用胰岛素治疗防止酮症或酸中毒发生，即称为"需用胰岛素维持生命"。当然，任何类型的糖尿病均可能有高血糖某种程度的缓解，或逆转为糖调节受损，甚至糖代谢转为正常，尤其是新确诊的2型糖尿病伴有明显高血糖患者，经过血糖的强化治疗后停药，部分患者可有较长期的缓解。即使1型糖尿病患者在短期的胰岛素治疗后，停止胰岛素后糖耐量得到改善即称为"蜜月期"，但这些患者最终还是需长期应用胰岛素维持生命。

三、诊断标准

对糖尿病的诊断方法仅依靠患者的主诉症状、尿糖和空腹血糖测定有时是不够的，因为有的患者起病缓慢而无典型症状，还有些患者缺少糖尿病症状而是以某些糖尿病慢性并发症为首发主诉而就诊；尿糖阳性可由多种原因引起而并非全由糖尿病所致，如肾性糖尿、妊娠期糖尿、应激性糖尿、肾小管酸中毒、某些药物性糖尿（如大量维生素C、水杨酸盐、青霉素、丙磺舒等）、某些重金属中毒（如铅、镉等）等导致肾糖阈值降低在血糖不高时也可出现尿糖；而某些疾病可导致肾糖阈值升高，当血糖升高虽已超过正常肾糖阈值但尿糖仍可呈阴性，如老年人肾动脉硬化或患有肾脏疾病（如肾小球硬化症）等，这样便会延误诊断。

因此，糖尿病的诊断应根据患者的主诉症状，体格检查的阳性体征发现，尿糖、静脉血浆空腹血糖和（或）餐后2小时血糖的测定，必要时做75g无水葡萄糖（或含等量碳水化合物的淀粉部分水解产物）耐量试验（OGTT）或糖化血红蛋白A1c（HbA1c）测定以及一些辅助有关检查，必要时需重复测定空腹或餐后2小时血糖，才能诊断糖尿病；同时，应检查糖尿病并发症是否存在，这是目前国内外较为普遍采用的措施。

我国目前临床上采用1999年WHO推荐的糖尿病诊断标准，但也曾经使用过几个糖尿病诊断标准的版本。为便于读者参考，现将国内、外较常见及目前临床上应用的糖尿病诊断标准叙述如下。

（一）我国兰州糖尿病诊断标准

我国于 1979 年在甘肃省兰州市召开的全国糖尿病研究专题会议上，提出了我国糖尿病暂行诊断标准，后经全国糖尿病协作组组长会议修订并经当时的卫生部审批，于 1980 年颁布了我国糖尿病诊断暂行标准，其内容如下。

1. 具有糖尿病及其并发症典型症状

同时静脉空腹血浆血糖（邻甲苯胺法测定）≥7.2 mmol/L（130 mg/dL）或（和）餐后 2 小时血糖≥11.1 mmol/L（200 mg/dL）（为避免误差，应重复检查加以证实），虽未做 OGTT 可诊断为糖尿病。

2. OGTT

口服葡萄糖 100 g（葡萄糖 100 g 与葡萄糖 75 g 的 OGTT 方法比较相差不大，仅后者血糖较早恢复正常），OGTT 各时相正常静脉血浆血糖上限规定见表 5-5。

表 5-5　OGTT 各时相正常静脉血浆血糖上限值

时相	血糖值	
	mmol/L	mg/dL
空腹	6.9	125
30 分钟	11.1	200
60 分钟	10.6	190
120 分钟	8.3	150
180 分钟	6.9	120

其中 30 分钟或 60 分钟血糖值为 1 点，空腹、120 分钟、180 分钟时相血糖值各为 1 点，共 4 点。糖尿病诊断标准如下。

（1）显性糖尿病：有典型糖尿病症状或曾有酮症病史，空腹血浆血糖≥7.2 mmol/L 和（或）餐后 2 小时血糖≥11.1 mmol/L，或 OGTT 的 4 点中有 3 点大于上述正常上限。

（2）隐性糖尿病：无糖尿病症状，但空腹及餐后 2 小时静脉血浆血糖和（或）OGTT 达到上述诊断标准。

（3）糖耐量异常：无糖尿病症状，OGTT 的 4 点中有 2 点静脉血浆血糖值达到或超过上述正常上限值。

（4）非糖尿病：无糖尿病症状，空腹及餐后 2 小时静脉血浆血糖和 OGTT 均正常。

对 50 岁以上人群，糖耐量往往有生理性降低。但此次会议仅规定 OGTT 于 1 小时峰值每增加 10 岁静脉血浆血糖正常标准增加 0.56 mmol/L（10 mg/dL），其他时相未作明确规定。有的学者认为老年人糖尿病诊断标准的 OGTT 正常范围应加以补充校正。

（二）1985 年 WHO 糖尿病诊断标准

WHO 糖尿病专家委员会根据美国 NDDG 于 1979 年提出的糖尿病诊断标准并加以修改，于 1980 年和 1985 年推出的暂行糖尿病诊断标准如下（表 5-6）。

（1）有典型糖尿病症状，任何时候静脉血浆葡萄糖≥11.1 mmol/L（200 mg/dL）或（和）空腹静脉血浆葡萄糖≥7.8 mmol/L（140 mg/dL），可确诊为糖尿病。

（2）如结果可疑，应做 OGTT（成人口服无水葡萄糖 75 g，儿童每千克体重用葡萄糖

1.75 g，总量不超过 75 g）2 小时静脉血浆葡萄糖≥11.1 mmol/L 可诊断为糖尿病。静脉血浆葡萄糖≥7.8 mmol/L 但 <11.1 mmol/L 为糖耐量减低（IGT）。

（3）如无糖尿病症状，除上述两项诊断标准外，尚需另加一项指标以助诊断，即在 OGTT 曲线上 1 小时静脉血浆葡萄糖≥11.1 mmol/L 或另一次 OGTT 的 2 小时静脉血浆葡萄糖≥11.1 mmol/L 或另一次空腹静脉血浆葡萄糖≥7.8 mmol/L 也可诊断糖尿病。

（4）妊娠糖尿病也采用此诊断标准。

NDDG 与 WHO 糖尿病诊断标准的差异在于 OGTT 后的标准要求不同。NDDG 的要求包括：①糖尿病诊断标准除了 OGTT 的 2 小时静脉血浆血糖≥11.1 mmol/L 外，从服糖后到 2 小时这段时间内的一个中间时相，如半小时、1 小时或 1.5 小时的其中一个时相静脉血浆血糖也必须≥11.1 mmol/L；②IGT 的诊断标准除了 OGTT 静脉血浆血糖≥7.8 mmol/L 但 <11.1 mmol/L 外，在服葡萄糖后半小时、1 小时或 1.5 小时的任何一个时相静脉血浆血糖≥11.1 mmol/L。

表 5-6　WHO（1985 年）建议的糖尿病和糖耐量减低暂行诊断标准

诊断	血糖［mmol/L（mg/dL）］		
	静脉血浆	静脉全血	毛细血管全血
糖尿病			
空腹血糖	≥7.8（140）	≥6.7（120）	≥6.7（120）
餐后 2 小时血糖（或 OGTT）	≥11.1（200）	≥10.0（180）	≥11.1（200）
糖耐量减低			
空腹血糖	<7.8（140）	<6.7（120）	<6.7（120）
餐后 2 小时血糖（或 OGTT）	≥7.8（140）	≥6.7（120）	≥6.7（120）
	<11.1（200）	<10.0（180）	<11.1（200）

（三）1999 年 WHO 推荐的糖尿病诊断标准

1999 年 WHO 提出的糖尿病诊断标准见表 5-7。目前全世界各国基本上均采用这一标准诊断糖尿病。

（1）有糖尿病的症状，任何时间的静脉血浆葡萄糖≥11.1 mmol/L。

（2）空腹静脉血浆葡萄糖≥7.0 mmol/L。

（3）OGTT（服 75 g 无水葡萄糖）2 小时静脉血浆葡萄糖≥11.1 mmol/L。

以上三项标准中，只要有一项达到标准并在随后的一日再选择上述三项中的任何一项重复检查也符合标准者，即可确诊为糖尿病。

作为流行病学研究，用于估计糖尿病患病率和发病率，则推荐用空腹静脉血浆血糖≥7.0 mmol/L 一次性测定的方法。其优点是它易于标准化而有利于在现场工作，特别是简化了由 OGTT 难以实行和耗资较多的困难。但采用这一方法有时也会得到低于空腹血糖加 OGTT 方法联合检测得到的糖尿病患病率结果。

（4）空腹静脉血浆葡萄糖 <6.1 mmol/L 为正常空腹血糖。

（5）空腹静脉血浆葡萄糖≥6.1 mmol/L 而 <7 mmol/L 为空腹血糖受损（IFG）。

（6）餐后 2 小时静脉血浆血糖 <7.8 mmol/L 为糖耐量正常。

（7）服 75 g 葡萄糖 OGTT 在 2 小时静脉血浆葡萄糖≥7.8 mmol/L 但 <11.1 mmol/L 者

为糖耐量减低（IGT）。

表 5-7　WHO（1999 年）糖尿病和其他类型高血糖的诊断标准

诊断	血糖浓度 mmol/L（mg/dL）		
	静脉血浆	静脉全血	毛细血管全血
糖尿病（DM）			
空腹血糖或	≥7.0（≥126）	≥6.1（≥110）	≥6.1（≥110）
OGTT 2 小时或随机血糖	≥11.1（≥200）	≥10.0（≥180）	≥11.1（≥200）
糖耐量减低（IGT）			
空腹血糖（如果测定）	<7.0（<126）	<6.1（<110）	<6.1（<110）
和 OGTT 2 小时血糖	≥7.8（≥126）	≥6.7（≥120）	≥7.8（≥126）
	及<11.1（<200）	及<10.0（<180）	及<11.1（<200）
空腹血糖受损（IFG）			
空腹血糖	≥6.1（≥110）	≥5.6（≥100）	≥5.6（≥100）
	及<7.0（<126）	及<6.1（<110）	及<6.1（<110）
餐后 2 小时血糖（如果测定）	<7.8（<140）	<6.7（<120）	<7.8（<140）

注　血糖测定一般不用血清，除非立即除去红细胞；否则葡萄糖酵解会引起血浆葡萄糖值低于实际值。防腐剂也并不能完全防止糖酵解。如果是全血，应立即离心并保存在 0～4 ℃冰箱中或即刻测定。

诊断糖尿病的要求如下。①有严重症状和明显高血糖者的诊断，要求血糖值超过以上指标。②在急性感染、外伤、手术或其他应激情况下，测定的高血糖可能是暂时的，不能因此而立即诊断为糖尿病。③无症状者不能依据一次血糖结果诊断，必须还要有另一次血糖值达到诊断标准。无论是空腹或任何时候的血糖或 OGTT 结果，如果还不能诊断，应定期复查，直到明确诊断。④儿童糖尿病，多数儿童糖尿病症状严重，血糖极高，伴大量尿糖或尿酮症；若诊断清楚，一般不需做 OGTT。少数糖尿病症状不严重时，则需测空腹血糖及（或）OGTT 加以诊断。

随机血糖不能用于诊断 IGT 或 IGF。流行病学的研究显示，目前的诊断标准有相当数量的人群仅表现为空腹或服葡萄糖负荷后血糖两者之一异常，当这些人如果不做 OGTT 而仅通过单纯一次筛选试验就有可能被认为正常。因此，建议空腹血糖在 5.6～6.9 mmol/L（100～124 mg/dL）或随机血糖在 6.5～11.0 mmol/L（117～198 mg/dL）范围内的人应做 OGTT 试验。

WHO 于 1999 年推荐的糖尿病诊断标准与 WHO 1985 年糖尿病诊断标准比较，其突出的修改点是将原来空腹静脉血浆葡萄糖诊断标准从 ≥7.8 mmol/L 降低至 ≥7.0 mmol/L。WHO 1985 年提出的糖尿病诊断标准是根据在英国 Bedfoord 和 Whitehall 及美国 Pima Indian 人的流行病学研究结果基础上确定的，表明糖代谢异常者的血糖水平超过此标准就明显地增加了发生糖尿病微血管（即视网膜病变和肾脏病变）并发症的风险，这一指标实质上是以餐后（或OGTT）2 小时血糖截点为主的。以后，在临床和流行病学研究发现空腹血糖≥7.8 mmol/L 截点与餐后（或 OGTT）2 小时血糖≥11.1 mmol/L 截点两者反映的血糖水平是不一致的，即几乎所有的空腹血糖≥7.8 mmol/L 者的餐后（或 OGTT）2 小时血糖均≥11.1 mmol/L，而在餐后（或 OGTT）2 小时血糖≥11.1 mmol/L 且以往不知患有糖尿病的人群中，约有 1/4的患者空腹血糖未达到≥7.8 mmol/L，说明空腹血糖≥7.8 mmol/L 反映高血糖的程度高于餐后（或 OGTT）2 小时血糖≥11.1 mmol/L 所反映的水平。这种不一致性就不能确保此两个截点值反映相似程度的高血糖水平，而修改后的空腹血糖≥7.0 mmol/L 经大量循证医学证据证实两者比较趋于一致。新的诊断指标仍保留了餐后（或 OGTT）2 小时静脉血浆血糖≥11.1 mmol/L 截点的糖尿病诊断标准。

2003 年 ADA 将 IFG 的诊断标准进行了修订，由原空腹静脉血浆血糖 6.1～6.9 mmol/L（110～125 mg/dL）的范围修改为 5.6～6.9 mmol/L（100～125 mg/dL）。ADA 报告中推荐的 IFG 修订的这一切点，WHO/IDF 仍建议 IFG 诊断切点维持在 6.1 mmol/L（110 mg/dL）。

（四）用 HbA1c 作为糖尿病诊断标准的商榷

糖尿病诊断标准除根据临床症状外，必须测定空腹及餐后 2 小时血糖，必要时做 OGTT 确诊糖尿病。但是，OGTT 也存在不足，如试验方法的不一致性，可重复性较差（有时 OGTT 的 2 小时血糖变异系数可高达 40%），试验本身易受年龄、饮食习惯、活动、药物及伴随疾病等多种生理、病理和环境因素的影响，试验过程较烦琐复杂，患者不易接受，费用昂贵等。由此可见，OGTT 的应用具有一定局限性。为此，北京医院内分泌科曾研究了用 OGTT 测定的血糖与血液中糖化的蛋白质成分（糖化血红蛋白及糖化血浆蛋白）两者结合共同作为糖尿病诊断指标的探讨，可能会避免对一些糖尿病患者诊断时的漏诊或误诊，以提高对糖尿病的诊断率。

该研究对糖尿病的诊断标准提出如下方案。

（1）无论有无糖尿病症状，空腹血糖≥7.8 mmol/L + HbA1c 高于正常范围，或餐后 2 小时血糖≥11.1 mmol/L + HbA1c 高于正常范围，并经复查证实无误者便可诊断糖尿病。

（2）凡空腹血糖 < 5.6 mmol/L + 餐后 2 小时血糖 < 7.8 mmol/L + HbA1c 在正常范围者，可排除糖尿病。

（3）健康查体者除了测定空腹血糖外，还应测定 HbA1c，其结果分析如下。

1）若空腹血糖≥7.8 mmol/L + HbA1c 高于正常范围并经复查无误者可诊断糖尿病。

2）若空腹血糖 < 7.8 mmol/L + HbA1c 高于正常范围者，应做 75 g OGTT 测定 2 小时血糖 + 重复 HbA1c，其结果为：①若 2 小时血糖≥11.1 mmol/L + HbA1c 高于正常范围，可诊断为糖尿病；②若 2 小时血糖≥7.8 mmol/L 而 < 11.1 mmol/L 为 IGT；③若 2 小时血糖≥7.8 mmol/L 而 < 11.1 mmol/L + HbA1c 高于正常范围者，高度怀疑糖尿病，应在近期严密随访；④若 2 小时血糖≥11.1 mmol/L + HbA1c 在正常范围内，也应在近期严密随访。

在 1999 年 WHO 糖尿病诊断标准中，不推荐应用 HbA1c 作为糖尿病的诊断标准。这是因为测定 HbA1c 的方法尚未标准化，难以确定一个诊断糖尿病的截点水平；另外，测定的空腹血糖、餐后 2 小时血糖以及 HbA1c 之间的相关性尚不十分理想；在大部分临床试验室中，正常的 HbA1c 是以对健康个体进行统计学抽样测定为基础得出的结果，是否适合对糖尿病的诊断标准还有待于进一步研究。

为此，2010 年《用 HbA1c 诊断糖尿病——WHO 咨询报告》中，根据循证医学证据，评价了用 HbA1c 诊断糖尿病一些相关的关键问题，其中包括目前检测 HbA1c 的质量控制，检测方法的可操作性以及在不同条件下的适用性等综合因素后，认为在严格的实验室质量控制下，实验结果可溯源至国际标准化体系，不存在干扰测定结果精确性的情况时，HbA1c 可以作为糖尿病的诊断标准之一，HbA1c≥6.5% 被定义为诊断糖尿病的切点，HbA1c < 6.5% 不能除外应用血糖标准对糖尿病的诊断。HbA1c 小于但接近 6.5% 可能提示个体处于高血糖状态，需要定期随访。HbA1c 在 6.0%～6.5% 的个体应警惕患糖尿病的风险，应该

采取相关预防糖尿病的措施。

该咨询报告指出，如果有糖尿病的临床症状以及静脉血浆血糖＞11.1 mmol/L 即可诊断糖尿病，否则就需要重复检测 HbA1c 以确诊糖尿病。若无糖尿病症状，不能仅凭一次血糖或 HbA1c 检测结果异常而诊断糖尿病，还需要至少另一次 HbA1c、空腹血糖、随机血糖或 OGTT 结果达到糖尿病诊断标准才可确诊糖尿病的诊断。如果应用血糖或 HbA1c 作为诊断糖尿病的方法，血糖和 HbA1c 均达到了各自的诊断标准可确诊糖尿病；如果只有其中之一达到诊断标准，必须检测另一次该指标的检测结果也达到了诊断标准才可确诊糖尿病的诊断。应用几种方法仍不能确诊糖尿病的诊断，建议该个体需要定期复查，直至异常的糖代谢状态得到明确为止。

HbA1c 测定结果受多种因素的影响，如遗传因素、血液学、与疾病相关因素等（表 5-8），其中血红蛋白病、某些贫血、引起红细胞寿命缩短的疾病（如疟疾等）最为明显。

表 5-8　一些影响 HbA1c 测定结果的因素

1. 红细胞生成

HbA1c 升高：铁、维生素 B_{12} 缺乏、红细胞生成减少

HbA1c 降低：使用红细胞生成素、铁、维生素 B_{12}、网织红细胞增多、慢性肝脏疾病

2. 异常血红蛋白

血红蛋白化学或基因改变：血红蛋白病、HbF、高铁血红蛋白可能升高或降低 HbA1c

3. 糖修饰改变

HbA1c 升高：酗酒、慢性肾衰竭、红细胞内 pH 降低

HbA1c 降低：阿司匹林、维生素 C 和维生素 E、某些血红蛋白病、红细胞内 pH 升高

HbA1c 变异：遗传因素

4. 红细胞破坏

HbA1c 升高：红细胞寿命延长、脾切除术后

HbA1c 降低：红细胞寿命缩短、血红蛋白病、脾大、类风湿关节炎或某些药物，如抗反转录病毒药物、利巴韦林、氨苯砜

5. 其他

HbA1c 升高：高胆红素血症、氨甲酰血红蛋白、酗酒、大剂量阿司匹林、长期使用鸦片类物质

HbA1c 变异：血红蛋白病

HbA1c 降低：高三酰甘油血症

四、口服抗糖药物治疗

（一）口服抗糖尿病药物的种类

2 型糖尿病的治疗方案通常基于患者临床特点、高血糖的严重性和治疗的有效性选择。目前临床使用的口服抗糖药物主要有：①磺胺类；②双胍类；③α-糖苷酶抑制剂（AGI）；④胰岛素增敏剂；⑤非磺胺类促胰岛素分泌物；⑥二肽基肽酶（DPP-4）抑制剂；⑦胆汁酸螯合剂（BAS）；⑧溴隐亭；⑨钠葡萄糖共转运蛋白抑制剂。除此之外，还有其他有降糖作用的口服药物。

二甲双胍、磺胺类药物和噻唑烷二酮类药物是目前世界范围内应用最广的口服降糖药，单独使用可以降低糖化血红蛋白水平达 1%～1.5%，在 2 型糖尿病的初始治疗中占有极其

重要的地位。二甲双胍在没有耐受性和禁忌证的情况下是治疗的一线选择。除了有效地控制血糖外，还可以降低体重和 LDL-C 水平以及心血管事件的发生风险。二线选择包括磺胺类、噻唑烷二酮类、α-糖苷酶抑制剂、DPP-4 抑制剂、胰高糖素样肽（GLP-1）类似物和胰岛素。DPP-4 抑制剂是唯一的肠促胰岛素家族中的口服药物。氯茴苯酸类主要作为磺胺类药物的替代品，针对不规则进餐或易出现餐后晚期低血糖的情况。胆汁酸螯合剂和溴隐亭目前没有进入常规的诊疗条目，可能成为潜在的治疗选择。

（二）磺胺类口服抗糖尿病药物

磺胺类（SU）药物的基本化学结构有两个特征性的活性基团，一个磺脲基团和一个苯甲酰基团（氯茴苯酸）以及两个辅基（R_1 和 R_2）（图 5-1），其中磺脲基团和苯甲酰基团决定药物具有降低血糖作用，而两个辅基决定药物降糖作用的强度、作用时间和代谢途径的不同。

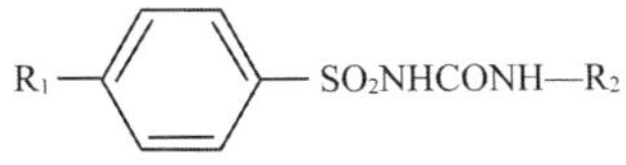

磺脲类磺脲基因

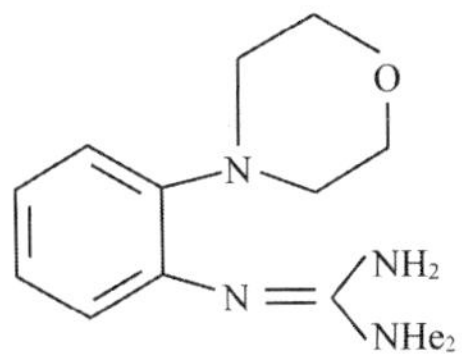

苯甲酰基因（氯茴苯酸）

图 5-1　磺胺类药物的两个特征性活性基团

第一代磺胺类药物的 R_1 为 $CH_3 \cdot H_2N$ 或 Cl，R_2 为 CH_3；第二代磺胺类药物中的格列本脲、格列美脲、格列吡嗪的 R_1 为苯甲酰基团，格列齐特的 R_1 为 CH_3。

磺胺类口服降糖药物包括：第一代有甲苯磺丁脲和氯磺丙脲等；第二代有格列本脲、格列齐特及其缓释剂、格列喹酮、格列吡嗪及其控释剂、格列美脲（有的学者将其称为第三代磺胺类）等。由于第一代磺胺类的不良反应而在临床上较少使用，目前临床上应用的基本上是第二代磺胺类药物。单药使用可降低糖化血红蛋白水平达 1.0%～1.5%。

1. 磺胺类药物的作用机制

（1）刺激胰岛 β 细胞分泌胰岛素：近年来基础研究证实，在胰腺 β 细胞膜、心肌细胞膜及平滑肌细胞膜上均存在 ATP 敏感的钾通道（K_{ATP}）。K_{ATP} 通道的生理学特点：通常在基线状态下，β 细胞膜上的 K_{ATP} 通道保持开放；在进餐、葡萄糖刺激或使用磺胺类药物以后，K_{ATP} 通道可以被关闭，K_{ATP} 通道的关闭可以促进胰岛素的释放。在心肌细胞上，K_{ATP} 通道通常是关闭的，在缺血、缺氧状态下会开放，目的是节省能量消耗，并会产生缺血预适应显现。在血管平滑肌细胞上，K_{ATP} 通道通常也是关闭的，在缺血、缺氧状态下会被开放，从而产生扩血管的效应。正常情况下，葡萄糖通过葡萄糖转运子-2（GLUT-2）的转运，在胰腺 β 细胞代谢产生 ATP，而 ATP 水平的增加使 K_{ATP} 通道关闭，促使胰腺 β 细胞去极化，随之出现依赖性 Ca^{2+} 通道开放，使 Ca^{2+} 内流产生细胞内 Ca^{2+} 浓度上升，促使细胞内胰岛素颗粒产生胞吐作用，刺激胰岛素分泌和释放（图 5-2）。当使用磺胺类药物时，其与胰岛 β 细胞的磺脲受体（SUR_1 和 SUR_{2A} 及 SUR_{2B}）结合，关闭 K_{ATP} 通道而刺激胰岛素的释放。K_{ATP} 通道是 SU 受体以及内向整流通道（Kir 6.2）的复合物，K_{ATP} 通道由两个亚单位组成，包括 Kir 6.2 亚基和 SU 受体亚基，前者是内向整流钾通道的组成之一（Kir 6.2 是分子量为 43 500 的蛋白质）。不同组织中其 K_{ATP} 通道的 Kir 6.2 亚基和 SU 受体组成存在差异。目前认为碘胺类药物关闭 K_{ATP} 通道有两种途径，包括依赖 ATP 的敏感性 K_{ATP} 通道和非依赖 ATP 的敏感性 K_{ATP} 通道（图 5-3）。

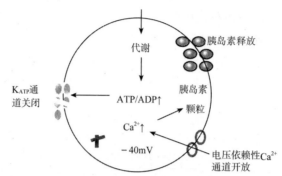

图 5-2　正常葡萄糖刺激胰岛素分泌示意图

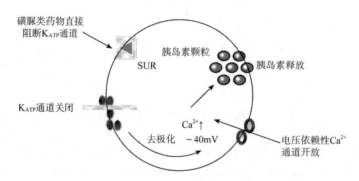

图 5-3　碘胺类药物诱导的胰岛素分泌示意图

（2）增强外周组织对胰岛素的敏感性：近年来通过葡萄糖钳夹技术的研究结果显示，碘胺类药物可使人体外周组织葡萄糖的利用率增加 10% ~ 52%（平均为 29%）。不同的药物可能具有不同程度的体内拟胰岛素作用，但是碘胺类的胰外作用所需的浓度较高，在体内较难达到该浓度。新型制剂格列美脲除了能刺激胰腺 β 细胞分泌胰岛素外，还可增强外周组织对胰岛素的敏感性。

（3）减少肝糖的输出。

2. 各种碘胺类药物的作用特点

各种不同碘胺类降糖药物的作用机制也不完全相同，其特点见表 5-9。现将临床上常用的各种碘胺类药物的作用特点简述如下。

（1）格列本脲：作用特点如下。①对胰岛 β 细胞表面的碘胺类受体具有高亲和力，该药与胰岛 β 细胞表面的 SU 受体结合而关闭细胞表面的 ATP 敏感钾通道，从而抑制胰岛 β 细胞 K^+ 向细胞内流入，产生胞浆内膜面去极化，使细胞膜 Ca^{2+} 通道开放并使其内流，当胰岛 β 细胞内 Ca^{2+} 升高时，作为第二信使激活胰岛 β 细胞的胞吐现象，促使细胞内胰岛素颗粒形成及释放胰岛素入周围血液循环。②格列本脲可增加糖原合成酶的活性，促使肝糖原的合成。③抑制磷酸酶α的活性，从而抑制糖原分解。④通过减少α激酶的活性而减少糖的异生，促进糖的分解。⑤能够加强胰岛素刺激外周组织对葡萄糖的摄取和利用。⑥格列本脲还能抑制血小板的黏附力和聚集，可减少糖尿病患者的血管并发症。⑦格列本脲属于长效作用的碘胺类药物，能引起延迟的单相胰岛素释放，胰岛素峰值出现比较晚，而且胰岛素长时间保持高水平，虽然其血浆半寿期为 1～2 小时，但降血糖作用能维持 24 小时。因此，此药应用时低血糖反应的发生较多，特别是在老年患者中，应引起注意。

表 5-9　各种碘胺类抗糖尿病药物的作用特点

名称	起效时间（小时）	高峰时间（小时）	持续时间（小时）	剂量范围（mg/d）	半衰期（小时）	作用特点
甲苯磺丁脲	0.5	3～5	6～8	250～2 000	3～6	药效短，作用温和，价廉
氯磺丙脲	4		24～72	50～100	30～36	作用时间长，易发生低血糖
格列本脲	0.5	2～6	16～24	1.24～15	10～16	降糖作用强，作用时间长，易发生低血糖
格列吡嗪	0.5～1	1～2	3～7	2.5～30	2～4	作用时间短，作用强度中等
格列齐特	0.5	2～6	10～24	40～300	10～12	作用强度中等，抑制血小板聚集
格列喹酮	0.5	2～3	8～12	15～120	1～2	代谢产物 95% 由胆管排泄，仅 5% 由肾脏排泄
格列波脲	0.5	2～4	12	25～75	8～12	作用温和，降低血黏度
格列美脲		4	24～48	0.5～8	1～9	用量少，不良反应轻

（2）格列吡嗪及其控释剂：作用特点如下。①主要的作用与格列苯脲一样，也是刺激胰岛 β 细胞分泌胰岛素增多；但其作用时间较格列苯脲短，发生低血糖的风险也较少。②通过增强胰岛素的外周作用，加强胰岛素与受体的结合能力及组织对胰岛素的敏感性，从而增加周围组织对葡萄糖的利用，这可能通过增加胰岛素受体的数目和受体后效应而发挥作用。③还能抑制血小板聚集，增加纤维蛋白的溶解活性，减少血管受损及微血管阻塞的危险。

格列吡嗪控释剂采用先进的"胃肠道治疗系统 GITS"控释技术，药物最外层是只允许水分子通过的半透膜，其表面有经精确计算的激光打孔；药物内核分为上、下两层，下层为没有药理活性的聚合物推动层，上层为格列吡嗪药物层；当药物进入胃肠道后，其水分子透过下层半透膜的聚合物吸水膨胀，向上产生推动力，于是药物经激光微孔不断匀速释放出来。服用 2～4 小时后活化，8 小时（4～12 小时）内相对稳定释放，服药 16 小时后完成释放，服药后血药浓度平稳，近似"0 级"药动学特征，其药物浓度全天都保持在较低的水平，仅在每次进餐后血糖升高时会诱导出一个适合餐后高血糖需要的胰岛素分泌。药物释药过程中不受胃肠道 pH、胃肠蠕动及胃内环境因素影响。这一特点使药物在两次服药之间匀速地释放，可全天保持稳定的血药有效浓度，既可控制空腹血糖，又能降低餐后血糖，还可减少低血糖发生的风险；长期应用体重增加也不明显。释放完活性药物的药片经过胃肠道将以完整药片的形式随粪便排出体外。

（3）格列齐特及其缓释片：作用特点如下。①具有恢复胰岛素早期时相分泌的作用，但不引起胰岛素晚期时相的过度分泌，能在适当的时间分泌适量的胰岛素，这样既能有效地控制高血糖，又避免了高胰岛素血症，从而减少了由于高胰岛素血症引起的体重增加、低血糖及大血管并发症的危险性。②格列齐特还能通过胰岛素增加肌糖原合成酶活性及脂肪组织的葡萄糖转运作用，使肝葡萄糖的生成减少，外周组织对葡萄糖的摄取和储存增强。③该药可增强胰岛素的敏感性，减轻胰岛素抵抗。④格列齐特还能清除自由基，增加超氧化歧化酶的活性，降低脂质过氧化。⑤格列齐特还可恢复前列腺素的平衡，减少血小板的聚集。并能改善血管壁中纤溶酶的活性，使纤维蛋白溶解正常化，使血液黏稠度降低，有效减少微血栓形成的风险而可延缓糖尿病视网膜病变的进展。⑥格列齐特也能降低血清总胆固醇、三酰甘油、游离脂肪酸的含量，改善糖尿病患者的脂质代谢紊乱，减轻体重，降低大血管病变发生的危险性。格列齐特缓释片每日服用 1~2 次，可提高患者对治疗的依从性，从而更好地控制高血糖。

（4）格列喹酮：与其他碘胺类药物作用机制相同，其特点如下。①刺激胰岛 β 细胞释放胰岛素：胰岛 β 细胞上有碘胺类药物受体，受体与细胞膜上 ATP 依赖型钾离子通道密切相关，该类药物通过关闭 ATP-依赖型钾离子通道使细胞去极化，促进钙离子内流增加，使含有胰岛素的小囊胞向 β 细胞表面移动并释放胰岛素。但是不同于格列苯脲的是格列喹酮能刺激胰岛素迅速的双向释放，其血浆半衰期为 1.3~1.5 小时，以后胰岛素的水平便很快下降，降低血糖作用能维持 8 小时，属于短效作用的碘胺类药物。②可以增加胰岛 β 细胞对葡萄糖等的敏感性。③还具有胰外作用，可提高胰岛素受体的结合力，改善受体后的效应，增加周围组织对胰岛素的敏感性，提高对葡萄糖摄取能力。④抑制肝脏产生葡萄糖，促进肝糖原的合成，使其降解减少，对空腹血糖也具有好的降低作用。⑤格列喹酮最大的优势是由于该药的分子量及化学结构有别于其他碘胺类，使它在肝脏中代谢并经过肝脏、胆汁排出其代谢产物，仅有 5% 从尿中排出，但如果患者有胆汁滞留时从尿中排出可高达 40%。因此，对已有肾功能受损而肝功能良好的 2 型糖尿病患者而又不愿意注射胰岛素时，可作为一种适合首先选择的药物。

（5）格列美脲：是一种新型的碘胺类降糖药物，它与传统的碘胺类不同，具有其独有的特点。①尽管格列美脲也是通过刺激胰岛 β 细胞分泌胰岛素，但它与传统碘胺类药物的作用位点不同，格列美脲是与胰腺 β 细胞膜上的 SU 受体的 65 000 亚单位相结合，而传统的碘胺类药物则与碘胺类受体 140 000 亚单位相结合。由于格列美脲与低分子的 SU 受体结合的这一不同特点，导致其与受体结合与解离的速度和传统磺酰脲类不同，与格列本脲比较，格列美脲与受体的结合与解离速度均显著快于格列本脲。与受体结合快，使格列美脲可以快速地释放胰岛素，降低餐后血糖；与受体解离快，则使格列美脲与受体刺激胰腺 β 细胞释放胰岛素的时间缩短了，这样就减少了胰岛素的释放，大大降低了临床上低血糖事件发生的危险；同时有研究报告，格列美脲可促使胰岛素分泌的第 1 和第 2 时相平均升高幅度明显增加，从而可能延缓胰腺 β 细胞的功能的衰竭。格列美脲在促胰岛素分泌作用方面还具有其特殊性，它的生理性胰岛素分泌依赖于血中葡萄糖的浓度，葡萄糖浓度增加时会引起格列美脲浓度增加而促使胰岛素分泌和输出显著增加（放大 2~3 倍）；葡萄糖浓度低时，格列美脲引起的胰岛素分泌则相应减少。即使增加格列美脲浓度，胰岛素分泌也没有显著增加。这也就可以解释为什么格列美脲较其他碘胺类药物较少发生低血糖反应。②除了促胰岛素分泌作用外，格列美脲还有胰腺以外的降血糖作用，或称为非胰岛素依赖的降糖作用，其中包括增强周围组织对胰岛素敏感性等。格列美脲可以通过诱导 GLUT-4 去磷酸化，提高其在细胞膜上的表达。有研究表明，在正常细胞，格列美脲使细胞膜表面的 GLUT-4 的数量增加 3.0～3.5 倍，提高胰岛素敏感性的作用，从而增加葡萄糖转运，增强外周肌肉、脂肪组织对葡萄糖的摄取；格列美脲可能通过作用于 PI-3 激酶产生改善胰岛素敏感性。有研究发现，格列美脲治疗 8 周后脂联素水平、葡萄糖代谢清除率显著增加，肿瘤坏死因子-α 水平显著降低，从而减低了胰岛素抵抗。不同的磺胺类药物在达到相同降糖效果时，格列美脲所需的胰岛素最少，PI/BG 值最小，提示其在磺胺类药中节省胰岛素释放的作用最强的。③格列美脲的药代动力学特点是口服后可被完全吸收，人血液循环与血浆蛋白结合高达 99%，游离血药浓度仅为 1% 左右，随着血糖水平而不断释放发挥作用。服用单剂后达峰时间约为 2.5 小时，半衰期为 5～8 小时，长期服用后半衰期更长。代谢主要通过肝脏进行，主要的代谢产物是环己基羟甲基衍生物（M1）和羧基衍生物（M2）。M1 可以进一步代谢为 M2，M1 和 M2 均无降糖活性，通过肝、肾双通道排泄，58% 出现在尿中，35% 出现在粪中，肝、肾双通道排泄的特点提高了肝、肾功能不全患者服用格列美脲的安全性。不受进餐时间影响，餐前即刻或餐中服用的降糖疗效没有显著差异。格列美脲每日只需要服用 1 次，且不受进餐时间影响，大大方便了患者，从而提高了患者的治疗依从性。

该药对单纯饮食调节和运动治疗后血糖控制仍不理想者或对降糖药物失效的 2 型糖尿病患者，可选用格列美脲单独或与胰岛素联合治疗可取得较好的疗效。格列美脲使用的起始剂量为 1～2 mg/d，与早餐同服。1～2 周后根据血糖水平可将剂量调整至 1～4 mg/d，最大剂量为 6～8 mg/d，维持剂量为 1～4 mg/d。

3. 磺胺类药物的适应证

（1）经饮食调整结合运动疗法 1～2 个月后血糖控制仍不理想的非肥胖的 2 型糖尿病患者可作为首选。临床上选择该类药物的原则包括：①老年患者或餐后血糖升高为主者，宜选用短效类制剂，如格列吡嗪、格列喹酮等；②轻、中度肾功能不全患者可选用格列喹酮；③病程较长，空腹血糖较高的 2 型糖尿病患者可选用中—长效类药物，如格列齐特缓释片、格列本脲、格列美脲、格列吡嗪控释剂等。

（2）与双胍类或 α-糖苷酶抑制剂合用治疗 2 型糖尿病。

（3）胰岛素治疗效果不佳的糖尿病患者，加服磺胺类药物也可能有一定的疗效。

（4）使用磺胺类药物治疗血糖控制不能达标时，可以合并使用双胍类、α-糖苷酶抑制剂、胰岛素、噻唑烷二酮类。同一患者一般不同时联合应用两种磺胺类药物。

4. 禁忌证

（1）1 型糖尿病患者不可单独使用。

（2）严重肝、肾功能不全，并发心、脑、眼等并发症者。

（3）妊娠妇女和哺乳期的妇女。

（4）严重急性感染、大手术、创伤等应激状态。

（5）糖尿病酮症酸中毒、非酮症高渗昏迷综合征的患者。

（6）对该类药物继发失效者。

（7）磺胺类药物过敏者。

（8）不推荐儿童糖尿病患者使用。

5. 不良反应

（1）低血糖反应：多见于应用长效作用磺胺类制剂（如格列本脲）的患者，其他药物剂量较大时也可发生。

（2）消化道反应：如上腹部不适、恶心、呕吐、腹痛、腹泻、食欲减退、胆汁淤积性黄疸、肝功能异常等。

（3）过敏反应：如荨麻疹、皮肤出现红斑、剥脱性皮炎等。

（4）骨髓抑制：个别患者可出现白细胞减少、血小板减少、贫血、粒细胞缺乏、再生障碍性贫血。

（5）神经系统反应：可有头晕、神经痛、多发性神经炎。

（6）体重增加：长期使用磺胺类药物过程中可出现体重增加。临床研究显示，格列吡嗪控释片和格列美脲增加体重不明显或较其他二代磺胺类药物低。

6. 服用磺胺类抗糖尿病药物的注意事项

（1）一般在餐前 15～30 分钟服药。

（2）首次服用该类药物的患者，应选择作用时间较短的药物。

（3）开始服用宜从小剂量开始。

（4）老年人使用磺胺类药物的剂量要根据病情酌情调整。

（5）当血糖很高时，由于高血糖对胰岛 β 细胞的毒性作用，一般需观察 7～10 日再调整药物剂量。

（6）磺胺类药物降糖效果欠佳时，可与双胍类或 α-糖苷酶抑制剂合用而加强其降糖效果。

（7）其他药物对磺胺类降糖药物疗效的影响：增强磺胺类降糖作用的药物有保泰松、双香豆素抗凝血制剂、吲哚美辛、丙磺舒、水杨酸类、单胺氧化酶抑制剂等。普萘洛尔可使糖尿病患者对低血糖反应不敏感及低血糖症状不明显。使血糖升高的药物有噻嗪类利尿剂、糖皮质激素、胰高血糖素、女性避孕药物、降钙素、甲状腺激素、一些三环类抗抑郁药物等。

（8）磺胺类药物继发性失效的患者不要再使用。

（9）防止低血糖的发生。

（三）双胍类口服抗糖尿病药物

双胍类抗糖尿病药物主要有苯乙双胍、二甲双胍和丁双胍。目前临床上使用最多的是二甲双胍，单药使用可降低糖化血红蛋白达 1%～1.5%。由于苯乙双胍和丁双胍的不良反应，现在临床上基本不用。

1. 双胍类药物的作用机制

（1）在肝细胞膜水平上，恢复胰岛素对腺苷环化酶的抑制能力，从而减少肝糖原异生，减少肝糖原的输出。

（2）增加外周组织中胰岛素受体的数目和亲和力，使 Try-K 活性增强，降低胰岛素抵抗，增加外周组织对葡萄糖的摄取和利用。

（3）抑制细胞氧化酶系统，增强周围组织对葡萄糖的无氧酵解代谢。

（4）提高 GLUT-4 的转位（主要在肝脏、骨骼肌和脂肪细胞）。

（5）减缓肠道对葡萄糖的吸收速率。

（6）降低体重。

（7）降低 LDL-C 的水平。

2. 双胍类药物的作用特点

（1）苯乙双胍（DBI）：半衰期 2 ~ 3 小时，可持续 4 ~ 6 小时，每片 25 mg，每日 25 ~ 150 mg，分次口服。长期应用除有胃肠道反应外，还能使血乳酸升高及诱发乳酸性酸中毒（LA），尤其是老年人，故国外已禁用或淘汰。

（2）二甲双胍（MET）：半衰期 1 ~ 5 小时，持续 6 ~ 8 小时，诱发血乳酸升高及乳酸性酸中毒的机会较苯乙双胍明显减少，目前仍为双胍类降糖药的常用药物。

二甲双胍与碘胺类降糖药作用的不同在于：①二甲双胍不刺激胰岛素分泌，但血糖控制效果与碘胺类相似；②不引起体重增加，肥胖者还能减轻体重；③单药治疗不引起低血糖；④能改善胰岛素抵抗，避免高胰岛素血症；⑤能改善脂肪代谢；⑥不经肝脏代谢，以原型由尿排泄，易于清除；⑦并能保护心血管免受损害；⑧二甲双胍继发性失效率与碘胺类相似；⑨UKPDS 研究证实，二甲双胍可显著降低 2 型糖尿病患者的致死或非致死性心血管事件风险，并使全因死亡率、糖尿病相关死亡率、糖尿病相关终点发生率降低。

3. 适应证

（1）超重和肥胖的 2 型糖尿病患者的首选，在 BMI 正常、存在体脂分布异常、中心性肥胖的患者中也作为首选。

（2）可以与多种口服药物及胰岛素、肠促胰肽类药物联用，增加综合降糖效果，改善胰岛素敏感性，降低大血管终点事件发生的风险。

（3）可以作为单纯性肥胖及多囊卵巢综合征的干预药物使用。

4. 禁忌证

（1）肾功能损害：血清尿素氮和肌酐高于正常者，服用双胍类药物时易引起该类药物的积聚以及因增加无氧酵解产生的过多乳酸蓄积而诱发乳酸性酸中毒。由于二甲双胍主要以原形由肾脏排泄，故在肾功能减退时使用二甲双胍可在体内大量积聚，引起高乳酸血症或乳酸性酸中毒发生的风险，因此肾功能障碍者禁用［血清肌酐水平男性≥132.6 μmol/L（1.5 mg/dL），女性≥123.8 μmol/L（1.4 mg/dL），肌酐清除率 <60 mL/min］。

（2）肝功能损害：糖尿病患者伴有严重肝功能异常时，可使乳酸在肝脏的代谢受阻，易导致血中乳酸增多或乳酸性酸中毒。乳酸主要在肝进行有氧代谢，肝功能不全的患者可造成乳酸升高。

（3）胃肠道伴有较严重疾病不能耐受药物所致的胃肠道不良反应者，如活动性消化性溃疡、长期消化不良、长期大便次数增多等。

（4）糖尿病伴有急性并发症时。

（5）妊娠妇女，因为药物能通过胎盘，易引起胎儿发生乳酸性酸中毒。

（6）患者处于严重应激状态，如严重感染、大手术、急性心脑血管疾病以及肿瘤患者放、化疗期间等。

（7）身体处于缺氧状态，如心、肺功能不全。因为双胍类药物可加重缺氧造成乳酸生成增加，引起乳酸性酸中毒。ADA 和 ESC/EASD 指南都指出心力衰竭和严重心、肺疾病患者慎用二甲双胍。

（8）既往有过乳酸中毒的患者。

（9）高龄的 2 型糖尿病患者，年龄≥80 岁。

（10）维生素 B_{12}、叶酸、铁缺乏者。

（11）酗酒和酒精中毒者：因为酒精能影响肝功能，减慢双胍类药及乳酸的代谢，有增加乳酸酸中毒发生的风险；同时，由于影响肝糖输出，可增加医源性低血糖发生的风险。

（12）使用对比剂进行检查的 48 小时内需停用二甲双胍。由于对比剂可对肾功能造成一过性损害，容易导致乳酸在体内的蓄积。糖尿病患者是对比剂肾病的高危人群。

5. 不良反应

（1）消化系统：食欲减退、恶心、呕吐、腹部不适、胃肠平滑肌痉挛、腹泻、口中有金属味等。不良反应的发生率与药物剂量有关。

（2）乳酸增高及乳酸性酸中毒：苯乙双胍比二甲双胍发生乳酸性酸中毒多见。由于苯乙双胍出现严重的乳酸酸中毒，国外已于 1978 年 11 月 15 日退市；二甲双胍发生乳酸性酸中毒发生率为 3/10 万，其死亡率也可高达 50%。葡萄糖通过糖酵解后生成丙酮酸，丙酮酸在缺氧的情况下，由乳酸脱氢酶催化下转化为乳酸。在正常状态下乳酸产生量不多，对体内的酸碱度影响不大，但在运动和低氧的情况下，烟酰胺腺嘌呤核苷酸（NADH）蓄积，抑制了乙酰辅酶 A 的形成，使丙酮酸通过无氧代谢形成乳酸，乳酸在体内的产生量就要成倍上升，以致影响体内的酸碱代谢，重者可致乳酸性酸中毒。肾功能不全、心力衰竭及严重心肺疾病、严重感染和手术、低血压和缺氧以及酗酒等都可以出现缺血、缺氧，导致体内乳酸蓄积而出现酸中毒。乳酸性酸中毒的临床表现和其他原因引起的代谢性酸中毒一样，患者常感全身倦怠、乏力、恶心、呕吐、厌食、腹痛、呼吸深快、进行性意识障碍、嗜睡，直至昏迷；还可伴有脱水、心动过速、低血压、循环衰竭、痉挛。通过血乳酸、动脉血 pH、二氧化碳结合力、阴离子间隙、HCO_3^-、血丙酮酸等测定，可以确诊。主要诊断标准为：①血乳酸≥5 mmol/L；②动脉血 pH≤7.35；③阴离子间隙>18 mmol/L；④HCO_3^-<10 mmol/L；⑤CO_2 结合力降低；⑥丙酮酸增高，乳酸/丙酮酸≥30:1。乳酸性酸中毒+糖尿病病史或符合糖尿病诊断标准，可诊断为糖尿病乳酸性酸中毒，通常血酮体一般不升高。双胍类药物引起乳酸性酸中毒的发生机制包括：增加葡萄糖在组织的利用，降低血糖；抑制肌细胞中微粒体膜的磷酸化作用，提高糖的无氧酵解；阻止肝细胞胞质中丙酮进入微粒体，抑制肝脏和肌肉等组织摄取乳酸，导致乳酸增加；伴有肝、肾功能不全的糖尿病患者更易发生。

（3）个别患者可出现皮疹。

（4）长期使用可能造成维生素 B_{12} 吸收不良，二甲双胍治疗一年后，7% 的患者出现血清 B_{12} 水平降低，但极少引起贫血。

6. 2 型糖尿病患者应用双胍类抗糖尿病药物时的注意事项

（1）尽量不用 DBI，若使用每日剂量<75 mg。

（2）有缺氧性疾病，如严重感染、严重心肺疾病、脑供血不足、冠心病、低血压、手术、酗酒、肾功能不全、贫血等慎用或不用。

（3）肝、肾功能障碍者需评价后再使用。

（4）宜餐前服药，若有胃肠道反应者，可在餐中或餐后服用。

（5）有糖尿病急性并发症，如 DKA、糖尿病高渗状态等禁用。

（6）定期复查血乳酸浓度、尿酮体。

（7）糖尿病患者使用血管内含碘造影剂时，肾脏负担增加，容易引起二甲双胍在体内蓄积，因此，在造影前及造影后48小时内暂停使用二甲双胍，并在肾功能再评估结果正常后，方可继续使用。心肺疾病和造影剂都容易诱发乳酸性酸中毒，因此，建议心内科冠状动脉造影前后48小时暂时停用二甲双胍。

（8）手术时暂停使用二甲双胍，直到手术后48小时，肾功能和尿量恢复正常后，方可继续使用。

（9）65岁以上老年患者慎用；年龄≥80岁的老年糖尿病患者，即使肌酐水平正常，由于其肌肉量减少，肌酐清除率低，所以也不宜使用二甲双胍；如需使用，必须监测血乳酸浓度。

（10）不推荐妊娠妇女使用，哺乳期妇女应慎用。

（11）双胍类与呋塞米、西咪替丁合用可使其血药浓度增加；地高辛等可与二甲双胍竞争肾小管转运系统，二者合用时应密切监测肾功能；二甲双胍可增加华法林的抗凝倾向。当双胍类与上述药物合用时应该注意其不良反应。

（四）α-糖苷酶抑制剂

已在临床上应用的α-糖苷酶抑制剂主要有阿卡波糖、伏格列波糖及米格列醇，目前在我国仅有前二者。

1. 作用机制

α-葡萄糖苷酶抑制剂药物是一种生物合成假性四糖，它的结构与寡糖非常相似，因而在肠道能竞争性地抑制小肠黏膜刷状缘上的α-糖苷酶活性，使淀粉、麦芽糖、蔗糖等多糖和双糖转化为葡萄糖的速度减慢，从而减缓对葡萄糖的吸收而降低餐后高血糖，平抑血糖曲线，也可避免餐后高胰岛素血症；并能竞争性地与α-糖苷酶受体结合，且结合后不被α-糖苷酶分解，再无法与寡糖结合，也就无法将其分解释放。该药不影响钠离子依赖性葡萄糖转运，故不影响口服葡萄糖的吸收。该药本身不促使胰岛素的分泌，因此，单用不会造成低血糖。

α-糖苷酶抑制剂正是通过降低小肠上部的碳水化合物吸收来达到利用整个肠道完成碳水化合物的吸收过程，其中未能在小肠上部吸收的碳水化合物可以继续在十二指肠、空肠、回肠中被逐步吸收，从而减慢葡萄糖的吸收速率。研究显示，α-糖苷酶抑制剂可以增加GLP-1的分泌。用药初期，小肠下段的酶没有被激活，碳水化合物进入结肠后被细菌发酵产生各种短链脂肪酸和气体，短链脂肪酸的90%~97%被吸收，而气体就导致胃肠胀气的症状，尤其是在用药的2周之内易产生胃肠胀气；用药后期，小肠下段的酶逐渐被激活，胃肠道症状的就逐渐消失。

α-糖苷酶抑制剂单药治疗可以平均降低糖化血红蛋白达0.8%，空腹血糖降低20 mg/dL，餐后血糖降低41 mg/dL。当空腹血糖较低（如≤160 mg/dL）时，或仅为IGT患者时，可应用阿卡波糖单药治疗；当空腹血糖升高（如>160 mg/dL但≤180 mg/dL）时，在非肥胖个体可采用磺胺类与阿卡波糖联合治疗，但磺胺类初始剂量应低些；在超重和肥胖个体可采用二甲双胍与阿卡波糖联合治疗；当空腹血糖升高（如>180 mg/dL）时，则选择α-糖苷酶抑制剂与胰岛素合用。

α-糖苷酶抑制剂对体重没有不良影响，与磺胺类药物相比有体重优势。

2. 适应证

（1）主要适用于以餐后血糖升高为主的2型糖尿病患者，尤其是肥胖及老年的糖尿病患者。

（2）由于α-糖苷酶抑制剂独特的作用机制，仅有1%～2%的活性制剂经肠道吸收入血液循环，没有显著的药物交互作用，因此可以与其他各类降糖药联合使用。临床上常与磺胺类、双胍类或胰岛素联合应用于各种类型餐后高血糖的糖尿病患者，与胰岛素合用可减少低血糖发生。

（3）近年来对于糖耐量减低者也多给予该药进行干预治疗，结合非药物的生活方式干预，可使IGT者转化为2型糖尿病的发生风险下降。

3. 禁忌证

（1）对本药过敏者。

（2）有明显消化和吸收障碍的慢性胃肠功能紊乱者。

（3）Roemheld综合征、严重的腹壁疝、肠梗阻和肠溃疡等由于肠胀气而可能使疾病恶化的患者。

（4）肌酐清除率低于25 mL/min者；严重肝功能异常者。

（5）糖尿病酮症酸中毒者。

（6）18岁以下者。

（7）妊娠妇女。

（8）哺乳期妇女。

（9）有腹部或腹股沟活动性疝气的患者。

4. 应用时的注意事项

（1）与第一口饭同时服下。

（2）有疝气、腹部切口疝等患者慎用。

（3）由于α-糖苷酶抑制剂可使蔗糖分解为果糖和葡萄糖的速度更加缓慢，故在与其他降糖药联合应用时，若出现急性的低血糖，不宜使用蔗糖，而应该使用葡萄糖纠正低血糖反应，但如果当时没有葡萄糖，也可使用蔗糖。

（4）α-糖苷酶抑制剂可以影响地高辛的生物活性。

5. 不良反应

（1）常见胃肠道不良反应：α-糖苷酶抑制剂在口服降糖药中有较高的非依从率，主要是因为消化道不良反应的发生，主要包括胃胀、腹胀、腹泻、胃肠痉挛性疼痛、顽固便秘、肠鸣音亢进、排气增多等，尤其在治疗最初的4～8周，约占一半，多数症状可随服药时间延长而减轻或消失。

（2）有皮肤瘙痒、皮疹、荨麻疹等皮肤过敏反应。

（3）少见头晕、乏力、头痛、眩晕、低血压等。

（4）在应用阿卡波糖100 mg，一日3次的患者中，偶见转氨酶升高的报道。

（5）偶可出现铁吸收率降低、贫血。

以上不良反应一般比较轻微，减少药物剂量即可，一般不需停药。

（五）胰岛素增敏剂

除了二甲双胍具有一定增强胰岛素敏感性的作用外，噻唑烷二酮类（TZD）药物也具有胰岛素增敏作用。目前用于临床的制剂有吡格列酮和罗格列酮。吡格列酮成人每日仅需要服用1次，每次用量15～30 mg；罗格列酮每日1～2次，每日2～8 mg。单药使用降糖作用与碘胺类和二甲双胍类似，可以降低糖化血红蛋白水平达 1.0% ~ 1.5% 。

目前临床上应用的罗格列酮和吡格列酮尚未发现对肝脏的不良反应。

1. 噻唑烷二酮类（TZD）化合物的作用机制

（1）活化核受体过氧化物酶增殖体活化因子受体 γ（PPAR-γ），促进脂肪细胞的分化，增加胰岛素对周围组织器官的敏感性，减少外周组织的胰岛素抵抗。

（2）噻唑烷二酮类衍生物可降低瘦素和 TNF-α 的表达而增加脂蛋白脂肪酶、脂肪细胞脂质结合蛋白和 GLUT-4 的表达，增强周围组织如骨骼肌和脂肪组织对胰岛素的敏感性，提高糖原合成酶的活性，促使骨骼肌对胰岛素介导的葡萄糖摄取和利用增加。

（3）降低血糖的作用：抑制肝糖异生的限速酶葡萄糖-6-磷酸酶和磷酸烯醇丙酮酸羧激酶的活性，使肝糖输出减少和增加肝对葡萄糖的摄取和肝糖原的合成，而达到降低空腹血糖的作用。

（4）改善糖尿病患者的异常血脂：由于该药能提高胰岛素的敏感性，可抑制肝内合成内源性三酰甘油并促使清除，故可降低糖尿病患者的过高的三酰甘油，减少小而密的 LDL 水平，增加 HDL 水平，降低发生动脉粥样硬化的风险并延缓其进展。

（5）抗氧化作用：该类药分子结构中色蒲环上后位酚基对自由基具有的清除作用，可降低过氧化脂质（LPO）的形成，有助于抑制动脉粥样硬化的形成。

（6）降低血压：噻唑烷二酮类化合物可减少血管平滑肌细胞的钙离子内流，使血管张力降低；同时，血管内皮细胞的一氧化氮增加，使血管扩张，可使血压下降。

从以上可见，噻唑烷二酮类化合物可增强胰岛素敏感性，并可通过其他途径减少动脉粥样硬化发生的危险因素。但是，TZD 类由于重大的安全问题，目前已经被限制使用。其中，罗格列酮主要与增加心肌梗死和心力衰竭患者的死亡风险有关，吡格列酮在 2011 年也发现与膀胱癌的风险增加有关。其他与 TZD 有关的风险还包括水肿和骨折。

由于 TZD 类药物的独特作用机制，我国仍允许此类药物的使用，并警告针对高风险人群的适用范围。

2. 适应证

（1）用于尚有一定胰岛素分泌能力的 2 型糖尿病患者。

（2）存在胰岛素抵抗者。

（3）可与碘胺类联合应用增强疗效。

（4）可与双胍类联合应用被称为珠联璧合或强强联合，通过不同作用机制减低胰岛素抵抗及增强胰岛素的敏感性。

（5）慎与胰岛素合用，虽能减少胰岛素用量，但可加重水钠潴留而导致血容量增加易使心力衰竭发生的危险性增加；同时也增加体重使血糖难以控制。

3. 禁忌证

（1）对本品过敏者。

（2）1 型糖尿病。

（3）糖尿病酮症酸中毒等急性并发症时。

（4）心功能 NYHA（纽约心脏病学会心功能分级）3、4 级的患者。

（5）水肿的患者。

（6）肝功能不全者。

(7) 高血压患者慎用。

(8) 在我国尚未批准在 18 岁以下糖尿病患者的使用。

(9) 妊娠妇女及哺乳者。

4. 不良反应

(1) 引起体液潴留，从而加重心力衰竭。

(2) 体重增加，发生机制尚不清楚，可能由于糖代谢控制后合成代谢增加促使体重上升、体液潴留、脂肪聚积等，体液潴留通常表现为外周水肿。

(3) 增加皮下脂肪，其原因可能是该类药物促进脂肪的重新分布，内脏脂肪减少而皮下脂肪增多。

(4) 罕见食欲减退、腹痛、恶心、呕吐、ALT 增高等。

(5) 开始治疗 4~8 周内，可发生血红蛋白、血细胞比容和白细胞数轻度下降，继续治疗后这些数值相对稳定，这可能是由于血容量增加。

(6) 个别患者可出现头痛。

(7) 用药过程中常易有呼吸道感染。

(8) 增加骨折的发生。

（六）非碘胺类促胰岛素分泌剂（氯茴苯酸类）

碘胺类促胰岛素分泌剂又称为格列奈类，是氯茴苯酸的衍生物。瑞格列奈，规格有每片 0.5 mg、1 mg、2 mg 三种剂型，0.5~4 mg，每日 3 次；初始剂量为主餐前服 0.5 mg，最大的剂量为每餐前 4 mg，每日最大剂量不超过 16 mg。那格列奈，每片 120 mg，最大剂量为 120 mg，每日 3 次。药物在餐时服药或患者要想进餐即服用，不进餐则不需要服药。

瑞格列奈单药使用平均可以降低空腹血糖 32 mg/dL，降低糖化血红蛋白和空腹血糖的水平与二甲双胍相比没有明显差别，而降低餐后血糖的能力更强。与碘胺类药物相比没有差别。两种格列奈类药物相比，瑞格列奈降低糖化血红蛋白和空腹血糖的能力更强，对于餐后血糖的效果两者相似。

1. 作用机制

与碘胺类药物相似，格列奈类可刺激胰岛 β 细胞分泌胰岛素；但格列奈类在胰岛 β 细胞膜上的结合位点不同，不进入胰岛 β 细胞内而发挥作用，不抑制细胞内蛋白质（如胰岛素原）合成，不引起胰岛素的直接胞泌作用。基于以上几点格列奈类的药代动力学有其特点：起效时间迅速仅为 0~30 分钟，达峰时间快仅为 1 小时，半衰期短约为 1 小时，代谢迅速。

格列奈类这种快开快闭的代谢药理特点，使格列奈类的作用具有以下特点。

(1) 格列奈类可以模拟胰岛素分泌的生理模式，恢复生理性 I 相分泌，改善 II 相高代偿分泌，确保患者在进餐时用药可有效促使餐时随着血糖升高而促进胰岛素分泌迅速增加，降低餐后血糖高峰，减少或消除餐后血糖漂移及高血糖的毒性，同时减轻胰岛 β 细胞的负荷；由于促泌作用仅限于餐时，药物可被较快地代谢而不在体内蓄积，使两餐间无药物的持续刺激作用，从而降低了低血糖和高胰岛素血症的可能性。

(2) 格列奈类的胰岛素促泌作用具有葡萄糖依赖性：所谓葡萄糖依赖性是指胰岛 β 细胞胰岛素释放由其周围葡萄糖水平决定。当葡萄糖浓度降低时，胰岛素的释放将会随之减少，当葡萄糖浓度升高时，胰岛素的释放将会增多。格列奈类和胰岛 β 细胞周围的葡萄糖对胰岛素的促泌作用是相互增强的。那格列奈快开—快闭的作用和对葡萄糖敏感的特点，使胰岛素只在需要的时候以需要的量分泌，从而降低了慢性高胰岛素血症导致的低血糖反应发生的风险。

（3）格列奈类选择性作用于胰岛 β 细胞钾通道中 SUR1 上的磺脲位点，而不与心肌细胞钾通道中的 SUR2A 上的苯甲酰胺位点结合。因此，在发挥促泌作用的同时，并不引起心肌细胞钾通道的关闭。心肌细胞钾通道开放在心肌细胞缺血预适应中发挥重要作用。缺血预适应减小持续缺血再灌注的心肌梗死范围，促进再灌注后心功能的恢复，减少急性缺血期或再灌注后室性心律失常，保护再灌注后冠脉内皮细胞功能，心血管不良影响风险低。

2. 适应证

（1）通过饮食调节及运动疗法后血糖不能满意控制的 2 型糖尿病患者。

（2）肥胖的 2 型糖尿病患者，单用格列奈类或二甲双胍控制空腹血糖和 HbA1c 作用相似，但不良反应明显减少。用二甲双胍无效者改用格列奈类治疗后仍然显示良好的降糖效果。

（3）美国临床内分泌医师协会（AACE）和美国内分泌学会（ACE）于 2007 年 6 月提出的 2 型糖尿病降糖路线图指出，当经过生活方式干预和（或）口服抗糖尿病药物治疗血糖仍未达标的患者，应采用基础—餐时联合治疗方案，基础治疗可选择二甲双胍或噻唑烷二酮类以降低空腹和基础血糖，餐时治疗首选格列奈类控制餐后高血糖，这个控制血糖的治疗方案可使全天的血糖得以良好的控制，HbA1c 可在 6 个月内达标。

3. 禁忌证

（1）对格列奈类药物的任何成分过敏者。

（2）妊娠妇女和哺乳妇女。

（3）1 型糖尿病患者。

（4）糖尿病酮症酸中毒等急性并发症患者。

（5）严重肝、肾功能不全者。

（6）严重应激情况时。

4. 不良反应

（1）偶有轻度的低血糖反应。

（2）短暂的视力障碍。

（3）胃肠道功能紊乱，如腹泻或呕吐等是较常见的不良反应。

（4）个别病例有肝酶轻度而短暂升高。

（5）较治疗前的基础体重可稍有增加。

（七）二肽基肽酶-4（DPP-4）抑制剂

肠道肽类激素在血糖调控中起重要作用。由小肠 L 细胞分泌的 GLP-1 和葡萄糖依赖的促胰岛素多肽（GIP）在进餐后促进胰岛素的分泌。GLP-1 还可以抑制胰高糖素的分泌。研究显示，糖尿病患者中肠促肽类激素的分泌水平下降，而生理分泌的 GLP-1 半衰期极短，数分钟之内即可被 DPP-4 降解，因此针对这一机制目前有肠促肽类激素的类似物和 DPP-4 的抑制剂用于临床。DPP-4 抑制剂通过阻断 DPP-4 酶的作用来增加 GLP-1、GIP 和胰岛素的水平，降低胰高糖素的水平。

西格列汀是首个被美国 FDA 批准（2006 年）的 DPP-4 抑制剂，此后陆续有沙格列汀

（2009 年）和利格列汀（2011 年）被批准上市。这些产品均为每日 1 次服用，最大剂量分别为 100 mg，5 mg 和 5 mg。维格列汀在欧洲和美国以外的几个国家被批准使用，最大推荐剂量为每日 100 mg，而阿格列汀目前被日本批准用于临床，推荐剂量为每日 25 mg，但是在欧、美未被批准。

1. 作用机制与特点

西格列汀，利格列汀和阿格列汀由于半衰期较长，可以每日 1 次，而沙格列汀和维格列汀半衰期较短，不过前者有活性代谢产物，所以仍为每日 1 次，而后者要每日 2 次服用。DPP-4 抑制剂主要通过肾脏排泄，利格列汀和维格列汀是双通道（肝、肾）清除。因此，除了利格列汀，其余均需要在肾功能下降时调整剂量。维格列汀不推荐用于肝功能异常的患者。沙格列汀在与 CYP3A4 抑制剂如酮康唑、克拉霉素和阿扎那韦共同使用时需要调整剂量。

DPP-4 抑制剂单药推荐使用剂量与安慰剂相比降低糖化血红蛋白水平在 0.4% ~0.8%，在一定范围内，基线糖化水平越高，其降低糖化的幅度也越大。与二甲双胍相比，DPP-4 抑制剂总体降糖能力稍弱，达标率也更低。而与磺胺类药物相比其降糖和达标率没有劣势。

DPP-4 抑制剂在与二甲双胍、磺胺类、噻唑烷二酮和胰岛素联用时同样具有较好的有效性和安全性。与二甲双胍联用其降低糖化、空腹和餐后血糖的能力要好于任何一种药物单独使用，可以作为单药治疗失败后的首选。与磺胺类联用除了作用增强外，增加的不良反应主要表现为低血糖反应的增加。而与噻唑烷二酮类药物联用其不良反应的增加并不明显。与胰岛素的联用尽管改善了血糖的控制，但是以低血糖为主的不良反应明显增加。

目前还缺乏在不同 DPP-4 种类之间头对头的随机对照研究。非直接的比较显示他们在效果和安全性上类似。

2. 安全性和耐受性

在总不良反应、严重不良反应或药物相关临床不良反应，如胃肠道事件或低血糖等方面 DPP-4 抑制剂与安慰剂相比无明显差异。虽然 DPP-4 抑制剂治疗组的便秘、鼻咽炎、尿路感染、肌痛、关节痛、头痛和头晕等发生似乎高于安慰剂，但是统计学上没有显著差异。胃肠道反应低于二甲双胍，与二甲双胍联用也没有增加胃肠道的不良反应。

DPP-4 在包括免疫相关细胞在内的多种组织中存在，与 CD26 同样是 T 细胞活化的标志物。DPP-4 抑制剂的免疫调节作用受到关注，但是免疫激活似乎并不受 DPP-4 抑制的影响，而是通过 DPP-8 和 DPP-9 作用。

研究证实，DPP-4 抑制剂可以轻度增加平均的白细胞计数和尿酸水平，降低碱性磷酸酶水平，但是这些差别并无统计学或临床意义。

虽然有些个案报道，但是没有对照研究显示 DPP-4 抑制剂可以增加胰腺炎的发生。少数病例报道维格列汀每日 100 mg 可以造成肝功能损害，因此在使用该药物前和期间应监测肝功能变化。

与磺胺类或胰岛素联用时低血糖的发生有一定的增加。对体重没有影响。目前没有 DPP-4 抑制剂增加心、脑血管终点事件的报道，对于 DPP-4 抑制剂的长期使用安全性和对心血管终点影响的多个研究仍在进行中。

DPP-4 抑制剂对老年人来说也是有效和安全的。由于低血糖风险低，在该人群中的使用范围很宽。除了沙格列汀通过 CYP3A4/5 代谢以外，其余产品由于不与 CYP 亚型作用，因而药物之间的相互影响很小。此类药物有很好的肾脏安全性，除了维格列汀外，肝脏安全性也很好，而且在肝功能不全的患者中其药代动力学也没有显著变化。

（八）胆汁酸螯合剂

胆汁酸螯合剂（BAS）最初用于治疗高脂血症，在降脂作用的研究中偶然发现可以降低血糖。其作用机制尚不清楚。通过对肝脏和小肠的 farsenoid X 受体的作用可以降低内源性葡萄糖的产生。另外，BAS 可以增加肠促胰肽激素的分泌。目前，考来维仑是美国和欧洲唯一被批准应用于 2 型糖尿病患者的 BAS，推荐使用剂量为 3.8 g 每日 1 次，或分开随餐使用。

目前还没有单药使用考来维仑治疗糖尿病的研究。在联合治疗中，去除了二甲双胍、碘胺类或胰岛素的背景后，考来维仑平均能降低糖化血红蛋白达 0.5%，降低空腹血糖达 14 mg/dL。对于糖化 >8% 的患者，其降糖作用更强。同时，该药有较好的依从性。除了对血糖的有益作用外，该药还可以调节血脂。其中 LDL-C 平均降低 15%。在三酰甘油（TG）小于 180 mg/dL 的患者中，该药可以升高 TG 水平约 16%。

在关于考来维仑安全性的研究中，约 11% 的不良反应与治疗有关。其中最常见的为便秘和腹胀。低血糖反应多为轻、中度，基本发生在与碘胺类和胰岛素联用中，对体重没有显著影响。没有长期数据显示在糖尿病患者中使用考来维仑升高 TG 可以导致胰腺炎或心血管终点事件，也没有发现其降低 LDL-C 在心血管方面的益处。有研究者推测也许两者对心血管的作用互为抵消了。对老年人（>65 岁）和非老年人来说，其作用效果没有差别。该药应该在环孢素、左甲状腺素、格列苯脲、炔雌醇和炔诺酮之前 4 小时服用。对于肝、肾功能不全的患者来说不需要调整剂量。

对于 TG 水平超过 300 mg/dL 的患者需谨慎使用，TG 超过 500 mg/dL 需禁用。该药不推荐在胃轻瘫和胃肠动力失调的患者中应用。

（九）溴隐亭

溴隐亭是中枢性多巴胺受体激动剂。可以影响下丘脑昼夜节律并最终改变胰岛素敏感性，改善血糖的耐受性。该药于 2009 年被美国批准上市，快速起效的溴隐亭应在清晨醒来后 2 小时内服用，初始剂量为每日 1.6 mg，并应增加至 3 倍的剂量，达 4.8 mg。

与单纯饮食控制相比，考来维仑可以降低糖化血红蛋白约 1%，同时可以降低空腹和餐后血糖。其降糖作用弱于二甲双胍，联用时仅能轻度改善血糖控制，而与碘胺类和噻唑烷二酮类药物联用时则可以进一步改善血糖控制。对于糖化血红蛋白 <7% 的患者，该药无明显作用，而对于基线血糖较高的患者，该药降糖效果更明显。

恶心是最常见的不良反应，多发生在最初增加至 3 倍剂量的时候，并维持约 2 周的时间。在溴隐亭治疗组会发生低血压或直立性低血压，不过其中绝大多数的患者都至少联用了一种降压药。与 TZD 联用时并没有外周水肿、体重增加或心血管事件增加的风险。同时，也没有发现幻觉、精神障碍、严重纤维样变、卒中或神经安定样恶性综合征。

该药没有年龄使用的限制，但是不推荐与多巴胺受体激动剂或阻滞剂共同使用，同时与经细胞色素 P4503A 途径代谢的药物联合也要慎重。

（十）其他种类降糖药

1. 钠葡萄糖共转运蛋白（SGLT）2 抑制剂

SGLT2 抑制剂作用于肾脏近端小管的 SGLT2，通过阻断肾脏对葡萄糖的重吸收来降低血糖水平。选择性 SGLT2 主要位于肾脏，在葡萄糖的重吸收中起主导作用。SGLT1 在葡萄糖的重吸收中作用较弱，除了肾脏，还分布在消化道和心脏。SGLT2 抑制剂不依赖于胰岛素的分泌或作用，因此不导致低血糖，也不会因为胰岛素分泌功能的下降而失效。达格列净是高度特异的 SGLT2 抑制剂，单药和与二甲双胍、磺胺类及胰岛素联用均有效。达格列净 10 mg 单药治疗与二甲双胍相比在降低糖化血红蛋白上疗效相当，并可以导致明显的体重下降。泌尿道和生殖系感染较为常见。

2. PPAR 双受体激动剂

Metaglidasen：与第一代噻唑烷二酮类（TZD）不同，它是 PPAR 受体的选择性调节剂，而不像 TZD 是 PPAR 全面的激动剂，Metaglidasen 和它的类似物能够直接调节与胰岛素敏感性相关的基因表达，因而不会出现增加体重和体液潴留。一般用量是 200 ~ 400 mg/d。Metaglidasen 的类似物有 MBX-044。

PPAR-α/γ 联合激动剂——Tesaglitazar：是一种全新的 PPAR 联合激动剂——glitazars 家族中的一员，其激活 PPAR-γ 降低血糖，同时激活 PPAR-γ 的作用降低三酰甘油，升高 HDL-C。PPAR-α 激动剂会使体重增加，体液潴留。PPAR-α 激动剂的耐受性普遍较好，可致肝损害。

3. 11β-羟基固醇脱氢酶 1 抑制剂

可以减少皮质醇的升血糖效果，和糖原磷酸化酶激动剂增加肝糖代谢的作用。

4. 阿那白滞素

该药是用于治疗风湿性关节炎的药物。白介素-1B 可导致 2 型糖尿病。瑞士科学家研究发现，阿那白滞素属于白介素-1 受体抑制剂，能阻止白介素-1B 发挥作用。科学家发现服用阿那白滞素的患者血糖水平降低，胰岛素分泌增多，同时机体系统性炎症反应减少，而这正是糖尿病并发症的致病因子。瑞士科学家认为，该药是一种很有前景的新型糖尿病治疗药物，该药物有望在 3 ~ 5 年内投放市场用于治疗 2 型糖尿病。该药的不良反应很少。

5. 选择性大麻碱受体 CBI 阻滞剂

利莫那班，作用于内源性大麻素系统，能降低 HbA1c，调节异常血脂，控制高血压，减轻体重和腰围等。

6. 磷酸烯丙酮酸羧基酶

科学家发现该酶能抑制体内生成葡萄糖代谢通路的一个关键酶，避免葡萄糖生成过多，为治疗糖尿病另辟了一条途径。如果能研制一种改变这种关键酶活性的化合物，防止 2 型糖尿病患者肝脏中生成葡萄糖过多，从而达到治疗和控制 2 型糖尿病的目的。

7. 淀粉不溶素类似物

人淀粉不溶素为人 37 个氨基酸组成的神经内分泌激素，与胰岛素一起由胰岛 β 细胞分泌，通过延缓胃排空、减少血浆胰高血糖素和增加饱食感影响糖代谢，降低餐后血糖。已上市的药物为普兰林肽，普兰林肽是 β 细胞激素胰淀素的合成类似物，目前，普兰林肽获得作为胰岛素的辅助治疗在美国使用。普兰林肽在餐前皮下给药，可延缓胃排空，抑制血糖依赖型胰高血糖素的产生，且主要是降低餐后血糖。临床研究中发现普兰林肽可降低 HbA1c 约 0.5% ~ 0.7%。由于是在餐前注射，其主要的临床不良反应为胃肠道反应，试验中近 30% 的治疗者出现恶心，治疗 6 个月后伴体重下降 1 ~ 1.5 kg，体重下降的部分原因可能是胃肠道不良反应。

8. PKCe

澳大利亚 Garvan 糖尿病联络部的 Trevor Biden 和 Carsten Schmitz-Peiffer 发现了一种称为"PKCepsilon（PKCe）"的酶，该酶在有糖尿病和缺乏胰岛素时具有活性。缺乏 PKCe 可恢复胰腺生成胰岛素的能力，阻断 PKCe 虽不能阻止胰岛素抵抗的发生，但可通过恢复胰腺功能而加以弥补。通过这种方式调控胰岛素的生成是目前靶向胰腺的治疗药物的一大进展。在糖尿病研究领域，这是一项突破性的发现。

（十一）选择抗糖尿病药物的原则

由于 2 型糖尿病具有进行性发展的特性（UKPDS 研究中 HbA1c 每年增加 0.2%），而且 Belfasl 饮食研究表明，患者被诊断为糖尿病后，胰岛 β 细胞功能以每年 18% 左右的速度下降，因此，大多数患者使用单一药物治疗 5 年后 HbA1c 达不到 <7% 的靶目标。抗糖尿病药物联合应用是一种合乎逻辑的治疗方法。因此，在对 2 型糖尿病患者进行抗糖尿病治疗的过程中，不论患者基线病情如何，一旦血糖控制不佳，则应该早加用另一类作用机制不同的抗糖尿病药物。联合治疗包括两类（二联疗法）或三类（三联疗法）药物联合。作用机制不同的药物联合，不仅能改善对血糖的控制，而且能最大限度地减少药物剂量及其不良反应。

国际糖尿病联盟（IDF）、欧洲糖尿病学会（EASD）、美国糖尿病学会（ADA）、美国心脏病学会（AHA）和欧洲心脏病学会（ESC）均制定了多个指南，目的是强化对 2 型糖尿病患者采取早期积极的全方位治疗的策略。2005 年 IDF 指南由于简单易操作，被多数国家采用。一旦确诊 2 型糖尿病均应进行生活方式干预和适当的运动疗法，当非药物治疗措施的实施 HbA1c 未达标时，应选择适当的口服抗糖尿病药物治疗。其中超重或肥胖的 2 型糖尿病若无肾功能损伤危险患者起始药物推荐使用二甲双胍，当有肾损伤危险或二甲双胍不能耐受时或 HbA1c 控制不理想，可联合或改用磺胺类；非肥胖的 2 型糖尿病患者，首先推荐使用磺胺类及（或）二甲双胍治疗，采用每日 1 次磺胺类药物以改善患者的依从性或采用格列奈类以适应生活方式的灵活性更好；当 HbA1c 在 3 个月仍未达标，可在使用二甲双胍和（或）磺胺类药物基础上加用 TZD，但要注意 TZD 在心力衰竭方面的禁忌及患者可能发生的水肿情况；或当餐后血糖升高为主者可加用 α-糖苷酶抑制剂。在此基础上，要逐步增加药物剂量及逐步增加其他的口服抗糖尿病药物，直到血糖在 6 个月内达到 HbA1c <7.0% 的控制目标。要强调的是用药过程中，需要注意低血糖的发生。2007 年 ADA 指南中指出一旦诊断 2 型糖尿病，即以生活方式干预加二甲双胍治疗，美国 2 型糖尿病患者大都肥胖；而中国则不同，以非肥胖的 2 型糖尿病患者居多。因此，2 型糖尿病患者的治疗应该依据国情，因人而异地选择抗糖尿病药物。

医生在临床糖尿病治疗中，应该根据抗糖尿病药物的降糖效果、控制高血糖以外是否有减少慢性并发症的作用、安全性、耐受性以及费用而定。

（十二）抗糖尿病药物联合应用

2 型糖尿病是一种进展性疾病，即使开始对单一口服抗糖尿病药物有效的患者，最终也还是需要加用不同作用机制的第二种或第三种口服抗糖尿病药物联合治疗，部分患者可能还需要注射胰岛素才能使血糖达标。因此，目前单药治疗的方法在多数患者中不能使血糖控制达标（HbA1c <7.0%），早期联合治疗的模式可能是今后糖尿病药物治疗的趋势。即生活方式干预加口服药物；口服药物加口服药物。

联合用药的原则：①早期联合；②强强联合；③机制互补；④减少不良反应；⑤减缓失效的速度。

五、胰岛素治疗

（一）胰岛素的作用机制

胰岛素的作用机制比较复杂，涉及胰岛素受体和受体后的信息传递。

（1）胰岛素受体：胰岛素不直接进入组织细胞内，而是与组织中细胞膜上特异的受体结合，然后通过第二信使引起细胞内一系列变化。

胰岛素受体是一种跨膜糖蛋白，含两个 α-亚基及两个 β-亚基。胰岛素受体的 α 及 β-亚单位都突出在细胞膜外层的表面，并都连接着复杂的碳水化合物支链，只有 β-亚单位的另一端伸入细胞膜内层的内部。α-亚单位是与胰岛素结合的部位。β-亚单位内含有特异的酪氨酸蛋白激酶，当胰岛素与受体结合后则发生酪氨酸自身磷酸化，产生"信号后"启动胰岛素的生物效应。胰岛素受体是胰岛素信号的传感装置，可在细胞内和细胞膜循环。平时大约有 10% 的受体位于细胞内，与胰岛素接触 6 分钟后细胞内受体即增加到 30%。理论上 1 个胰岛素受体能结合 2 个胰岛素分子，但当一个 α-亚基结合时，另一个 α-亚基与胰岛素的亲和力下降约 100 倍。受体与胰岛素结合后移入细胞内并在溶酶体分离，受体分离后有一部分再循环至细胞膜上。当细胞膜上受体被占据 5%～35% 时，就可产生最大生物效应。其余"闲置"的受体越多，对胰岛素越敏感。脂肪细胞闲置的受体多达 90%～95%，而肝细胞仅有 65%。

（2）受体后的胰岛素信息传递：从胰岛素与靶细胞上特异受体结合到胰岛素发挥生物作用的过程相当复杂。胰岛素在细胞水平的作用大致分为 3 个阶段：首先启动受体 TK 被激活，这还涉及受体分子本身、受体底物和与底物相互作用的一些分子；其次是以 MAP（有丝分裂相关蛋白）酶为中心的丝氨酸磷酸化和脱磷酸化；最后是胰岛素生物学效应的体现。胰岛素作用过程还包括葡萄糖转运蛋白（GLUT）从细胞内池转位到浆膜以及涉及糖原和脂类合成的一些酶和胰岛素作用于基因表达和细胞生长的一些蛋白质。此外，胰岛素受体底物-1（IRS-1）是胰岛素和 IGF-1 受体的特异底物，胰岛素结合到细胞表面受体导致 IRS-1 磷酸化，然后在胰岛素作用串联过程中为反应所涉及的各种蛋白质提供信号。所以，IRS-1 可视为细胞内配体或载体蛋白而传递胰岛素的信息。

（二）胰岛素应用的适应证

近些年来在糖尿病的治疗中，胰岛素的应用范围在逐渐扩展。目前临床上胰岛素应用的具体适应证有以下几方面。

（1）1 型糖尿病，包括蜜月期，一旦确诊必须用胰岛素治疗，而且应终身注射胰岛素控制高血糖状态，以维持身体的生理功能及预防急、慢性并发症的发生。

（2）2 糖尿病患者有下列情况之一者，需使用胰岛素治疗。①对磺胺类口服降糖药物过敏而又不宜使用双胍类或 α-糖苷酶抑制剂患者。②口服抗糖尿病药物原发或继发性失效患者可改用或加用胰岛素治疗。③处于应激状态，如高热、较重感染、重度心力衰竭、急性心肌梗死、急性脑血管病、严重外伤、外科手术等，为预防血糖过高诱发酮症或酸中毒，宜用胰岛素治疗。待病情好转或稳定后酌情处理。④初发而血糖较高患者，如持续空腹血

糖 >10 mmol/L、HbA1c >9.0%。⑤糖尿病患者发生急性并发症，如糖尿病酮症酸中毒、高血糖高渗透压综合征、糖尿病乳酸性酸中毒等宜暂时使用胰岛素治疗。⑥糖尿病出现较严重的慢性并发症，如并发糖尿病早期肾脏病变（微量白蛋白尿排泄率 20~200 μg/min 或以上）或视网膜病变Ⅲ期以上，并发严重脑、心、下肢血管病变，活动性结核患者，脑梗死、心肌梗死后的患者。⑦无明显诱因消瘦，营养不良或精神抑郁等，尤其是老年患者，改用或加用胰岛素治疗一段时间可能对改善现状有一定益处，但要防止低血糖的发生。

（3）糖尿病并发妊娠或妊娠糖尿病患者，为防止胎儿畸形，宜在整个妊娠期间使用胰岛素治疗，严格控制血糖至接近正常范围。分娩后酌情处理。

（4）某些继发性糖尿病，如垂体性（生长激素瘤）、胰源性（胰腺切除术后、重症胰腺炎后、血色病等）、肝源性（急性或亚急性肝坏死后、肝硬化等）、类固醇性生长抑素瘤、胰高血糖素瘤等。

（5）临床上酷似2型糖尿病表现，但 ICA 或 GAD-Ab 阳性，可能为 LADA，应使用胰岛素治疗以保护胰岛 β 细胞功能。

（6）临床上暂时难以分型的患者。

（三）常用胰岛素制剂的种类及其特点

根据来源和纯度不同，胰岛素制剂可分为从动物胰腺提取的动物胰岛素和生物合成的人胰岛素及其类似物。动物胰岛素根据纯度可分为重结晶胰岛素、单峰胰岛素、单组分胰岛素，其中单组分胰岛素的纯度高达99%以上，胰岛素原的含量由结晶胰岛素中含有1万~4万 ppm 减至 <1 ppm，其他蛋白质成分 <0.01 ppm，制剂中的 pH 也由结晶胰岛素的酸性改进为中性的单峰胰岛素和单组分胰岛素，使其在体内产生的胰岛素抗体和不良反应明显减少。人胰岛素比动物胰岛素的免疫原性更低，生物活性明显提高，吸收速率增快，注射部位很少出现硬结或脂肪萎缩等不良反应。根据人胰岛素的作用时间不同可分为超短效胰岛素（或餐时胰岛素）、短效胰岛素、中效胰岛素、长效胰岛素和预混胰岛素。

现将临床上常用的胰岛素制剂种类简述如下（表5-10）。

表5-10　临床上常用胰岛素的种类及其制剂

种类	制剂名称	来源	纯度	外观性状	作用时间（小时）		
					起效	高峰	持续
超短效	赖脯胰岛素	基因合成	结晶	透明	10~15 分钟	1~1.5	4~5
	门冬胰岛素	基因合成	结晶	透明	10~15 分钟	1~2	4~6
短效	胰岛素	动物	结晶	透明	0.5~1	2~4	6~8
	人胰岛素	基因合成	高纯度	透明	0.5~1	1~3	5~8
	半慢胰岛素	动物	非高纯	混悬液	0.5~2	2~6	10~12
中效	低晶蛋白锌胰岛素（NPH）	动物	单峰	混悬液	2~4	3~7	13~16
	人胰岛素（N）	基因合成	高纯度	混悬液	1.5	6~12	16~17
	Lente	动物	高纯度	混悬液	2.5~3	7~12	16~18
长效	鱼晶蛋白锌胰岛素（PZI）	动物	结晶	混浊	3~4	14~20	24~36

续表

种类	制剂名称	来源	纯度	外观性状	作用时间（小时）		
					起效	高峰	持续
	Ultralente	动物	结晶	混浊	3～4	8～10	20～24
	甘精胰岛素	基因合成			2～3	无峰	24～30
长效	地特胰岛素	基因合成			2～3	无峰	20～24
	德谷胰岛素	基因合成					＞24

人体胰岛素生理性分泌包括基础胰岛素和餐时胰岛素。基础胰岛素是指夜间和禁食状态下，胰岛素稳定持续性小剂量分泌释放，以调节脂肪分解及肝糖生成，维持非进食状态下血糖在正常范围。餐时胰岛素是指进餐时或餐后胰岛素快速剂量地脉式分泌，以控制餐后高血糖。

现将糖尿病患者使用外源性基础和餐时胰岛素制剂介绍如下。

1. 餐时作用胰岛素

餐时作用胰岛素就是在餐前注射胰岛素以控制餐后高血糖。目前临床上使用的餐时作用胰岛素有超短效胰岛素类似物和短效胰岛素。

（1）超短效胰岛素类似物：由于超短效胰岛素类似物在体液中形成的六聚体少且迅速从六聚体中解离出来，因此注射后在体内具有更快的吸收速度及更短的起效时间，具有与内源性胰岛素相似的分泌模式。目前使用的超短效胰岛素类似物有赖脯胰岛素、门冬胰岛素和赖谷胰岛素等。

赖脯胰岛素是在人胰岛素 B 链末端的 B28 的脯氨酸与 B29 的赖氨酸次序对调，从空间结构上减少了二聚体内胰岛素单体间的非极性接触和片层间的相互作用，削弱了胰岛素的自我聚合特性，使之易于解离。皮下注射后较短效胰岛素吸收速度更快，起效时间仅为 5～15 分钟内，发挥最大生物效应在 1～1.5 小时，持续时间短仅为 4～5 小时。因此，赖脯胰岛素在就餐前注射即可，还可根据这一餐进食碳水化合物含量调整胰岛素剂量，为患者提供更具弹性的就餐时间，也可增加注射胰岛素的随意性。高峰维持时间短而强，可使餐后血糖较使用短效人胰岛素时更低（一般可降低 2.0 mmol/L）；发生低血糖反应的频率减少，可降低低血糖发生频率约 12%。赖脯胰岛素也适用于使用胰岛素泵患者。由于赖脯胰岛素注射后起效快易诱发餐后早期低血糖反应，故对于胃轻瘫的患者为防止低血糖发生，最好将注射胰岛素的时间推迟至进餐后立即注射为佳。

门冬胰岛素是由门冬氨酸替代人胰岛素 B28 的脯氨酸而形成生物合成的超短效人胰岛素类似物。皮下注射门冬胰岛素后吸收迅速，起效作用时间、胰岛素达峰时间及持续作用时间与赖脯胰岛素相似。1 型糖尿病患者应用门冬胰岛素治疗其 HbA1c 下降较常规人胰岛素治疗患者明显；2 型糖尿病患者使用门冬胰岛素与人胰岛素比较，其降低 HbA1c 水平及低血糖发生率相似。

赖谷胰岛素也是一种超短效胰岛素类似物，结构改变是以赖氨酸和谷氨酸分别取代了人胰岛素 B 链第 3 位的门冬酰胺和 B 链第 29 位的赖氨酸。赖谷胰岛素可减少胰岛素六聚体和二聚体的形成，提高单体的稳定性，皮下注射后可迅速解离并吸收。

由此可见，使用超短效胰岛素类似物治疗糖尿病患者，降低餐后高血糖明显，低血糖尤其是夜间低血糖发生率较常规胰岛素治疗者为低；在使用胰岛素泵治疗的患者中，超短效胰岛素类似物与常规人胰岛素相比，由于低血糖发生的概率少，而且产生的结晶最少不易发生堵塞导管和泵池的风险而使患者血糖控制更佳。因此，在胰岛素泵应用该类胰岛素制剂是有效和安全的。

（2）短效（或速效）胰岛素：短效胰岛素可皮下、肌内或静脉注射。皮下或肌内注射后 30 分钟开始起作用，作用高峰时间在 2~4 小时，可持续 6~8 小时，随着剂量的增加其作用时间可延长。皮下注射短效胰岛素主要控制餐后高血糖。短效胰岛素静脉注射可即刻起作用，最强作用在半小时，可持续 2 小时。静脉注射或滴注短效胰岛素主要适用于急诊抢救情况，如糖尿病酮症酸中毒、高血糖高渗透压综合征、乳酸性酸中毒、严重感染或急诊手术等。目前用于临床的短效胰岛素制剂有动物短效胰岛素、半慢胰岛素和人短效胰岛素。

2. 基础胰岛素

基础作用胰岛素是一日注射 1~2 次中效、长效或长效胰岛素类似物，以控制夜间或非禁食状态下的血糖水平。

（1）中效胰岛素：中效胰岛素均被改良为混悬液，从而延迟了从注射部位吸收的时间而起作用。目前临床上使用的中效胰岛素有低精蛋白锌胰岛素（NPH）、人胰岛素（N）、慢胰岛素等。该类胰岛素仅能皮下注射。皮下注射后 2~4 小时起作用，高峰浓度即最大作用时间在 5~12 小时，以后其血液浓度逐渐下降可持续 13~18 小时。中效胰岛素可每日皮下注射 1~2 次，适用于控制空腹或餐前基础血糖，而降低餐后血糖的作用不明显；若与短效胰岛素联合应用，可控制全天的血糖。

（2）长效胰岛素：长效胰岛素也仅能皮下注射。皮下注射后特慢胰岛素 4~6 小时、鱼精蛋白锌胰岛素（PZI）3~4 小时开始起作用，其高峰浓度在 8~20 小时，可持续作用 20~36 小时。长效胰岛素仅能每日皮下注射 1~2 次。该类胰岛素可提供基础需要量的胰岛素以控制基础血糖，也可与短效胰岛素联合治疗控制全天的高血糖。

（3）长效胰岛素类似物：目前已上市并应用于临床的该类胰岛素类似物有甘精胰岛素、地特胰岛素及德谷胰岛素等。该类胰岛素也可与短效胰岛素或口服抗糖尿病药物联合使用以控制全天血糖。

甘精胰岛素是在人胰岛素 B 链第 30 位苏氨酸后再加两个精氨酸，并用甘氨酸取代 A 链第 21 位的门冬酰胺。这些修饰使甘精胰岛素的等电点升高到 6.7，与人胰岛素等电点 5.4 相比较其向碱性偏移，这样在生理 pH 水平，甘精胰岛素的溶解度明显低于人胰岛素，只有在 pH 为 4 时完成溶解，经皮下注射后在酸性溶液被中和形成微沉淀于皮下组织，进而延缓吸收及延长作用时间，并且没有明显的胰岛素高峰，从而控制基础血糖，并可减少低血糖事件发生率。甘精胰岛素起效时间为 2~3 小时，可持续作用 30 小时，以保持相对稳定的血药浓度。由于甘精胰岛素对胰岛素样生长因子-1（IGF-1）受体的亲和力高于人胰岛素，故有学者推测使用甘精胰岛素也许会使富含 IGF-1 受体的细胞更容易发生有丝分裂，但这一假说的临床意义仍未明了。

地特胰岛素是在人胰岛素 B 链第 29 位的赖氨酸连接了 1 个 14 个碳的脂肪酸侧链，添加一定锌离子，并去掉了 B 链第 30 位的苏氨酸，可促使在皮下形成六聚体和双六聚体。这一结构的改变使地特胰岛素能与白蛋白可逆的结合，当注射地特胰岛素后有 98% 可与血浆白蛋白结合，而后在血液中逐渐再被缓慢释放而发挥长效降糖作用。因此，地特胰岛素具有更长的作用时间。皮下注射后起效时间在2～3小时，可持续作用24小时。地特胰岛素与NPH相比，控制基础血糖更平稳，出现低血糖的概率更低。此外，体外研究显示，地特胰岛素的促有丝分裂能力没有增加。

甘精胰岛素与地特胰岛素有效降低HbA1c或空腹血糖作用相似，地特胰岛素发生低血糖及体重增加的风险低于甘精胰岛素，甘精胰岛素的经济学成本低于地特胰岛素。

德谷胰岛素是一种超长效基础胰岛素类似物，它通过1个谷氨酸连接子，将1个16碳脂肪二酸连接在已去掉B链第30位氨基酸的人胰岛素上获得，使作用时间延长，变异性小，同时可与速效胰岛素结合形成复方制剂。德谷胰岛素皮下注射后可形成多六聚体（胰岛素六聚体长链），这种胰岛素多六聚体作为一个存储库解聚释放成德谷胰岛素单体。这些单体缓慢并持续地被吸收进入循环中，达到超长效的药代动力学和药效学曲线。此外，德谷胰岛素制剂中添加了锌、苯酚，与其脂肪酸和连接子形式共同发挥作用，从而达到延长作用时间的效果。

3. 预混胰岛素

预混胰岛素是将短效和中效人胰岛素按各种不同比例配制成的人胰岛素预混制剂，使其兼有短效和中效胰岛素作用。目前常用的剂型有30%短效人胰岛素与70%中效人胰岛素（即30R或70/30）和短效与中效人胰岛素各50%（即50R或50/50）预先混合的一种预混胰岛素。该型胰岛素也仅能皮下注射。皮下注射后开始作用时间为半小时，最大作用时间为2～8小时，可持续24小时。预混胰岛素可每日注射1～2次，它既可控制餐后高血糖又能控制基础血糖水平（图5-4、图5-5）。

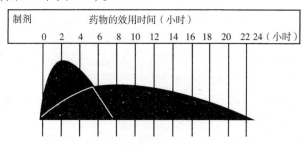

图5-4　30R预混型人胰岛素的药物效用时间

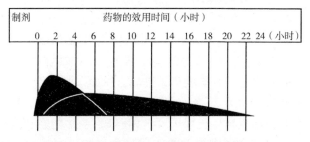

图5-5　50R预混型人胰岛素的药物效用时间

此外，已上市的预混胰岛素还有以两种胰岛素类似物相混合的制剂。30%门冬胰岛素和70%中性精蛋白门冬胰岛素混合的预混胰岛素被称为诺和锐30，25%赖脯胰岛素和75%中性精蛋白赖脯胰岛素组成的预混胰岛素被称为优必乐75/25。德谷门冬双胰岛素制剂是新一代基础餐时双胰岛素制剂。德谷门冬双胰岛素制剂是一种可溶性制剂，由德谷胰岛素70%

联合门冬胰岛素30%组成,两种胰岛素成分不形成共结晶和混合的六聚体,并保持各自的化学稳定性,能独立起作用而不改变各自的吸收动力学,从而可控制空腹及餐后血糖,每日注射1次可使24小时血糖达标。

皮下注射预混胰岛素后,既可发挥超短效胰岛素类似物控制餐后血糖作用,又具有长效胰岛素类似物控制基础血糖作用,同时发生低血糖事件的概率更低。

(四)胰岛素的临床应用

需要胰岛素治疗的糖尿病患者,制订合适的个体化治疗方案需要综合评估多方面因素,如年龄、生活习惯、身体状况、精神状态、活动情况、工作环境、文化程度、自我管理能力、与家庭亲属的关系、就医条件、经济收入、医疗费用如何支出及治疗的目标个人需求等综合考虑。

1. 胰岛素的使用原则

(1)超短效或短效胰岛素主要控制三餐后高血糖,中、长效胰岛素主要控制基础和空腹血糖。

(2)三餐前短效胰岛素剂量分配原则一般是:早餐前 > 晚餐前 > 午餐前。

(3)开始注射胰岛素宜使用超短效或短效胰岛素。初始剂量宜小,初始也可使用诺和锐30R或优必乐75/25等预混胰岛素。

(4)全日胰岛素的剂量超过40 U者一般应分次注射。

(5)PZI与短效动物胰岛素混合使用时,短效胰岛素剂量应大于PZI剂量,因为PZI要吸附一些短效动物胰岛素。

(6)调整胰岛素剂量应参考临床症状及空腹、三餐前、三餐后2小时及睡前血糖水平,必要时参考凌晨3时血糖。

(7)调整胰岛素剂量不要三餐前的剂量同时调整,应选择餐后血糖最高的一段先调整;若全日血糖都高者,应先增加早、晚餐前短效胰岛素剂量。

(8)每次增减胰岛素剂量以2~6 U为宜,一般3~5日调整1次。

(9)糖尿病患者使用胰岛素应个体化。

(10)尽量避免低血糖事件的发生。

(11)当长效胰岛素类似物与短效胰岛素同时使用时,应分别使用注射器抽取药液,并注射在不同的部位。

2. 胰岛素治疗方案

(1)口服抗糖尿病药物联合基础胰岛素治疗方案:该方案是使用口服抗糖尿病药物治疗的2型糖尿病患者血糖控制仍未达标者,可在口服药物基础上加用基础胰岛素。因为基础胰岛素可有效控制空腹血糖,可使餐后血糖曲线下面积下降近50%左右,这样可使全天的血糖下降。这种治疗方案简便易行,低血糖发生的风险也低。使用基础胰岛素起始剂量为0.2 U/(kg·d)、10 U/d或空腹血糖的mmol/L数,以后根据空腹血糖再调整基础胰岛素用量,一般3~5日调整1次,直至空腹血糖达标。一般空腹血糖 < 6 mmol/L和HbA1c < 7%时所需要基础胰岛素平均剂量为0.4~0.5 U/(kg·d),范围在0.2~0.5 U/(kg·d)。目前所有基础胰岛素以长效胰岛素类似物为主,如甘精胰岛素或地特胰岛素等。

(2)每日2~3次餐时(超短效或短效)胰岛素治疗方案:适用于新诊断的2型糖尿病血糖很高或胰岛β细胞尚有一定胰岛素分泌功能但餐后胰岛素分泌不足而餐后血糖较高的

患者。若选择超短效胰岛素类似物应在餐前或餐时皮下注射，若选择短效胰岛素应在餐前15～30分钟皮下注射。初始剂量可按0.3～0.5 U/（kg·d）。若每日3次注射，三次的剂量分配原则是将全日胰岛素剂量分成三等份，再将午餐前的剂量减去2～4 U加到早餐前，或者按早餐前剂量为全日总剂量的40%，午、晚餐前各为30%；若每日2次注射者，早、晚餐前分别用全天剂量的2/3和1/3。该方案经调整餐前胰岛素用量可能较好地控制餐后高血糖，若夜间和空腹血糖较高的患者需采用下一个方案。

（3）每日多次餐时胰岛素与基础胰岛素联合治疗方案：该方案适用于病程较长且胰岛β细胞分泌胰岛素功能较差而使全天的基础和餐后血糖均高的2型糖尿病患者。该类患者除采用餐时胰岛素多次注射治疗外，宜在晚餐前加用长效胰岛素或睡前加用中效胰岛素或任何时间（但必须相对固定时间）加用长效胰岛素类似物，以控制夜间尤其是后半夜的高血糖及空腹血糖。基础胰岛素起始剂量可按0.1 U/（kg·d）或每次4～8 U。此类患者往往有早餐后高血糖很难控制，此时应在早餐前适当增加餐时胰岛素剂量。这个方案的优点是能使全天的血糖得到较好控制，但注射胰岛素的次数较多，给患者带来麻烦和增加痛苦。

（4）每日2次餐时胰岛素和基础胰岛素的联合治疗方案：适用于高血糖对胰岛β细胞毒性作用消失而其功能有所恢复或胰岛β细胞尚有一定胰岛素储备功能的2型糖尿病患者。经过上述治疗后，患者的血糖控制比较理想，在前面治疗方案基础上，再根据空腹、餐后和餐前血糖水平，由每日皮下注射餐时胰岛素2～3次改为每日早、晚餐前注射2次餐时胰岛素与基础胰岛素联合治疗，或每日早、晚餐前注射2次餐时胰岛素加早餐前或晚餐前加一次基础胰岛素联合治疗，或者根据病情每日早（全日剂量的2/3）、晚（全日剂量的1/3）餐前注射2次30R（70/30）或50R（50/50）预混胰岛素治疗（图5-6）。

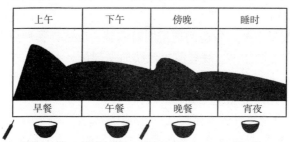

图5-6 预混型人胰岛素治疗的血液药物浓度

具体实施方案可参考以下几方面。①三餐前注射餐时胰岛素加早、晚餐前注射基础胰岛素改用餐时胰岛素加PZI治疗的患者，可将午餐前的餐时胰岛素剂量的一半加到早餐前，另一半改成PZI的剂量加到早餐前，晚餐前的餐时胰岛素种类和剂量不变，午餐前停止注射胰岛素。②三餐前注射餐时胰岛素加早、晚餐前注射基础胰岛素改用餐时胰岛素加中效胰岛素治疗的患者，早、晚餐前的胰岛素剂量不变，停用午餐前餐时胰岛素，早或晚餐前加用PZI或长效胰岛素类似物8～10 U；或睡前（22：00）加中效胰岛素4～8 U。③根据糖尿病患者的空腹、三餐后2小时、三餐前及睡前血糖水平，可选用30R（70/30）或50R（50/50）预混胰岛素治疗。

（5）每日1次早餐前餐时胰岛素加基础胰岛素联合治疗方案：适用于尚具有一定胰岛β细胞胰岛素储备功能的2型糖尿病患者，其表现为仅早餐后血糖升高且较难控制，每日注射

1 次胰岛素可使全天血糖得到满意的控制。

（6）胰岛素剂量的调整：①三餐前用餐时胰岛素控制空腹血糖较好而三餐后血糖仍较高患者，可早、晚餐前加餐时胰岛素 2~6 U；若空腹及三餐后 2 小时血糖均高患者，可在早餐前加餐时胰岛素 2~6 U，晚餐前或睡前加基础胰岛素 4~6 U；②仅空腹血糖高患者，可在晚餐前或睡前加基础胰岛素 4~6 U；③餐后 2 小时血糖较高而餐前又有低血糖反应者，可将餐前胰岛素由餐前 15~30 分钟提前至餐前 45 分钟甚至于 60 分钟注射，或将进餐主食的 1/3 留在两餐之间加餐。

（7）使用动物胰岛素向人胰岛素的转换：若全日血糖控制均不满意者，可直接按动物胰岛素剂量转换成人胰岛素剂量；若血糖控制尚满意患者，可将动物胰岛素剂量减少 15%~20% 转换为人胰岛素的剂量使用。

（8）停用胰岛素的指征：①空腹 C-P > 0.4 nmol/L，餐后 2 小时 C-P > 0.8 nmol/L；②全日胰岛素用量 < 30 U；③应激因素消除；④血糖控制较满意；⑤肥胖者的体重有下降。

3. 胰岛素强化治疗

为预防、减少和延缓糖尿病慢性并发症的发生和进展，于 20 世纪 90 年代进行了几项大规模糖尿病强化降糖的临床干预研究。1993 年美国糖尿病控制和并发症试验研究组（DCCT）报告的"糖尿病强化治疗对胰岛素依赖型糖尿病慢性并发症发生和发展作用"的研究，对 1 型糖尿病患者采用每日 3~4 次注射胰岛素或使用持续皮下胰岛素输注（CSII）强化治疗，使患者全日血糖接近正常水平，平均随访 6.5 年（范围 3~9 年）的结果显示，经过强化干预可有效地延缓患者视网膜病变、肾脏病变和神经病变的发生与减慢其发展，血浆 LDL-C 升高的相对风险也有所减低。但低血糖事件和增加体重的风险增加。DCCT 研究组随后开展的"糖尿病干预和并发症的流行病学（EDIC）"研究，是在 DCCT 结束后对研究对象均进行强化血糖控制 7 年随访，其结果显示，尽管在 DCCT 使用胰岛素强化治疗结束后患者的血糖不断升高（1 年后两组 HbA1c 已无显著性差异），但应用胰岛素强化治疗组的患者降低糖尿病视网膜病变进展、微量蛋白尿以及大量蛋白尿等多种并发症发生风险的作用仍可持续至少 4 年，表明既往强化控制血糖的记忆效应在强化治疗结束后仍持续存在。1998 年英国糖尿病前瞻性研究（UKPDS）是对新诊断的 2 型糖尿病患者使用碘胺类口服降糖药物（氯磺丙脲、格列本脲或格列齐特）或胰岛素或二甲双胍（肥胖者）强化治疗，随访中位数 10 年（7.7~12.4 年）的结果显示，强化控制血糖可降低患者微血管并发症发生的危险性，HbA1c 每降低 1% 其微血管病变发生率下降 37%，致死性或非致死性心肌梗死危险度降低 14%。Kumamoto 研究是对日本 2 型糖尿病患者的一项随机、前瞻性 6 年研究，每日多次注射胰岛素强化降糖治疗的结果显示，强化治疗能够延缓糖尿病性视网膜病变、肾脏病变和神经病变的发生和进展。由此可见，无论是 1 型或 2 型糖尿病患者经过强化降糖治疗是能够预防和减少糖尿病患者慢性并发症的发生和进展，但易导致低血糖事件发生的风险及体重增加的不良反应。

另外，有一项发生急性心肌梗死的 2 型糖尿病患者使用胰岛素强化血糖控制试验，采用胰岛素—葡萄糖输注试验（DIGAMI）至少 24 小时后再继续胰岛素强化治疗，其结果显示急性心肌梗死后，由各种原因导致院内死亡率降低 58%，1 年内降低 52%，与非强化治疗组有显著差异；并且发现这些益处可持续数年。

2 型糖尿病是一种进展性的疾病，胰岛 β 细胞呈进行性减退。因此，随着病程的进展，大多数患者胰岛素分泌不足而需要胰岛素治疗以控制血糖达标。UKPDS 发现 2 型糖尿病患者，确诊5年后40%、10年后50%、15年后超过60%需要胰岛素治疗。但是，目前对2型糖尿病的治疗模式是首先采用非药物治疗，再在此基础上加用1~3种口服抗糖尿病药物，最后过渡到胰岛素治疗。2型糖尿病的这一治疗过程太漫长，患者在经历这个相当长高血糖的过程中，可能导致慢性并发症的发生。由此可见，2型糖尿病患者在早期即开始强化降糖治疗，其中包括使用胰岛素以使血糖早日达标非常必要。但是，具体胰岛素强化降糖方案的实施要采取个体化原则。对于老年糖尿病患者是否需要胰岛素强化降糖治疗及其安全性，还有待更多的循证医学证据。

根据《中国2型糖尿病防治指南》推荐血糖的控制目标是：HbA1c < 7.0%，空腹血糖为4.4~7.0 mmol/L（80~126 mg/dL）范围，非空腹血糖≤10.0 mmol/L（180 mg/dL）。

4. 胰岛素治疗的不良反应

（1）低血糖反应：多是由于使用胰岛素剂量过多或餐时胰岛素与基础胰岛素的比例不当，也可由于病情波动，过度饮酒或肝、肾功能不全导致低血糖事件的发生。不同胰岛素制剂引起的低血糖发生概率也不一样，超短效胰岛素类似物发生严重低血糖事件的危险性较胰岛素大约减少20%；混悬剂型胰岛素（如NPH）由于吸收不稳定易引起血糖波动，有时可发生低血糖；长效胰岛素类似物吸收的变异程度小，低血糖事件尤其是夜间低血糖发生的危险性低于NPH。低血糖反应后所致的高血糖称为苏木杰效应，可致病情不稳定，临床上应引起重视。

（2）过敏反应：多由于使用动物胰岛素尤其是PZI引起皮肤荨麻疹、紫癜、血管神经性水肿，个别严重者可发生过敏性休克。局部反应表现为注射部位的皮肤红肿、瘙痒、皮疹、皮下硬结等。处理上可给予抗过敏药物和改用高纯度的人胰岛素。有报道，甘精胰岛素可出现注射部位皮肤瘙痒等反应，可能与制剂的pH较低而刺激性较强有关；但反应较轻，患者可以耐受，也无须特殊处理。

（3）体重增加：长期注射胰岛素的患者可能会导致体重增加。体重增加的可能机制包括：胰岛素治疗血糖控制良好，使尿糖排出减少，从而减低了热量的丢失；胰岛素可直接促进脂肪合成作用；当用胰岛素治疗出现低血糖时，进食较多食物而导致热量增加；胰岛素致水钠滞留增加。

（4）皮下脂肪萎缩或肥厚：也与使用不纯的动物胰岛素有关。由于动物胰岛素可引起注射部位皮下组织免疫反应介导的炎症后纤维化而导致皮下脂肪萎缩。脂肪肥厚也与使用含有杂质的动物胰岛素刺激脂肪组织有关。改用高纯度的人胰岛素后可使部分或全部萎缩或肥厚的皮下脂肪消失。

（5）屈光不正：用胰岛素治疗使高血糖迅速下降的几日后，可因晶状体和玻璃体内的渗透压降低促使液体外溢，屈光度下降而导致远视，使患者视物模糊。一般在1个月左右可恢复正常。

（6）胰岛素性水肿：使用胰岛素治疗的2~3周内，由于胰岛素导致水钠潴留和胰岛素诱发的微循环血流动力学改变可致双下肢轻度凹陷性水肿，不需要处理可自行缓解。

（7）胰岛素抵抗和高胰岛素血症：使用动物胰岛素治疗的患者可导致体内产生抗胰岛素抗体，此类抗体随着使用胰岛素时间延长和剂量增加而升高。抗体可与外源性胰岛素结合，导致游离胰岛素浓度减少，而使胰岛素需要量增加即产生胰岛素抵抗。胰岛素抵抗和外源性胰岛素使用可产生高胰岛素血症，导致患者出现肥胖；肥胖的糖尿病患者又可加重胰岛素抵抗，周而复始使血糖难以控制。此时改用人胰岛素或加用胰岛素增敏剂或对 2 型糖尿病患者换用碘胺类药物可能有益。

5. 注射胰岛素注意事项

（1）注射胰岛素的部位有双上臂外侧、腹部两侧、臀部两侧和双大腿外上 1/4 等共计 8 个部位，各个部位应轮流注射。每个部位的两次注射位置相隔 1 寸（3.3 cm）左右。

（2）人体在静息情况下，胰岛素的吸收速率从快到慢依次是腹部 > 上臂外侧 > 大腿外上 1/4 > 臀部两侧；运动时以腿部对胰岛素的吸收速度最快。

（3）选择自己能操作且方便又安全的注射部位为佳。

（4）注射胰岛素时，针头与皮肤呈 45°~75°角度，进针 2/3 的长度较适合。

（5）短效胰岛素注射于腹部皮下脂肪层较好，因为该处胰岛素的吸收较快且稳定，局部血流量随着运动的变动较少。中效胰岛素以大腿外上 1/4 的皮下脂肪层部位最佳。

（6）为防止皮肤感染，最好使用一次性注射针头，并注意皮肤的严格消毒。

（7）短效胰岛素与中、长效胰岛素混合使用时，应先抽取中、长效胰岛素而后再抽取短效胰岛素，最后轻微混合均匀再注射。

（五）胰岛素应用技术的改进

为了减少注射胰岛素的痛苦，近些年来对注射胰岛素使用技术进行了一些探索和改进，如持续皮下胰岛素输注，即胰岛素泵，包括植入性胰岛素泵的使用、吸入胰岛素、胰岛素注射仪器的改进等几个方面。

1. 持续皮下胰岛素输注（CSII）和胰岛素泵的临床应用

CSII 多采用胰岛素泵持续皮下输注短效胰岛素，以达到人工模拟体内胰岛 β 细胞生理性分泌胰岛素模式，一方面可提供持续的基础胰岛素分泌量保证基础血糖控制，另一方面在进餐前输注追加剂量胰岛素用于控制餐后高血糖，从而达到全天血糖的理想控制。此外，CSII 的应用还可降低多次胰岛素注射给患者带来的精神压力与痛苦，在就餐时间上和运动锻炼方面更具有弹性。与多次皮下注射胰岛素相比，体重增加和低血糖事件发生的概率也有所减少。

但是，CSII 也有不足之处，如任何原因导致胰岛素泵故障、导管阻塞、皮下软管移位引起胰岛素输注障碍等，均可使血糖升高而引发酮症或酸中毒。新上市的一种具有安全报警装置的胰岛素泵，它能警示胰岛素输注软管被阻塞情况，这样可降低此类事件的发生概率。另外，应用 CSII 必须经常监测血糖并以此调整输注胰岛素的剂量，这也给患者带来诸多不便。使用胰岛素泵治疗过程中，其皮下软管一般需要每隔 5~7 日更换 1 次，不但烦琐，而且花费高昂。

短效人胰岛素、赖脯胰岛素和门冬胰岛素均可用于胰岛素泵，但赖脯胰岛素和门冬胰岛素对血糖控制及发生低血糖的风险较短效人胰岛素低，也不易导致输注软管阻塞。因此，人胰岛素类似物可作为 CSII 的首选。

胰岛素泵适合血糖波动较大（如 1 型糖尿病患者）而又渴望病情控制良好者，并能很好与医务人员配合，且有条件自我监测血糖和有一定文化素质以了解和操作胰岛素泵的患者。有报道推荐使用胰岛素泵的初始胰岛素剂量计算如下：全日胰岛素剂量 × 0.8 ÷ 2 ÷ 24 为基础剂量，全日胰岛素剂量 × 0.8 ÷ 2 ÷ 3 为三餐前的追加剂量。以后再根据空腹、三餐前、睡前和 3 时血糖水平调整基础和三餐前的胰岛素追加剂量。

2. 非注射式胰岛素制剂

为了减少注射胰岛素给患者带来的诸多不便，不少研究者试图尝试注射胰岛素以外的胰岛素给药途径，包括口服胰岛素，经直肠给药，经皮肤电离子透入，低频超声给药，经鼻腔或肺吸入等多种途径。但是，由于种种条件限制，其成功的机会很小。

目前最有希望的是经肺吸入胰岛素给药途径。由于肺泡表面积大并具有很强的通透性，使吸入的胰岛素很快进入到肺泡微小血管，且吸入的胰岛素被黏液纤毛清除的很少。但胰岛素气溶胶要能有效地达到肺泡还需要合适大小的气溶胶颗粒、气溶胶速度及吸气流速等必备条件。目前已开发出干粉状胰岛素吸入系统和水溶性胰岛素气溶胶装置两种。经临床试验显示，餐前吸入胰岛素加睡前使用超长效胰岛素与多次皮下注射胰岛素比较，疗效及低血糖发生率相似；但胰岛素的生物利用度较低，这可通过加入增效剂来改善其生物利用度。

3. 胰岛素注射仪器的改进

（1）胰岛素注射笔的应用：胰岛素笔是一种笔形的注射器。使用方便，注射剂量准确，注射时疼痛较轻，便于患者随身携带。对于老年人或视力欠佳的糖尿病患者更易接受胰岛素笔治疗。

（2）高压无针注射器：该仪器是使胰岛素在高压驱动下，通过微孔以微型雾化的形式将胰岛素药液喷射至皮下，并在该皮下组织中扩散呈弥漫状分布，使药液吸收迅速而均匀；并可减少患者的疼痛感，尤其适合儿童糖尿病患者使用。但价格较昂贵。

（李静[1]）

第六章

糖尿病并发症

第一节 糖尿病酮症酸中毒

糖尿病酮症酸中毒（DKA）是一种常见的糖尿病急性并发症，也是糖尿病的一种严重的代谢紊乱状态。它是糖尿病最严重的急性并发症之一。临床上通常表现为血糖明显增高（>13.9 mmol/L），代谢性酸中毒（pH <7.3，$HCO_3^- <15$ mmol/L），明显脱水，血酮体 >5 mmol/L 或尿酮体强阳性，严重者有不同程度的意识障碍甚或昏迷。在糖尿病患者中 DKA 的发生率为每年 4.6‰ ~ 8.0‰。DKA 多见于年轻患者，尤其是 1 型糖尿病患者，女性是男性的 2 倍。在具有丰富救治经验的医学中心，DKA 的病死率 $<5\%$，随着患者年龄的增加病死率明显上升，>80 岁者病死率接近 50%。

一、病因和发病机制

（一）病因

DKA 的病因很多，常见诱因如下。①感染：是平时最常见的诱因，以全身性感染、呼吸道感染最为常见，如肺炎、肺结核等。泌尿系统感染如急性肾盂肾炎、膀胱炎等，此外还有败血症、阑尾炎、盆腔炎、腹膜炎、急性胰腺炎、胃肠道急性感染、化脓性皮肤感染等。②急性心肌梗死、卒中、手术创伤、精神紧张等引起应激状态时。③胃肠道疾病引起呕吐、腹泻、厌食，导致重度失水和进食不足。④胰岛素剂量不足或原使用胰岛素治疗的患者猝然中断使用。⑤妊娠和分娩因素。⑥对胰岛素产生了抗药性。⑦进食过多脂肪含量多的食物、饮酒过度或过度限制进食糖类食物（每日小于 100 g）。⑧其他因素。

（二）发病机制

DKA 发病机制主要有以下两点。①由于激素异常，破坏激素分泌的动态平衡，脂肪代谢紊乱，出现了以高血糖、高血酮、代谢性酸中毒等为特征的 DKA。②在生理状态下，体内的水、糖、电解质等物质的代谢处于神经内分泌系统的精确调控下，保持动态平衡状态，胰岛素作为一种储能激素，在代谢中起着促进合成、抑制分解的作用。当胰岛素绝对或相对分泌不足时，拮抗胰岛素的激素绝对或相对增多而促进体内的代谢分解，抑制合成，引起糖代谢紊乱发展至脂肪和蛋白质的分解加速。当合成受到抑制，脂肪动员增加，酮体生成增多，血浆酮体浓度超过正常时形成酮症，最终导致 DKA。

二、临床表现

糖尿病酮症酸中毒，除了感染等诱发因素引起的症状外，早期酮症或酸中毒代偿阶段仅有多尿、口渴、多饮、乏力、疲劳等原有糖尿病症状。酸中毒发展至失代偿后，病情迅速恶化，临床上还可以出现食欲减退、恶心、呕吐或有腹痛（易误诊为急腹症），形体消瘦，极度口渴、尿量显著增多等症状，常伴有头痛、烦躁、嗜睡、呼吸深大，称为酸中毒大呼吸，呼吸中含有丙酮，如烂苹果味，面颊潮红，口唇樱红。后期患者严重失水、尿量减少，皮肤黏膜干燥、弹性差，眼球松软凹陷、眼内压降低，声音嘶哑，脉搏细速、血压下降、四肢厥冷，并发休克或心、肾功能不全。出现低体温或与感染不相称的"正常体温"也是一个重要体征。当发展至晚期，各种反射迟钝甚至消失，终至昏迷。

（一）肠梗阻

部分患者可表现为腹痛，类似于急腹症，见于 46% 左右的 DKA 患者。其原因可能与肌肉组织脱水、胃排空延迟、代谢性酸中毒和水电解质紊乱导致的肠梗阻有关。

（二）腹痛

那些存在严重代谢性酸中毒的患者往往更多见，并随着 DKA 的有效治疗而缓解。经过有效的治疗后，腹痛在 24 小时内不能缓解者则需要进一步排除其他可能存在的病因。

（三）意识障碍

严重的 DKA 患者可表现为意识障碍甚至昏迷。

（四）脱水与休克表现

脱水达 5% 可有尿量减少、皮肤干燥、眼球内陷等。

（五）循环衰竭

如心率加快、心动过速、心律失常、脉搏细弱、血压及体温下降等。

（六）主要体征

可有头痛、头晕、烦躁、嗜睡、深快呼吸、休克，呼出的气体有烂苹果味。

三、诊断

（一）实验室检查

1. 尿糖、血糖

尿糖多为（++ ~ +++）。血糖多高于 16 mmol/L，一般在 16 ~ 30 mmol/L。大于 30 mmol/L 常提示存在肾功能不全。约 15% 的 DKA 患者在就诊时血糖低于 20 mmol/L，有学者把这种情况称为"血糖正常性 DKA"，常见于糖异生障碍（如肝病、急性乙醇摄入、禁食时间过长等）或非胰岛素依赖性糖利用增加（如妊娠）两种情况。

2. 尿酮、血酮

目前临床上常用的测定方法为利用酮体粉进行半定量测定。酮体粉的有效成分为硝普钠，主要与乙酰乙酸反应，与丙酮的反应微弱，与 β-羟丁酸不起反应。血酮最低起反应浓度为 10 mg/dL。糖尿病酮症或 DKA 时，尿酮、血酮阳性。

需注意：①酮症消退时，β-羟丁酸转化为乙酰乙酸，而后者与酮体粉的显色反应显著强于前者，故可能发生病情好转而血酮阳性增高的情况；②缺氧时，较多的乙酰乙酸转化为 β-羟丁酸，酮体可假性降低或转阴。

3. 血电解质、酸碱平衡

DKA 患者体内钠、钾、氯、磷缺乏，血清钾、钠、氯常低。但由于体液呈比例丢失、血液浓缩，也可以正常或稍高；尤其是血钾，由于酸中毒时细胞内钾向细胞外转移，常与体内缺钾的程度不符合。随着补液和酸中毒的纠正，血钾可降低。血二氧化碳结合率及 pH 下降，碱剩余下降，阴离子间隙升高。

4. 肾功能

DKA 患者因蛋白分解增加，有效血容量下降肾脏灌注不足，血尿素氮多升高。肌酐的测定可受酮体尤其是乙酰乙酸的干扰，而假性升高。但肌酐的持续升高提示并发肾功能不全。

5. 其他检查

（1）血常规：白细胞总数和中性粒细胞数可升高，反映血液浓缩、感染或肾上腺皮质应激反应。

（2）血脂：可升高。

（3）诱因检查：如胸片提示肺部感染，尿常规提示尿路感染，心电图、心肌酶谱提示心肌梗死等。

（二）诊断和鉴别诊断

1. 诊断

根据糖尿病史，或有诱发因素，原糖尿病症状急剧加重及酸中毒性大呼吸等临床表现，尿糖、尿酮体阳性，血糖、血酮体升高，CO_2 结合率降低等变化，可诊断为糖尿病酮性酸中毒。对昏迷、酸中毒、失水、休克的患者，均应考虑有本病单独或并发存在的可能性，特别对其原因未明、呼吸有酮味或虽血压低而尿量仍较多者，更应警惕本病。

2. 鉴别诊断

（1）高渗性非酮症糖尿病昏迷（简称高渗性昏迷）：多见于高龄糖尿病患者，发病率较酮症酸中毒低，但较严重。常有诱发因素。本病主要有显著高血糖，一般在 33.3 mmol/L 以上，严重失水，常有高钠血症。因而引起血浆渗透压升高（＞330 mmol/L），导致神经细胞及各种组织的脱水，出现各种症状如迟钝、嗜睡、谵妄、反射亢进或消失，肢体瘫痪、抽搐，重者昏迷。化验检查尿糖强阳性，尿酮体阴性，或轻度阳性，血糖甚高，而血 CO_2 结合力正常或轻度降低。

（2）乳酸性酸中毒：多见于高龄糖尿病患者，往往有较重的心、肺、肝或肾脏病变。当血压降低或缺氧状态下，容易发生，或当感染、应激、酗酒、服用苯乙双胍等药物而诱发。临床上有酸中毒表现：呼吸深快、恶心、呕吐、脱水、低血压、意识模糊、昏迷等或并发其他脏器功能不全。血乳酸可大于 5 mmol/L。

（3）低血糖昏迷：糖尿病患者有应用胰岛素或口服降血糖药物治疗史，并出现低血糖临床表现如饥饿感、头晕、心悸、手抖、出汗、软弱、乏力、脸色苍白，甚至抽搐、昏迷，但呼吸正常、无脱水、血压正常或偏高。尿糖、尿酮体均阴性。可疑时，可试用 50% 葡萄糖注射液 40 mL 静脉注射，低血糖者迅速好转，发作时血糖明显低于正常为诊断依据。糖尿病患者血糖未低至 2.8 mmol/L 就可以发生昏迷。

（4）脑血管病变：长期糖尿病患者，尤其中年以上，常伴动脉硬化，易并发脑血管病变，起病急骤有神经系统阳性体征。一般尿酮体阴性，血 CO_2 结合力正常。

四、治疗

DKA 是糖尿病的严重并发症，属于急危重症，患者需住院治疗。成功的 DKA 治疗取决于及时、充分地纠正脱水、高血糖、酮症和电解质紊乱。同时应积极救治 DKA 的诱发疾病，如感染、心血管意外事件等。

（一）补液

静脉补液的目的在于迅速纠正水电解质紊乱，扩张细胞内和细胞外液容积，恢复肾脏灌注。补液的速度取决于患者的血流动力学状态及心功能情况。对大多数中、重度 DKA 患者估计失水在 5 L 左右，可以根据患者补液后的反应进一步估计失水量。对于患有严重心血管疾病的患者则应检测中心静脉压。

在入院初的 1 小时内给予 1 ~ 1.5 L 的 0.9% 氯化钠注射液对大多数患者都是合适的。如患者收缩压低于 100 mmHg 则应考虑给予胶体溶液。随后补液速度可以依据患者的脱水情况、血电解质和尿量等而酌情加以调整。通常来说，在之后的 4 小时内给予 250 ~ 1 000 mL/h 较适宜。当血糖下降 <14 mmol/L，时，可给予 5% 的葡萄糖注射液 100 ~ 125 mL/h（如果补液量不宜过多时可以用 10% 的葡萄糖注射液），同时，继续以较慢的速度给予 0.9% 氯化钠注射液以纠正脱水、补充电解质。

补液不仅可用于补充丢失的体液，同时研究表明静脉补液扩容可减少一系列反向调节激素的分泌，如皮质醇、肾素、醛固酮、儿茶酚胺、生长激素和血管升压素等。这些激素的过多分泌可导致胰岛素抵抗。临床观察表明，即使未用胰岛素，在静脉补液后患者的血糖就已经开始下降。

（二）胰岛素治疗

目前公认的胰岛素治疗方法是持续静脉给予小剂量常规胰岛素，可以提供更符合生理的血胰岛素浓度，同时使血糖逐渐稳定地下降，避免低血糖及低钾血症的产生。

一旦低钾血症的可能性被排除，就应开始持续小剂量给予常规胰岛素，起始速度为 0.1 U/（kg·h），如在起始 1 小时内患者的血糖下降 <4 mmol/L，则首先应考察患者的脱水纠正情况，如水液丢失已得到充分纠正则胰岛素的剂量应加倍，直至血糖下降达到 3 ~ 4 mmol/（L·h）。当血糖下降到 12 ~ 14 mmol/L，胰岛素的滴注速度应减半并同时给予 5% 的葡萄糖注射液。在随后的时间应依据患者的血糖水平调整胰岛素的滴注速度以维持血糖在 8 ~ 12 mmol/L，直至代谢性酸中毒得到纠正。

通常尿酮的纠正较血糖需要更长的时间，这是由于酮症消退时，β-羟丁酸转化为乙酰乙酸，而后者与酮体粉的显色反应显著强于前者。因此，只要酮症酸中毒得到纠正（血糖 <11.0 mmol/L，HCO_3^- ≥18 mmol/L，pH >7.3，阴离子间隙 <12 mmol/L），患者可以进食，就可以依据患者 DKA 发生前的治疗剂量给予每天的胰岛素皮下注射方案。

（三）补钾

只要高钾血症的可能性被排除或经治疗被纠正，就应开始补钾。如果血钾水平在 3.3 ~ 5.5 mmol/L，在治疗初始阶段可给予 20 ~ 40 mmol 钾加入每升补液中，继而每升静脉补液中加入 20 ~ 30 mmol 钾以维持血钾水平 >4.0 mmol/L。如果血钾水平 <3.3 mmol/L，可暂时停

止给予胰岛素直至低钾血症被纠正。如果血钾 >5.5 mmol/L 则应暂停补钾直到血钾达到目标值。在补钾治疗时有条件可进行心电监护。

（四）补碱

DKA 时碳酸氢钠的应用仍然是一个有争议的问题。应用碳酸氢钠的理由基于这样一种理论性的假设，即严重的酸中毒将引起多个脏器功能衰竭包括肝、心和脑。但是我们至今仍缺乏有关 DKA 治疗时使用碳酸氢钠的前瞻性随机对照研究。而且碳酸氢钠的应用存在诸多风险：①发生低钾血症的危险性大大增高；②导致反常性中枢神经系统酸中毒；③由于二氧化碳的产生增多加剧细胞内酸中毒；④延迟酮症的纠正。

回顾性研究显示，碳酸氢钠的应用与否在改善酸中毒、增强意识状态或纠正高血糖等方面并未产生显著的差异。尽管如此，目前仍然认为虽经积极补液，1 小时后动脉血 pH 仍 <7.0 时应给予碳酸氢钠。在这种情况下，应每 2 小时给予低张的（44.6 mmol/L）碳酸氢钠液直至 pH 达到 7.0。如果动脉血 pH 等于或 >7.0 则无须使用碳酸氢钠。

（五）补磷

到目前为止，补磷在 DKA 治疗中的益处仅仅只是理论上的。补磷被认为可以防止由于低磷血症可能造成的潜在的并发症，例如，呼吸抑制、肌肉乏力、溶血性贫血和心功能异常。同时补磷被认为可以纠正 DKA 时降低的 2,3-DPG 水平，从而使氧解离曲线右移，改善组织缺氧。但是过量补磷也存在引起低钙血症、抽搐和软组织钙化的风险，同时多数随机对照的研究迄今未能证明常规补磷的临床益处。

（六）并发症的治疗

1. 脑水肿

在接受治疗的 DKA 患者中，有症状的脑水肿十分罕见。但通过脑电图及 CT 扫描检查发现，在 DKA 治疗开始的 24 小时内，亚临床性脑水肿并不罕见。在治疗过程中很多因素与脑水肿的发生有关。这些因素包括脑缺氧、不当补碱、血糖下降过快等。为了避免增加发生脑水肿的风险，在 DKA 的治疗时应控制补充水分及钠盐的速度，同时避免使血糖下降过快。

2. 成人呼吸窘迫综合征

成人呼吸窘迫症是 DKA 少见但极严重的并发症。临床表现为在治疗开始时正常的氧分压在治疗过程中进行性下降直至超低水平。目前认为本症的发生与肺组织内水分增加、肺顺应性下降有关。

3. 血管栓塞

很多因素能使 DKA 患者发生栓塞的可能性增加，包括脱水、血容量减少、心排出量减少、血液黏度增加以及在糖尿病患者中常见的动脉硬化。这一并发症更多见于渗透压显著增高的患者，对高危人群可试用小剂量的低分子肝素。

4. 低血糖和低钾血症

低血糖和低钾血症在小剂量胰岛素治疗中并不常见。预防其发生的方法是充分补钾。一旦血糖降低至 12~14 mmol/L 时，就应给予 5% 的葡萄糖注射液以避免低血糖的发生。

五、预后

预防本病的发生，在现阶段主要应从避免应激因素着手，常见的应激因素主要如下。

（1）感染：包括细菌感染和病毒感染所致的某些疾病。

（2）长期的精神创伤或剧烈的精神刺激：如忧伤、悲哀、惊惧、紧张不安等。

（3）生活调理：本病的早期发现和诊断、治疗、预后是密切相关的，所以一旦确诊后应适当卧床休息，加强对症治疗、及时补充足够热量和营养，防止过度劳累、精神刺激等诱因。

（4）饮食调理：宜吃清淡、维生素高、营养丰富的不含碘食物，不宜吃肥甘厚腻及辛辣香燥之品，烟酒当属禁忌范围。

（李　静[2]）

第二节　糖尿病乳酸性酸中毒

糖尿病乳酸性酸中毒是糖尿病患者组织缺氧、药物使用不当、肝肾功能损害等情况下，造成体内乳酸堆积而出现的代谢性酸中毒。常与长期过量服用双胍类药物有关，尤以老年人多见，儿童较少见。

一、病因和发病机制

（一）病因

（1）糖代谢障碍。

（2）糖尿病患者发生急性并发症时，可造成乳酸堆积，诱发酸中毒。

（3）糖尿病患者存在慢性并发症时，可造成组织乳酸堆积，诱发酸中毒。

（4）器官缺氧，可引起乳酸生成增加；此外，肝肾功能障碍又可影响乳酸的代谢、转化和排泄，进而导致乳酸性酸中毒。

（二）发病机制

糖尿病患者容易发生乳酸性酸中毒，这是因为糖尿病患者常有丙酮酸氧化障碍及乳酸代谢缺陷，因此，平时即存在高乳酸血症。糖尿病急性并发症如感染、酮症酸中毒、糖尿病非酮症高渗综合征时，可造成乳酸堆积而诱发乳酸性酸中毒。乳酸性酸中毒可与酮症酸中毒同时存在。另外，糖尿病患者并发的心、肝、肾疾病使组织器官灌注不良，低氧血症；患者糖化血红蛋白水平增高，血红蛋白携氧能力下降，更易造成局部缺氧引起乳酸生成增加；此外肝肾功能障碍影响乳酸的代谢、转化及排出，进而导致乳酸性酸中毒。

二、临床表现

糖尿病乳酸性酸中毒发病急，但症状与体征无特异性。轻症可仅有乏力、恶心、食欲降低、头昏、嗜睡、呼吸稍深快。中至重度可有恶心呕吐、头痛、头昏、全身酸重、口唇发绀、呼吸深大，但无酮味、血压下降、脉细弱、心率加快，可有脱水表现，反应迟钝、意识障碍、四肢反射减弱、肌张力下降、瞳孔扩大、深度昏迷或出现休克。

乳酸性酸中毒依据机体是否存在缺氧可分为以下两类。

（一）A 型乳酸性酸中毒

发生于机体组织严重缺氧情况下，如心肌梗死、心源性休克、严重的败血症。此时乳酸的大量产生超过了机体的清除能力从而导致乳酸的堆积。这一类型的乳酸性酸中毒并不仅见于糖尿病患者，但是糖尿病患者，尤其是 2 型糖尿病患者发生缺氧性心血管并发症的危险性大大高于非糖尿病患者。

（二）B 型乳酸性酸中毒罕见

其发生与机体缺氧无关，可见于多种系统性疾病（包括糖尿病）、药物、毒素和内在的代谢障碍。双胍类药物被认为与 B 型乳酸性酸中毒的发生有关。苯乙双胍因其可引起严重的乳酸性酸中毒而在很多国家中禁止使用。因使用二甲双胍而导致乳酸性酸中毒的发生率很低。

三、诊断

（一）实验室检查

多数患者血糖升高，但常在 13.9 mmol/L（250 mg/dL）以下；血酮体和尿酮体正常，偶有升高；血乳酸升高，常超过 5 mmol/L，血乳酸/丙酮酸比值大于 30（丙酮酸正常值为 0.041 5 ~ 0.145 mmol/L）；血二氧化碳结合力下降（可在 10 mmol/L 以下）、pH 明显降低；血渗透压正常，阴离子间隙扩大（超过 18 mmol/L）。

（二）病史

（1）糖尿病患者用过量双胍类药物（苯乙双胍超过 75 mg，双胍类药物每日 2 片，二甲双胍每日超过 2 000 mg）后出现病情加重。

（2）糖尿病患者有肝肾功能不全、缺氧或手术等同时使用双胍类降糖药物。

（3）糖尿病患者出现多种原因休克，又出现代谢性酸中毒者，应高度怀疑本病。有代谢性酸中毒呼吸深大、意识障碍等表现。

四、治疗

乳酸性酸中毒现尚缺乏有效的治疗，一旦发生死亡率极高，应积极预防诱发因素，合理使用双胍类药物，早期发现，积极进行治疗。

（一）胰岛素治疗

本病是因胰岛素绝对或相对不足引起，需要用胰岛素治疗，即使是非糖尿病患者，也有学者主张胰岛素与葡萄糖合用，以减少糖类的无氧酵解，有利于血乳酸清除，糖与胰岛素比例根据血糖水平而定。

（二）迅速纠正酸中毒

当 pH < 7.2、HCO_3^- < 10.05 mmol/L 时，患者肺脏能维持有效的通气量而排出二氧化碳，肾脏有能力避免水钠潴留，就应及时补充 5% 碳酸氢钠 100 ~ 200 mL（5 ~ 10 g），用生理盐水稀释为 1.25% 的浓度。严重者血 pH < 7.0，HCO_3^- < 5 mmol/L，可重复使用，直到血 pH > 7.2，再停止补碱。24 小时内可用碳酸氢钠 4 ~ 170 g。但补碱也不宜过多、过快，否则可加重缺氧及颅内酸中毒。

（三）迅速纠正脱水

治疗休克补液扩容可改善组织灌注，纠正休克，利尿排酸，补充生理盐水维持足够的心排血量与组织灌注。补液量要根据患者的脱水情况、心肺功能等来定。

（四）给氧

必要时做气管切开或用人工呼吸机。

（五）补钾

根据酸中毒情况、血糖、血钾高低，酌情补钾。

（六）监测血乳酸

当血乳酸 > 13.35 mmol/L 时，病死率几乎达 100%。

（七）透析

如果患者对水钠潴留不能耐受，尤其是因苯乙双胍引起的乳酸酸中毒，可用不含乳酸根的透析液进行血液或腹膜透析。

（八）对症治疗，去除诱因

如控制感染，停止使用引起乳酸酸中毒的药物等。

五、预后

乳酸性酸中毒一旦发生，病死率极高，对治疗反应不佳，所以预防比治疗更为重要，具体措施如下。

（1）在糖尿病治疗中不用苯乙双胍：凡糖尿病肾病、肝肾功能不全、大于 70 岁的老年人以及心肺功能不佳者，应采用其他药物。糖尿病控制不佳者可用胰岛素治疗。

（2）积极治疗各种可诱发乳酸性酸中毒的疾病。

（3）糖尿病患者应当戒酒，并尽量不用可引起乳酸性酸中毒的药物。

总之，积极治疗引起乳酸性酸中毒的原发疾病，给予必要的支持护理，碳酸氢钠治疗和血液透析仍然是治疗严重乳酸性酸中毒的关键。

（李琳玲　方振伟）

第三节　糖尿病视网膜病变

随着生活水平的提高以及生活方式的改变，糖尿病的发病率呈逐年上升趋势，而糖尿病视网膜病变（DR）作为糖尿病最常见的微血管并发症之一，发病率也呈攀升趋势，其危害最大，是目前成人致盲的主要原因。糖尿病视网膜病变病因、发病机制复杂，与多种因素有关，如血糖水平、发病年龄、病程长短、血脂水平、血压水平、遗传因素等，但研究已证明糖尿病视网膜病变所致的失明是可防治的，因此，做到早期发现、及时治疗有重要意义。

一、发病机制

DR 发病机制十分复杂，至今尚未完全明确，多项研究证明了 DR 发生为持续高血糖诱发血流改变、血液流变学异常，多元醇通路活化，氧化应激增加、晚期糖基化终末产物增多以及细胞因子活化，肾素—血管紧张素及内皮素系统的异常等方面所致的视网膜微循环损害，引起视网膜缺血、缺氧及形成新生血管等一系列病理改变。

（一）毛细血管基底膜增厚

这是 DR 早期的病理特征，基底膜异常可导致滤过作用改变和血清分子的异常通过，结果使血—视网膜屏障破坏。

（二）毛细血管周细胞选择性丧失

这也是 DR 早期病理特征，其可能机制如下。①与多元醇通路活化有关：多元醇通路是指葡萄糖在醛糖还原酶的作用下还原成山梨醇，后者又在山梨醇脱氢酶的作用下氧化成果糖的代谢通路。在高糖环境中，正常糖酵解过程受阻，多元醇通路活化，使山梨醇在视网膜毛细血管周细胞内增多。②与凋亡有关：高糖使氧化物质产生增多，同时抗氧化作用减弱，两者共同作用使氧化应激增加，氧化应激可能诱导了周细胞的凋亡。周细胞具有收缩性功能，可调节通过该区域的毛细血管的血流量，由于周细胞的丧失，可引起区域性视网膜血流量调节作用丧失，并破坏毛细血管的完整性，还可引起内皮细胞的增生失控。

（三）血液流变学异常

高糖使糖基化血红蛋白增高，血液呈高凝状态，血液黏稠度增加。血小板活性增强，聚集的血小板与增多的血栓素导致视网膜毛细血管微小血栓形成，微血管闭塞。白细胞变形能力下降，细胞间黏附分子（ICAM-1）与血管细胞黏附分子（VCAM）表达增多，白细胞与内皮细胞黏附增加，易致白细胞栓塞在视网膜毛细血管中。红细胞膜磷脂成分的改变以及细胞内山梨醇的堆积，使红细胞的变形能力降低，尤其在 DR 患者中更为明显，致视网膜血流缓慢淤积，最终导致微血栓形成，发生视网膜微循环障碍。

（四）新生血管形成

由于视网膜毛细血管周细胞丧失，内皮细胞增生以及基底膜增厚，再加上血流变学异常，使毛细血管闭塞，视网膜组织缺血、缺氧，刺激各种生长因子的释放，如碱性纤维母细胞生长因子（bFGF）、血小板源生长因子（PDGF）、胰岛素样生长因子（IGF）、血管内皮生长因子（VEGF）等，这些因子相互作用，诱导视网膜新生血管形成，新生血管的出现是 DR 的标志。在这些因子中，VEGF 在视网膜新生血管形成中起到关键作用。多项研究证实，在 DR 患者眼内尤其是视网膜局部存在高水平的 VEGF，VEGF 作为血管内皮细胞特异的促有丝分裂素，与细胞表面的相应受体结合后，激活细胞内的一系列信号转导途径，造成内皮细胞增生、迁移，最终形成新的血管腔。

二、临床表现

早期除糖尿病症状外，在眼部可无任何症状，偶在眼科体检时才发现。随着病变进展可出现视物模糊、视力下降、眼前黑影、视物变形，严重者出现眼底出血、视网膜脱离，最后导致失明。

三、诊断

（一）微血管瘤

微血管瘤是检眼镜和荧光血管造影所见的视网膜上最早出现的病变，其发生机制可能与视网膜毛细血管周细胞数目明显减少，减弱对血管的支撑作用有关。其数目多少不等，大小不等，呈红色或暗红色，分散或簇状分布，边界清楚，位于视网膜深层。微血管瘤存在的半衰期约数月到数年，可发生在多种眼底病变过程中，但以 DR 最为多见，数量最多。微血管瘤在检眼镜下表现为边界清楚的红色圆形小点，散布于眼底各处，但较集中于后极部。多数在检眼镜下不易或不能查见的微血管瘤，荧光血管造影可使其清楚显现，表现为边界清楚的圆形小亮点。

（二）出血斑

多为圆形视网膜深层斑点状出血，分布以后极部较多。在检眼镜下，出血斑与微血管瘤同样表现为红色的小点，因此应与微血管瘤鉴别。其鉴别在于出血斑边界不清，血管瘤边界清楚；出血斑会逐渐吸收而消失，血管瘤则较长时期存在。最好的鉴别方法是做荧光血管造影，微血管瘤表现为小亮点，而出血斑因遮蔽了下方的脉络膜荧光而出现暗区。

（三）硬性渗出

硬性渗出为血管内的血浆物质渗出到组织中，水分被逐渐吸收后，所留下的一些不规则的黄白色颗粒状的脂蛋白，边界清楚，可数个或成堆出现，常呈分散、簇状或环形分布在黄斑部或眼底其他处，随着病情好转可逐渐吸收，也随着病情加重而不断出现。

（四）软性渗出

因表现为灰白色边界模糊的梭形或不规则形，如同棉絮，故又称为棉絮斑。软性渗出出现是由视网膜神经纤维的毛细血管阻塞所致的局部神经纤维的梗阻性坏死，故它的出现提示视网膜有缺血。荧光血管造影下棉絮斑对应的部位是毛细血管无灌注区。

（五）视网膜内微血管异常

视网膜内微血管异常（IRMA）是由于随着视网膜缺血的发展，在视网膜内出现了连接于动静脉之间的迂曲小血管，即所谓的"短路血管"，或视网膜内的新生血管。如进一步发展，新生血管可从视网膜内长到视网膜表面，而形成视网膜上的新生血管，因此，IRMA 的出现预示将要进展为增生期。

（六）糖尿病性黄斑病变

一旦出现黄斑病变，视力会明显下降。其病变包括黄斑水肿、缺血及增生性改变。

1. 黄斑水肿

分为局灶性黄斑水肿与弥漫性黄斑水肿，其区别在于前者多为局部毛细血管渗漏形成黄斑部轻度视网膜水肿，并伴有硬性渗出，硬性渗出物常呈环状或弧形排列，有时在黄斑部形成蜡样斑块，影响中心视力；后者为弥漫性扩张的毛细血管渗漏所致，少有硬性渗出。

2. 黄斑缺血

荧光造影下可见轻微者表现为黄斑拱环扩大及局部毛细血管消失，严重者可见大片毛细血管无灌注。

（七）新生血管形成

新生血管形成提示病变已进入增生期，常发生在视网膜和视神经盘表面，并可长入玻璃体内。早期位于视网膜平面内，后穿过内界膜位于视网膜与玻璃体后界面之间，细小的新生血管有的用检眼镜不易察觉，但经荧光血管造影可见大量渗漏荧光素。晚期新生血管逐渐增大，管径增粗，伴随结缔组织增生，明显的新生血管在检眼镜下表现为视网膜大血管邻近迂曲的细血管网。视神经盘新生血管的出现提示视网膜存在严重的毛细血管无灌注，缺血严重，其形态初始在视神经盘表面上呈一细的环形或网状，随着数量增多可掩盖整个视神经盘，并沿视网膜大血管生长，尤其以颞上或颞下血管弓为重。

（八）玻璃体积血

新生血管管壁结构不健全，易破裂出血，当出血较多进入玻璃体内，成为玻璃体积血。出血能逐渐自行吸收，但此过程缓慢，并且由于新生血管的存在，可反复出血。

（九）牵引性视网膜脱离

视网膜新生血管附近纤维细胞增生，形成纤维条带，或由于玻璃体积血及视网膜前出血未被完全吸收而机化，在玻璃体或视网膜前形成大小不等致密的纤维索条，纤维索条也可含少量新生血管，随着病程延长，纤维条索加重，当收缩时可引起牵引性视网膜脱离。

四、治疗

（一）药物治疗

1. 严格控制血糖

无论是 1 型糖尿病还是 2 型糖尿病患者，严格控制血糖都可降低 DR 发生、发展的危险。

2. 控制血压

研究表明，高血压可增加 DR 发生、发展的风险，因此严格控制血压可降低 DR 发生、发展，减少对视力的损害。

3. 特殊药物治疗

DR 发病机制复杂，目前研究多集中在多元醇代谢通路的异常、蛋白质非酶糖基化终末产物的堆积、氧化应激作用、蛋白激酶 C（PKC）的活化、肾素—血管紧张素及内皮素系统的异常、细胞因子活化等方面，这些因素相互作用引起视网膜微循环障碍，致视网膜缺血、缺氧而出现视网膜病变。因此，对于 DR 的药物治疗研究也建立在对其发病机制的研究之上。

（1）改善视网膜微循环的药物：2，5-二羟基苯磺酸钙，是一种血管保护剂，能改善血液流变学中的"三高"现象，即毛细血管的高通透性，血液的高黏滞性与血小板的高凝聚性；预防血管内皮细胞收缩和间隙形成，减少过量的胶原蛋白渗漏，阻止毛细血管基底膜增厚；能降低全血及血浆的高黏滞度，降低血浆内纤维蛋白原的含量，增加红细胞的柔韧性，降低红细胞的高聚性；抑制血小板聚集因子的合成和释放，防止血栓形成。对于单纯型视网膜病变Ⅰ期和Ⅱ期效果较好，而对于单纯型视网膜病变Ⅲ期或严重患者，疗效较差或不明显。本药的不良反应较少，主要为胃肠不适，其次为疲乏、嗜睡、头痛，偶有皮肤过敏，这些反应会在减量或停药后消失。

胰激肽原酶，曾称为胰激肽释放酶，属于丝氨酸蛋白酶类，在生物体内以酶原形式存在。其作用机制为能使激肽原降解成激肽，激肽作用于血管的平滑肌，使小血管和毛细血管扩张，增加毛细血管血流量。能激活纤溶酶，降低血黏度，并促使血管内皮细胞产生前列腺环素，抑制血小板聚集，以预防血栓形成；能激活磷酸酯酶 A_2，促使肾髓质分泌前列腺素 E_2，增加肾血流量，改善肾功能，减少原蛋白；能降低外周血管的阻力，促进水钠排泄，具有较温和的降血压作用；同时能减少心肌耗氧，改善左心室舒张功能，防止心肌产生缺血缺氧性损伤。目前，胰激肽原酶已成为国内预防和治疗早期 DR 的常规用药之一。在使用时注意有脑出血以及其他出血性疾病急性期要禁用。

（2）醛糖还原酶抑制剂（ARI）：多元醇通路的激活，使山梨醇在内皮细胞及周细胞内堆积，细胞高渗透压导致周细胞丧失以及内皮细胞损伤，最终使视网膜毛细血管狭窄，甚至闭塞。醛糖还原酶是多元醇通路中的关键限速酶，主要分为羧酸类和海因类。研究证实，ARI 对于 DR 病变有改善作用，如非达司他能显著防止葡萄糖诱导的周细胞凋亡。但也有一些研究不支持 ARI 的有效性。

（3）糖基化终末产物抑制剂：糖基化终末产物（AGE）不易降解，沉积在内皮细胞、周细胞以及基底膜，使视网膜毛细血管阻塞，影响血管通透性，改变血流动力学。此外，还可导致周细胞死亡，最终发生 DR。研究表明，氨基胍和 OPB-9195 能抑制 AGE 形成，阻止视网膜病变的发展。

（4）蛋白激酶 C（PKC）抑制剂：PKC 通过调节血管内皮细胞生长因子（VEGF）与血管通透性因子（VPF）的表达来改变血管的通透性，导致视网膜血流动力学改变及新生血管形成。目前对于 PKC-β 抑制剂 Ruboxistaurin 的研究进展最迅速。PKC-β 抑制剂对糖尿病视网膜病变的研究（DR）结果表明，在 3 年时间内，Ruboxistaurin 虽不能延缓 NPDR 发展到 PDR，但显著将患者发生持续性中度视力丧失（SMVL）的风险降低了 41%。PKC-β 抑制剂对糖尿病黄斑水肿研究（PKC-DMES）的结果表明 Ruboxistaurin 在 30~52 个月能显著降低糖尿病黄斑水肿进一步恶化。

（5）其他：血管内皮生长因子（VEGF）抑制剂，如 VEGF 特异性抗体，选择性 VEGF 阻滞剂以及生长抑素等通过不同机制抑制新生血管形成而改善视网膜病变。

（二）激光治疗

激光是治疗 DR 的一种有效、安全、方便的方法，可延缓增殖前期进一步发展，减少失明的危险。但提高激光治疗的疗效应当把握治疗时机，选择合适的光凝方法，早期发现，及时治疗。

1. 作用机制

（1）通过封闭视网膜内血管或微血管瘤的渗漏，从而减轻视网膜水肿。

（2）大面积激光治疗破坏了外层视网膜的感光细胞和视网膜色素上皮细胞，使视网膜的耗氧量降低。术后形成的视网膜瘢痕使视网膜变薄，使脉络膜毛细血管的氧向视网膜扩散更容易，缓解了视网膜的缺氧，并破坏了毛细血管无灌注区。

（3）减少或清除血管生长因子的合成和释放，阻止新生血管的生成和促进已形成的新生血管消退。

2. 激光治疗适应证

（1）中度至严重的非增殖型。

（2）增生前期。

（3）增生型无广泛的纤维增生及视网膜脱离。

（4）黄斑水肿。

3. 激光治疗禁忌证

（1）眼底有广泛的纤维增生。

（2）荧光血管造影有过度的毛细血管闭锁，光凝术后能加重黄斑水肿，甚至引起玻璃体大出血。

（3）严重的肾病性或高血压性视网膜病变。

4. 治疗方法

对伴有黄斑水肿，先行黄斑区光凝，如果是局限性黄斑水肿，行局部光凝；如果是弥漫性黄斑水肿，行"C"形格栅样光凝。黄斑区光凝之后，再行全视网膜光凝。对不伴有黄斑水肿，行全视网膜光凝。在光凝前后都行荧光血管造影，根据需要补充光凝。

5. 注意事项

全视网膜光凝的严重并发症多数与过度光凝有关，如牵引性视网膜脱离、黄斑水肿、视网膜破孔及新生血管破裂导致的玻璃体积血等。避免的方法是注意光凝斑的大小、数量和分布，使用产生中度反应的能量，并分3~4次完成。

（三）手术治疗

增生型糖尿病视网膜病变过程中可出现玻璃体积血及牵引性视网膜脱离，玻璃体手术是减少视力丧失的最佳的治疗方法，不能行激光治疗者，也可考虑行玻璃体手术治疗。

手术适应证：①严重的玻璃体积血引起屈光间质浑浊，视力下降数月；②累及黄斑的牵引性视网膜脱离或伴孔源性视网膜脱离；③黄斑前膜或黄斑异位；④光凝治疗无效的严重视网膜新生血管和纤维增生；⑤致密的黄斑前出血；⑥黄斑水肿伴后极部玻璃体牵引；⑦不能控制的血影细胞性/溶血性青光眼；⑧出现虹膜/房角新生血管伴屈光间质浑浊，无法进行激光治疗。

五、预防与调摄

糖尿病性视网膜病变是糖尿病严重的并发症，为四大致盲原因之一。对于此病，目前尚无切实有效的治疗方法，所以早期预防十分重要。常见的预防措施如下。

（1）饮食限制糖类的摄入量：无氮质血症情况下，适当增加高质量、蛋白质的摄入，如鸡蛋、瘦肉、鱼、牛奶等，以血肉有情之品补养气血，滋肾养肝明目。

（2）注意保护眼，做到养眼、护眼、爱眼及合理用眼：不能过度用眼，减少视疲劳。常在户外活动者，应配加膜变色镜保护眼，减少紫外线、红外线对眼的损害。可通过眼保健操、穴位按摩改善眼部血液循环和神经营养状况，对眼的保健有一定作用。注意眼部卫生，减少感染性眼病的发生。可适当选用眼部保健用药，如珍珠明目液等，对改善眼干涩、疲劳，预防白内障有一定保健作用。

（3）如已发生眼底出血者（活动期）应禁止运动，以卧床为宜。在此期间可加强血糖监测调整运动及其他治疗方案。

（4）本病早期临床症状不明显，易漏诊，对病程较长的糖尿病患者，无论有无视力减退，都应借助检眼镜、裂隙灯、三面镜等仪器查眼底，这是早期发现本病的最好方法。

（宫成军　车晓丹）

第七章 非酒精性脂肪性肝病

非酒精性脂肪性肝病（NAFLD）是指除外过量饮酒和其他明确的损肝因素所致的肝细胞内脂肪过量沉积，是一组获得性的代谢应激相关性肝病，包括从单纯的肝脂肪变性到非酒精性脂肪性肝炎（NASH），以致一部分最终发展为肝硬化，甚至演变为肝细胞癌。NAFLD在西方国家十分常见，估计普通人群中患病率为 20%～30%，在肥胖或糖尿病人群中达到 70%～90%。近年来在亚太地区呈上升趋势，患病率接近北美。我国 NAFLD 的流行态势同样不容乐观，上海市成人 NAFLD 患病率高达 15%。NAFLD 患病率的上升与这些地区的中心性肥胖、2 型糖尿病、代谢综合征（MS）患病率上升相一致。NAFLD 与 MS 及糖代谢异常/糖尿病密切相关，尤为重要的是已在多个前瞻性研究中证实 NAFLD 可以预测 2 型糖尿病和心血管疾病（CVD）的发生。显然 NAFLD 患者已成为 2 型糖尿病和 CVD 的高危人群。2 型糖尿病和 NAFLD 并发症的现象已经相当常见，国内外已有诸多研究证实 2 型糖尿病并发NAFLD 患者其胰岛素抵抗、糖脂代谢、肝酶水平、炎症因子均较单纯糖尿病患者更加恶化，更高的糖脂毒性和氧化应激状态加重了患者的肝脏负担和慢性血管并发症风险从而增加心血管相关死亡率。

由于 NAFLD 与代谢之间存在密切关系，当前对 NAFLD 的关注已从它本身的肝病意义扩展到代谢意义。随着 NAFLD 领域研究的迅速发展，许多新的、有价值的临床循证依据不断报道，NAFLD 从肝病领域延伸到多个学科。由于肝脏作为代谢的中枢性器官，肝脏脂肪沉积与代谢紊乱疾病的关系越来越密切，尤其对内分泌代谢专业的医生来说，应提高对NAFLD 的认识和临床处理能力，开展 NAFLD 的早期诊断和早期筛查，对防治 2 型糖尿病和动脉粥样硬化性心血管疾病有着非常重要的意义。

一、发病机制

（一）肝脏脂肪沉积的发病机制

NAFLD 的发病机制复杂，至今仍有争议。肝脏内三酰甘油（TG）由 3 分子游离脂肪酸（FFA）与 1 分子甘油结合而成。任何原因引起肝脏 FFA 及 TG 的摄取或合成过多（饮食摄入、脂肪组织分解增多，使血浆 FFA 升高，肝脏摄取 FFA 增多；肝内脂质从头合成增多）以及输出及利用减少 [FFA 在肝细胞线粒体 β 氧化减少，以及 TG 以极低密度脂蛋白（VLDL）形式向肝外转运障碍]，都可以导致肝脏脂肪沉积。下列可能机制通过一个或多个环节导致肝细胞内 TG 异常沉积。

1. 能量过剩

NAFLD 的发生与不健康的生活方式有关。能量摄入过多和利用减少，使体内能量过剩，肝脏脂肪沉积。饮食因素被认为是导致 NAFLD 发生的重要环境因素。除脂肪摄入外，糖类的过量摄入也可以导致肝脏脂肪沉积。高胰岛素血症及高血糖可以上调一些关键的脂肪合成转运因子如固醇调节元件结合蛋白（SREBP）1c 和糖类响应元件结合蛋白（ChREBP）摄入促进肝脏脂质从头合成增多。摄食种类与 NAFLD 的发生、发展息息相关。近年来果糖的致脂肪肝作用越来越得到重视，与葡萄糖不同，循环中果糖几乎全部由肝脏摄取，它不能被用来合成糖原，而是转化为 3-磷酸甘油醛，参与肝脏脂质从头合成。

2. 肥胖

NAFLD 与肥胖密切关联，在超重及肥胖人群中高发。研究显示，肥胖患者扩张的脂肪组织的脂解，使大量 FFA 入肝；且往往伴有摄食过多及肝脏脂质从头合成增多。有报道显示，肝脏脂肪 59% 来源于循环中的 FFA，26% 来源于肝脏脂质从头合成，15% 从饮食中获得。与皮下脂肪积聚相比，内脏脂肪积聚与 NAFLD、胰岛素抵抗关系更密切，扩张的内脏脂肪可释放大量脂肪因子，调节机体能量与物质代谢，同时肥胖的患者脂肪组织浸润了较多的巨噬细胞，启动了慢性炎症。

3. 胰岛素抵抗

IR 是 NAFLD 发生的最主要机制。几乎所有的 NAFLD 患者都存在周围组织和肝脏的 IR，且 IR 的严重程度与 NAFLD 的病情进展相关。生理状态下，胰岛素在肝脏抑制葡萄糖生成和促进脂肪酸合成。在外周脂肪细胞，胰岛素可以刺激前脂肪细胞分化为成熟的脂肪细胞，并在成熟的脂肪细胞中，有促进脂肪生成及抑制脂肪分解的作用。IR 时，胰岛素抑制肝糖生成的作用减弱，而促进脂肪酸合成的能力依然保持。高胰岛素血症促进外周脂肪组织脂肪分解，血液中 FFA 含量增高，肝脏摄取 FFA 增加。同时高胰岛素血症及高血糖可以上调一些关键的脂肪合成转运因子如 SREBP1c 和 ChREBP，促进了肝脏脂质从头合成增多。胰岛素介导的 SREBP1 的激活可以增加丙二酰 COA，FFA 的 β-氧化障碍，结果使大量的 FFA 蓄积在肝脏，酯化形成 TG 增多。因原料增加，VLDL-TG 分泌出肝增多，但尚不能完全代偿，导致 TG 在肝脏积聚。IR 除了使肝脏脂肪积聚外，其在胰岛素敏感组织如骨骼肌和肝脏等部位的蓄积，使该组织对胰岛素的敏感性下降所致，加重了 IR，两者互为因果，恶性循环。

（二）非酒精性脂肪性肝炎的发生与进展机制

单纯性脂肪肝病理学改变温和且主要局限于肝细胞内。20% ~30% 的患者，在肝细胞脂肪变的基础上发生肝细胞损伤和氧化应激增加，启动炎症反应，引起非酒精性脂肪性肝炎（NASH），进而肝细胞凋亡增加，星状细胞增生，发生纤维化。10 年内 20% ~30% 的 NASH 患者进展为严重的肝纤维化，甚至进展为肝细胞肝癌。NASH 的发生与进展主要机制包括以下几个方面。

1. 胰岛素抵抗

IR 在 NASH 的发生、发展中起了重要作用。在肝脂肪变性基础上，高胰岛素血症及高血糖直接上调相关的组织生长因子导致肝脏星状细胞有丝分裂，并刺激纤维化生成，引起肝脏炎症、纤维化。同时，高胰岛素血症加剧了 FFA 的肝脏的蓄积，FFA 及毒性代谢产物（如二酰甘油、神经酰胺等）对肝脏产生脂毒性损伤，激活肝细胞、库普弗细胞及其他免疫细胞的炎症通路，导致炎症、肝细胞凋亡、肝小叶损害。另外，研究显示，高胰岛素血症可以改变胆固醇代谢核转录调节剂，导致肝脏游离胆固醇的积聚，损害肝细胞，使单纯性脂肪肝转化为 NASH。

2. 缺氧

缺氧对胰岛素敏感性、脂质代谢和炎症都有一定影响。在大量临床、基础研究中，缺氧已被证实为 IR 的一个独立危险因素。缺氧可导致脂肪组织炎症加重，肥胖患者脂肪细胞减少和巨噬细胞聚集与局部的低氧血症有关。缺氧环境培养脂肪细胞释放更多炎症因子如 TNF-α、IL-6 和更低水平的脂联素。肥胖患者脂肪组织也可见脂肪细胞的线粒体功能障碍，并可因此导致脂肪组织缺氧及其功能障碍。目前对于缺氧及 NASH 的关联的研究尚处于起始阶段，有待进一步探索。

3. 氧化应激与脂质过氧化损伤

氧化应激与脂质过氧化损伤是单纯性脂肪肝进一步发展为 NASH 的重要因素，其标志物与肝脏炎症、纤维化严重程度成正相关。氧化应激是由活性氧（ROS）增加所致，NAFLD 时多种机制可导致 ROS 生成增加：线粒体氧化能力减弱时，线粒体源性 ROS 的产量会相应增加；胞质内 FFA 过量沉积，引起过氧化物酶体和微粒体代偿性激活，增加非线粒体源 ROS 的生成；内质网（ER）对蛋白进行折叠修饰时，若需求超出了 ER 的正常容量，会导致未折叠或错误折叠蛋白质在内质网腔蓄积，形成 ROS；当脂肪肝出现 ER 应激时，ER 负荷加重，也会造成 ROS 生成增多。ROS 与膜磷脂的不饱和脂肪酸反应形成脂质过氧化物（LPO），ROS 和 LPO 共同导致肝细胞损伤形成恶性循环。ROS 可进一步损害线粒体氧化功能加重 ER 应激，同时激活 C-Jun 氨基末端激酶（JNK）等炎症通路，引起 ATP 消耗、肝脏损伤和凋亡的发生。LPO 能抑制抗氧化系统的保护作用，并通过共价键与蛋白结合，引起免疫反应和导致免疫性肝炎。综上所述，氧化应激和脂质过氧化反应在单纯性脂肪性肝病向脂肪性肝炎演变过程中起着重要的始动和促进作用。最终使肝脏出现炎症、坏死和纤维化。

4. 炎症细胞因子

慢性低度炎症状态与 NASH 的发生密切相关。NASH 患者体内的一些炎症标志物如 C 反应蛋白、IL-6，TNF-α 等较正常人或单纯性脂肪肝患者增高，补体系统 C3 和 C4 及自然杀伤 T 细胞广泛的激活。IR、脂毒性损伤、线粒体功能损伤、氧化应激等激活了核因子 κB（NF-κB）、JNK 等炎症通路，促进 TNF-α、IL-6、IL-1β 等细胞因子的产生，引起肝细胞损伤、炎症和坏死。肥胖或者超重的 NAFLD 患者扩张的内脏脂肪组织存在炎性反应，其中的脂肪细胞和浸润的巨噬细胞会释放 FFA、一系列炎症因子及脂肪因子。研究显示，NASH 患者中脂联素水平降低，瘦素及抵抗素水平增高。脂联素能够通过许多机制改善胰岛素的敏感性，具有直接抗炎、抗纤维化形成的作用，并诱导肝星状细胞凋亡；瘦素具有促胰岛素抵抗，刺激纤维增生等作用；抵抗素在动物研究中发现其能导致炎症，但在人体研究中尚未明确证实。PPAR-γ 的功能与 NASH 也有着密切的关系。PPAR-γ 有促进脂肪细胞成熟及增加脂肪细胞储脂能力，改善 IR，抗炎、抗纤维化的作用。这些炎性反应会导致促炎通路的激活、星状细胞增生、引起肝纤维化，而且这些通路最终聚合在两条主要的细胞内转录因子信号通路上——NF-κB 和 JNK 通路，成为 IR 的级联反应中的重要环节从而加重 IR。

5. 遗传因素（相关易感基因的研究现状）

NASH 存在遗传易感性，影响胰岛素敏感性，以及调节 FFA 代谢、氧化应激、免疫反应、纤维化进展的基因均可以影响到 NASH 的发生、发展。GWAS 研究显示，最明确的预测"NAFLD/NASH 基因"为磷脂酶家族成员 A3（PNPLA3，SNP rs 738409），也称为脂肪滋养蛋白，可能参与调节能量代谢、脂肪合成与分解。已有多项研究证实，其 C > G（I148M）

的多肽性与肝脏脂肪含量、炎症，纤维化密切正相关，甚至增加了相关性肝细胞肝癌的发生风险，但大多数研究发现这一多态性改变与胰岛素敏感性无关。这一发现引起研究者极大兴趣：意味着胰岛素抵抗作为 NAFLD 重要发病机制的理论受到极大挑战。除此之外，至今为止已有 5 项关于 NAFLD 的 GWAS 研究显示蛋白磷酸酶 1 调节亚基 3B（PPP1R3B）、种群特异性成分（GC）、淋巴细胞胞质蛋白 1（LCP1）、脂质磷酸酶相关蛋白类型（LPPR）4、溶质载体家族成员 8、神经蛋白聚糖（NCAN）的变异与 NAFLD 的发生相关；溶血磷脂酶（LYPLAL1）、葡萄糖激酶调节蛋白（GCKR）胶原Ⅷ型 A1（COL13A1）、EF-手型结构域钙结合蛋白（EFCAB）4B、单核苷酸多态性（SNP）rs2499604、rs1421201 及 rs2710833 变异与 NASH 相关；NCAN、GCKR、金合欢乙酸二磷酸转移酶（FDFT）1、SNPrs1227756 的变异与肝脏纤维化相关。其他的已在较小规模的研究中证明与 NAFLD 相关的 SNP 包括相关的微粒体三酰甘油转运蛋白（MTTP）、磷脂酰乙醇胺甲基转移酶（PEMT）、载脂蛋白（Apo）C3（在印度人中发现，但未在芬兰人中证实）、PPAR-α、孕烷 X 受体（PXR），过氧化物歧化酶（SOD）2、IL-6、TNF-α 和血管紧张素Ⅱ受体等，其中 SOD2，MTTP，PEMT，IL-6，PXR 的变异与 NASH 相关。

（三）NAFLD 对代谢紊乱发生机制的思考

胰岛素抵抗对 NAFLD/NASH 的发生发展起到关键的作用，反之，肝脏脂肪（尤其是饱和脂肪酸）沉积也加重了 IR。目前多数观点认为，IR 是代谢紊乱发生的核心，肝脏作为代谢的中枢性器官，其脂肪沉积与代谢紊乱疾病的关系越来越密切，大多数学者已经将 NAFLD 作为代谢综合征的组分之一。国外多个前瞻性研究发现脂肪肝可以预测 MS、2 型糖尿病和心血管疾病（CVD）的发生，强烈提示肝脏脂肪含量增加对 2 型糖尿病和 CVD 的发病机制中起着关键性的作用。

基于以上观点，肝脏脂肪含量的积聚可以启动代谢紊乱的发生。引起我们思考的问题是：既然脂肪肝作为糖脂代谢紊乱的启动因素，那么肝脏脂肪含量增加到什么程度可以启动糖脂代谢紊乱的发生呢？即对于糖脂代谢紊乱而言，肝脏脂肪沉积是否有一个阈值（切点）？要回答这个问题首先要解决肝脏脂肪含量定量的问题。目前普遍采用的超声检测是定性方法，不能测定确切的肝脏脂肪含量。肝穿刺病理诊断的方法是肝脏脂肪定量的金标准，然而这一方法的有创性和严格的适应证，限制了在大样本的人群研究中的应用。建立无创的肝脏脂肪含量测定方法对研究肝脏脂肪含量和糖脂代谢紊乱之间的量效关系才能回答上述问题。磁共振波谱分析（^{1}H MRS）的方法是目前无创肝脏脂肪含量定量的金标准，然而因费用和技术条件的限制不推荐常规应用。高鑫教授课题组首次报道的标准矫正的超声测定肝脏脂肪含量的方法，并以此方法在社区人群中首次观察到肝脏脂肪含量大于 10% 时，出现糖耐量异常。肝脏脂肪含量增加引起糖代谢异常的切点还需要在不同人群、不同年龄和不同性别人群中进一步验证。引起代谢紊乱的肝脏脂肪含量切点一旦确定，对代谢紊乱防治目标的确立具有重要价值。

胰岛素抵抗启动肝脏脂肪过量沉积的理论受到挑战（对上述观点的挑战）：研究发现，部分患者存在肝脏脂肪过量沉积，但并不伴有胰岛素抵抗。2008 年，Romeo 等报道了 PNPLA3 基因变异（C > G，I148M）与 NAFLD 密切相关。在后续的研究中，至少 10 个不同的种族中验证了上述结果。Romeo 等一系列后续研究及近期的 Meta 分析均显示 PNPLA3 的变异所致的 NAFLD 不伴随肥胖、胰岛素抵抗、高血糖、高 TG 或低 HDL-C 血症。这一发现意味着胰岛素抵抗作为 NAFLD 重要发病机制的理论受到极大挑战。那么 PNPLA3 引起 NAFLD 的具体机制又是如何的呢？细胞及动物研究显示，PNPLA3 变异可以使三酰甘油水解酶功能下降，肝 TG 分解减少，或者增加溶血磷脂酸酰基转移酶（LPAAT）活性，肝 TG 合成增多，引起肝脏脂质沉积，但以前者为主。确切机制目前尚未明确，值得进一步探索。

NAFLD 不仅仅是简单的肝脏疾病，而是一种代谢性疾病，我们对 NAFLD 的认识不能只停留在肝病的认识水平，要着眼于其对代谢紊乱的影响，重视 NAFLD 患者的代谢紊乱的诊治。

（四）NAFLD 发病机制的研究进展

在过去的几年中，对 NAFLD 的发病机制的认识不断进展，然而至今为止尚未完全认识。除传统的发病机制外，一些新型的发病机制已经得到一定程度的证实。NAFLD 的发生、发展与其他组织间的关系，脂质组分对 NAFLD 的进展的影响值得进一步的深入研究；NAFLD 与不同的 microRNA 的关联及其在 NAFLD 发病机制及潜在的治疗作用需要继续探索。这些发病机制如下。

1. 内毒素

NASH 患者肠道渗透性显著增加，在临床表现上存在小肠细菌过度生长，有学者对此也进行了大量研究，实验显示，内毒素与 NASH 的发病有关。NASH 时存在内毒素性肝损伤，内毒素激活肝脏库普弗细胞以及促使 TNF-α 等细胞因子释放可能是 NASH 的发病机制之一。

2. 肝脏铁的负荷

肝脏铁的负荷可以增加 IR，并且可独立于 IR 对肝脏有直接损伤作用，铁负荷可以增加氧化应激，损害 DNA，产生 NASH 并导致脂质过氧化，产生丙二醛，激活星状细胞，导致肝纤维化。

3. 内源性大麻素受体

内源性大麻素受体（CB）1 系统通过中枢和外周效应调节食欲和能量平衡，从而改善血糖和血脂代谢。肝脏中 CB1 的过度活化促进 SREBP-1 c 的表达，增加肝内脂质的从头合成，并可抑制 VLDL-TG 聚合体输出肝脏，最终导致肝内脂质沉积。饮食中的脂肪不仅直接参与肝脏内脂肪酸形成，还可在脂肪组织中 CB1 的作用下，在脂肪组织中形成脂肪酸，转运到肝脏，加重肝内脂肪沉积。大麻素受体可以调节星状细胞的凋亡，与肝脏炎症、纤维化相关。

4. 脂质组分

不同的脂质对肝细胞损伤能力不同。研究显示，饱和脂肪酸/不饱和脂肪酸比例增加、脂肪酸去饱和障碍、细胞内游离胆固醇增加，与肝脏炎症、纤维化的病理改变呈正相关。动物研究发现，饱和脂肪酸如神经酰胺等具有较强的脂毒性可以导致炎症通路激活，线粒体功能障碍，细胞凋亡蛋白酶激活，诱导细胞凋亡，而由不饱和脂肪酸所构成的三酰甘油中对肝细胞的损害相对较小。肝脏饱和脂肪酸量较肝细胞三酰甘油含量与肝脏病理改变的关系更为密切。因此，有学者提出，脂肪肝的治疗不应以降低肝脏脂肪含量为首要目标。然而，脂质代谢的变化影响炎症的确切的机制尚未完全明确，目前世界上使用无创肝脏质子磁共振波谱法测定肝脏脂肪含量的研究——Dallas Heart Study 显示，校正了肝脏脂肪含量后，PNPLA3 变异的肝脏致炎作用消失，提示了肝脏脂肪积聚可能是 NAFLD 进展的主要原因。所以，单纯肝脏的 TG 的积聚是否是 NAFLD 进展的主要原因仍值得探索。

5. 表观遗传学修饰

表观遗传学在病因学及发病机制方面的作用越来越得到认可，其 NAFLD 的发病机制方面的作用还大多未知。最近发现，人类 NASH 患者有 100 多个 microRNA（miR）表达异常（包括参与 NAFLD 发病相关的糖脂代谢、未折叠蛋白应答调控、内质网应激、氧化应激、细胞分化、炎症、凋亡等）。肝脏表达丰富的 miR-122 在许多肝病中受到了广泛关注，它占据了肝脏所有 miR 的 70%。与健康人群相比，NASH 患者的表达明显下调（63%）。除参与脂质、胆固醇代谢之外，miR-122 还发现具有促进脂肪细胞分化的功能，通过调控昼夜节律基因表达参与生物钟输出系统。其他的一些 miR 也有报道称参与 NAFLD 的发病过程，miR-34a、miR-146b 在 NASH 患者中显著表达上调（分别为 99%、80%），miR-335 及 miR-181d 与肝内 TG 及胆固醇含量相关。

综上所述，由于 NAFLD 发病机制的复杂性，许多机制尚未阐明，上述的研究热点开拓了思路，值得进一步探索，引领我们深入了解 NAFLD 的发病机制，为治疗 NAFLD 提供有效手段。

二、临床特点、病理、诊断和鉴别诊断

（一）临床特点

NAFLD 患者可有乏力、食欲减退、右上腹不适、肝大等临床表现。但绝大多数脂肪肝患者无任何症状，仅在常规体检中偶然发现有肝大，或 ALT、AST、GGT 的轻至中度升高，也可在超声、CT 检查时发现肝脂肪沉积。同时，非酒精性脂肪性肝病患者往往合并超重或者肥胖，以及糖尿病、高脂血症等多种糖脂代谢异常。因此，经常在糖尿病或者肥胖门诊被初次确诊。

1. 肝脏病变

大部分单纯性脂肪肝肝脏本身呈良性病程，而非酒精性脂肪性肝炎（NASH）则容易进展为肝硬化甚至肝衰竭。一旦疾病进展至失代偿期肝硬化，即可出现腹腔积液、食管—胃底静脉曲张破裂出血、水肿以及肝性脑病发作等临床表现。黄疸常常发生于 NASH 晚期，并提示疾病进展。肝活检证实 NASH 患者中 25%～33% 并发桥接样纤维化，10%～15% 并发肝硬化。进展性肝纤维化的独立预测因素主要是年龄和糖尿病，也包括肥胖、高血压以及胰岛素抵抗等。因此，非糖尿病 NAFLD 与并发糖尿病的 NAFLD 患者存在截然不同的肝病结局。已知并发糖尿病 NAFLD 患者其 NASH 的患病率为 68%～78%，而其进展为纤维化的比例可达 22%～60%，显著高于无糖尿病的代谢正常 NAFLD 患者。

2. 肝外病变

NAFLD 患者肝脏脂肪沉积除了损伤肝脏，也可能加重和（或）诱导胰岛素抵抗，影响 2 型糖尿病患者的血糖控制，且可独立预测 2 型糖尿病、心血管疾病的发病。肝脏脂肪含量独立于 BMI 和腹内脂肪沉积，与肝脏、肌肉及全身胰岛素抵抗独立相关，且 NAFLD 患者 5～10 年发生动脉粥样硬化的风险显著高于无 NAFLD 人群。即便是在非糖尿病非肥胖的代谢正常人中，肝脏脂肪样变仍可能提示胰岛素抵抗和糖尿病、心血管疾病的发病风险，因此，NAFLD 可能是一种前哨病变，参与或者预示了代谢性疾病的发生。而对于伴随糖尿病的 NAFLD 患者，肝脏脂肪含量可影响 IR 的严重程度，使糖脂代谢进一步恶化。伴有 2 型糖尿病和肝脂肪变的患者比无脂肪肝者胰岛素抵抗更重，更易发生血脂紊乱并伴有更高的循环

炎症指标。有研究表明，脂肪肝严重程度在一定程度上可预测糖尿病患者控制血糖所需用胰岛素的量。因此，脂肪肝可能是决定糖尿病患者改善血糖控制和远期预后的一个重要因素。

（二）病理

NAFLD 的肝组织学改变主要分为以下 3 个病理阶段，即单纯性非酒精性脂肪肝、NASH 和脂肪性肝硬化。肝脂肪样变是组织学诊断 NAFLD 的必要条件，即脂肪变性的肝细胞 >5% 时或肝内脂肪大于肝重的 5% 可病理诊断为脂肪肝。单纯性脂肪肝的组织学改变以肝细胞脂肪变性为主，不伴有肝细胞变性坏死、损伤及纤维化。NASH 的肝病理特征则包括脂肪变性、多种炎症细胞浸润、肝细胞气球样变、坏死和纤维化。NASH 时还可见到多型核白细胞浸润和马洛里小体，但并非诊断所必需。需要注意的是，单纯脂变性或有小叶内炎症而无肝细胞损伤征象的脂肪变性仍属于 NAFLD 扩大的疾病谱一部分，不符合 NASH 诊断，因为两者在预后上存在巨大差别。一旦进展至 NASH 相关肝硬化阶段，肝内正常结构完全被破坏，代之以广泛的假小叶形成和肝纤维化。

目前国内外指南均推荐采用 NAFLD 活动度积分和纤维化评分系统对 NAFLD 进行分期分级评估。NAFLD 活动度积分是脂肪变性、气球样变和炎症积分总和，其分值为 0 ~ 8 分。肝脂肪变性依据肝细胞脂肪变性占据所获取肝组织标本量的范围，分为 4 级：0 分，<5% 肝细胞脂肪变；1 分，5% ~ 33% 肝细胞脂肪变；2 分，33% ~ 66% 肝细胞脂肪变性；3 分，66% 以上肝细胞脂肪变。根据肝小叶炎症程度分为 4 级：0 分，无炎症；1 分，每 200 倍视野少于 2 个炎症病灶；2 分，每 200 倍视野 2 ~ 4 个炎症病灶；3 分，每 200 倍视野 >4 个炎症病灶。肝脏气球样变积分分为 3 级：1 分，无气球样变；2 分，少见气球样变；3 分，大量或突出肝细胞气球样变。NAS <3 定义为无 NASH，NAS >4 确诊为 NASH。NAS 评分处于 3 ~ 4 分的患者为可疑 NASH。肝纤维化评估不列入 NASH 分级诊断，而单独分为 5 级：S_0，无纤维化；S_1，腺泡 3 带局灶性或广泛的窦周/细胞周纤维化；S_2，纤维化扩展到门管区，局灶性或广泛的门管区星芒状纤维化；S_3，纤维化扩展到门管区周围，局灶性或广泛的桥接纤维化；S_4，肝硬化。

（三）诊断和鉴别诊断

由于绝大多数 NAFLD 患者无任何临床表现，很多情况下是在超声体检发现脂肪肝病变或转氨酶升高而首次确诊。因此建议常规对糖尿病或肥胖门诊的患者进行肝脏超声筛查。对于筛查发现的脂肪肝患者，需进一步排除其他引起肝脂肪样变的病因而最终确立 NAFLD 诊断。

非酒精性脂肪性肝病的诊断需满足以下 3 个必要条件。①影像学或组织学的肝脂肪样变证据。②排除近 1 年内过量饮酒史（男性≥140 克/周，女性≥70 克/周）。③无并发其他慢性肝脏疾病或可引起肝脂肪样变的其他系统疾病。

由于肝脏病理学诊断往往不易获得，2007 年亚太地区 NAFLD 诊疗指南中提出了 NAFLD 诊断的实用工作定义，包括：①影像学检查提示弥漫性脂肪肝病变而无其他病因解释。②无法解释的肝酶升高大于半年且并发代谢综合征任意组分的患者。如果经过有效的减重或者改善胰岛素抵抗治疗，异常的肝酶或者脂肪肝影像学特征获得改善甚至恢复则可明确 NAFLD 的诊断。

由于 NAFLD 本身是一个排他性诊断，在诊断前需仔细排除其他可能引起肝脏脂肪样变的因素。

（1）排除酒精性脂肪肝：男性每周饮用乙醇≥140 g，女性每周饮用乙醇≥70 g应首先考虑酒精性脂肪肝诊断。

（2）排除引起NAFLD或肝酶升高的其他肝病：病毒性肝炎、自身免疫性肝炎、乳糜泻、肝豆状核变性、α_1抗胰蛋白酶缺乏等慢性肝病以及肝脏恶性肿瘤、感染和胆道疾病。对于肝酶异常的HBsAg阳性患者，若其血清HBV DNA滴度<10^4copies/mL且存在代谢危险因素时，其肝酶异常更有可能是脂肪性肝病。

（3）除外服用可能导致脂肪肝的药物：糖皮质激素、合成雌激素、三苯氧胺、氨碘酮、丙戊酸钠等。

（4）除外伴随全身疾病的继发性脂肪性肝病：全胃肠外营养、炎症性肠病、垂体前叶功能减退症、甲状腺功能减退症、脂肪萎缩症等，常伴有脂肪肝。此时疾病的命名应该包括病因和相应的病理改变，如肠外营养诱导性脂肪性肝病（或脂肪性肝炎）。

对于已经确诊的NAFLD患者，如果需要进一步获得肝脏炎症或者纤维化进展方面的信息必须依赖肝穿刺病理活检。然而由于肝穿刺病理活检本身是一项有创检查，存在严重并发症风险，因此不推荐对所有NAFLD患者进行肝脏病理学检查，而应根据个体化原则决定肝穿刺指征。我国NAFLD指南推荐对以下患者考虑肝穿刺病理活检：①NAFLD诊断仍不明确者；②NASH或者进展性肝纤维化的高危患者（并发代谢综合征或NAFLD纤维化评分≥−1.455）。NASH的筛查或确诊有助于诊断进展性肝病，不仅可提供预后信息，还可能改变患者的治疗方案。脂肪性肝炎的无创诊断对于识别进展性高危患者是必要的。目前已有研究建立一系列的血清学预测公式，如NAFLD纤维化评分、进展性肝纤维化评分（ELF），以及弹性超声的方法来无创评估肝纤维化程度。尤其是NAFLD纤维化评分因其简便易行及对桥接样肝纤维化和肝硬化的诊断效力正逐渐被推荐用于NASH及其相关肝纤维化高危人群的筛查。为个体化NAFLD诊断方案的实施奠定了基础。

NAFLD本身是代谢综合征在肝脏的临床表现，且NAFLD患者第一位的死亡原因为心血管疾病。因此，对NAFLD的病情评估还应包括患者的糖脂代谢状况及糖尿病、心血管疾病的风险评估。其代谢风险主要包括以下几个方面。

（1）形体参数：包括身高、体重、BMI和腰围等。

（2）糖代谢状态：建议采用空腹和餐后2小时血糖作为筛查方法，如有异常建议行OGTT血糖和糖化血红蛋白测定进一步明确糖代谢状态。

（3）脂代谢状态：血脂谱，尤其是三酰甘油和高密度脂蛋白水平，需要在首次诊断NAFLD时进行评估。

（4）血压测定：对于NAFLD患者，血压大于140/90 mmHg可诊断高血压，而对于并发糖尿病和（或）肾功能不全患者，正常血压的标准更加严格（要求在130/80 mmHg以下）。

（5）伴随其他内分泌疾病：应注意筛查评估多囊卵巢综合征、皮质醇增多症、肾上腺皮质功能减退、甲状腺功能减退症、垂体前叶功能减退等可并发肝脂肪样变的内分泌疾病。

心血管疾病风险评估：早期进行NAFLD患者心血管疾病风险的评估干预有望改善患者的生存率。颈动脉内中膜厚度被认为是动脉粥样硬化的替代终点，可辅助识别需积极干预心血管风险的高危人群。推荐常规颈动脉内中膜厚度测定评估NAFLD患者心血管疾病风险。

三、糖尿病合并脂肪肝对代谢紊乱和肝病结局的影响

（一）糖尿病合并脂肪肝使糖脂代谢紊乱进一步恶化的证据

糖尿病人群中 NAFLD 的发病率日益增高，2 型糖尿病患者中超声诊断的 NAFLD 患病率已达近 70%。国外已有前瞻性研究发现脂肪肝可以预测 2 型糖尿病的发生，NAFLD 患者的肝脏和外周（骨骼肌和脂肪组织）胰岛素抵抗显著增高，是影响 2 型糖尿病发生发展的主要机制之一。肝脏胰岛素受体敲除小鼠表现为空腹和餐后血糖升高，继而发生骨骼肌胰岛素抵抗。脂肪代谢障碍是胰岛素抵抗的一个极端例子，患者常有高三酰甘油血症和肝脏脂肪沉积，严重的先天性全身脂肪代谢障碍患者的基础葡萄糖产生增加，无法抑制肝糖异生，并且在高胰岛素、血糖正常的情况下无法刺激外周葡萄糖摄取，导致糖尿病患病率增加。给予瘦素后，这些患者的肝脏内三酰甘油含量减少 90%。且肝胰岛素敏感性改善，另外，肌肉的三酰甘油含量降低 30%，胰岛素刺激的整体葡萄糖清除率增加近 2 倍。中山医院内分泌科课题组研究发现在糖代谢和脂质代谢正常的人群中，约有 30% 的人肝脏脂肪含量超过正常，并且他们的三酰甘油水平和全天血糖谱开始出现正常范围内升高，高密度脂蛋白胆固醇水平开始出现正常范围内降低。人体肝脏脂肪含量增加至 10% 时，开始出现胰岛素抵抗，β 细胞早相分泌代偿增高；当增加超过 10% 时，早相和整体 β 细胞分泌功能受损伴血糖升高。这些证据表明 NAFLD 是糖尿病的早期阶段，提示肝脏脂肪沉积参与了 2 型糖尿病的发生。

在糖尿病患者中，脂肪肝的情况使患者的血糖更难控制且对胰岛素的需求量较高。在接受胰岛素治疗的 2 型糖尿病患者中，每日胰岛素剂量与肝脏脂肪含量呈正相关。给予 2 型糖尿病患者低热量饮食，使肝内脂肪降低 81%，并伴随着肝糖生成减少和空腹血糖降低，但是骨骼肌内脂肪含量和外周胰岛素抵抗并无明显改善，主要是通过降低肝脏脂肪含量改善了肝脏胰岛素抵抗。此外，并发 NASH 的 2 型糖尿病患者存在更严重的肝脏胰岛素抵抗。更重要的是，近年来的研究证据表明，NAFLD 与糖尿病患者的微血管和大血管并发症发生率显著增加相关，特别是心血管疾病风险。对肝穿刺证实 NAFLD 的 173 例患者随访 13 年的研究结果显示心血管疾病是最常见的死因，并且 NASH 患心血管疾病的风险比单纯性脂肪肝更大。一项 3 000 例未筛选的 2 型糖尿病患者的大型研究和一个 1 型糖尿病的小型队列发现，冠状动脉、脑血管及周围血管疾病的患病率在并发 NAFLD 的患者中显著升高，并且独立于传统的大血管危险因素，糖尿病病程，血糖控制水平，调脂、降糖、降压、抗血小板药物的使用以及代谢综合征组分。此外，磁共振波谱（MRS）诊断的 NAFLD，与已知冠状动脉疾病的 2 型糖尿病患者心肌灌注减少相关，独立于传统的危险因素、内脏脂肪及胰岛素敏感性。关于 NAFLD 和微血管并发症的研究资料尚有限。Targher 等在 1 型糖尿病人群中观察到 B 超诊断 NAFLD 患者的糖尿病视网膜病变发病率较高，NAFLD 与视网膜发病率相关且独立于年龄、性别、糖尿病病程、药物应用、糖化血红蛋白和代谢综合征。已有大规模观察性研究提示了 NAFLD 和慢性肾脏病（CKD）之间的关联，包括糖尿病人群。已证实 B 超诊断的 NAFLD 与微量白蛋白尿和 CKD 的发病率增加相关，前瞻性研究也证实 2 型糖尿病并发 NAFLD 患者的 CKD 发病率增加。但是这种关联性须在更大的对照研究以及更广泛的人种和 1 型或 2 型糖尿病人群中进一步验证。除了传统的糖尿病相关的血管并发症，最新证据表明糖尿病和各种癌症，特别是肝细胞肝癌（HCC）、乳腺癌、大肠癌之间的关联。由于 NAFLD 明确与 HCC 的患病风险增加有关，糖尿病的并存可能赋予 NAFLD 患者额外的风险。

2 型糖尿病和 NAFLD 并发症的现象已经相当常见，国内外已有研究证实 2 型糖尿病并发 NAFLD 患者其胰岛素抵抗、糖脂代谢、肝酶水平、炎症因子均较单纯糖尿病患者更加恶化，更高的糖脂毒性和氧化应激状态加重了患者的肝脏负担和慢性血管并发症风险从而增加心血管相关死亡率。

（二）糖尿病伴随脂肪肝加速不良肝病结局

研究发现，大多数 2 型糖尿病患者患有脂肪肝，其中 NASH 所占比例可高达 50% 或更多。Soderberg 等人平均随访时间为 21 年的研究证实，NASH 与全因死亡率、心血管疾病死亡率、肝病相关死亡率的增加相关。NAFLD 和 2 型糖尿病两者可能有共同的土壤，糖尿病可能通过特殊的病理机制影响 NAFLD，特别是通过相互关联的代谢通路，从而加快了 NAFLD 进展为 NASH。

2013 年发表在 Hepatology 上来自韩国的一个 5 年前瞻性队列研究显示，相比轻度脂肪肝，2 型糖尿病与中重度 NAFLD 更加相关，且 NAFLD 是未来发生 2 型糖尿病的独立危险因素。美国一项社区队列研究显示，NAFLD 与糖尿病患者的总体死亡风险增加有关。另一项多中心横断面研究显示，糖尿病与发生 NASH、纤维化和进展性纤维化的风险强烈相关，尤其在非糖尿病患者中，糖尿病家族史与 NAFLD 患者发生 NASH 和肝纤维化相关。一项 Meta 分析表明，年龄、糖尿病、肥胖、高血压和胰岛素抵抗程度是纤维化的独立预测因素，其中 2 型糖尿病与 NASH 纤维化存在显著相关性，NASH 和肝纤维化发病率显著增加，且肥胖和糖尿病均独立增加肝细胞肝癌的发生风险，使 NASH 患者的肝脏相关死亡率上升 10 倍。已有研究证实，2 型糖尿病并发 NAFLD 更高的糖脂毒性和氧化应激状态加重了患者的肝脏负担，从而增加了 NAFLD 相关肝硬化、肝癌的发生率、肝脏相关死亡率和心血管事件的发生，这对 NAFLD 患者的临床和预后具有重要的影响。也有基因多态性研究认为，PNPLA3 rs 738409 多态性与 2 型糖尿病患者的肝纤维化相关，独立于 BMI 或肝脏脂肪含量，肝脏脂肪变性和纤维化的患病率在 G 等位基因携带者中高于 C 等位基因纯合子。NAFLD 严重程度需要依赖肝活检明确诊断，因此 NASH 的发病率在一般人群中很难估计，在不同的研究队列的差异很大。目前，国外一些小样本的病理研究显示，肝活检证实 NAFLD 的 2 型糖尿病患者中，NASH、进展性纤维化的患病率分别为 66% ~ 78%、34% ~ 60%。虽然这些以糖尿病患者为研究对象的肝脏病理研究，样本量较小且得到 NASH 和纤维化的患病率差异较大，但足以引起研究者们对 2 型糖尿病患者肝脏状态的广泛关注。

已有的临床证据均证实，并发 DM 的 NAFLD 患者可能更容易发生进展性肝病，提示我们应警惕并发 NAFLD 的 2 型糖尿病患者发生肝脏纤维化和肝脏不良结局的风险，不仅需要关注 2 型糖尿病患者的代谢状况和急慢性并发症，而且对 2 型糖尿病并发 NAFLD 患者的肝病状态及结局同样值得重视。然而，目前 NASH 在 2 型糖尿病患者中仍经常被忽视，并且没有指南协助临床医生如何对这种情况进行筛选。我国是糖尿病大国，成人糖尿病患病率已高达 9.7%，患者总数达 1 亿以上，遗憾的是，国内尚无 2 型糖尿病人群确切的 NASH 尤其是肝纤维化的患病率数据。早期诊断和干预 NAFLD 对防治 2 型糖尿病的发生和进展具有重要意义。另外，在糖尿病合并 NAFLD 人群中肝病不良结局及肝病相关死亡率增加，因此，既要关注非糖尿病人群的 NAFLD，又要关注糖尿病人群的肝病进展。糖尿病合并脂肪肝人群也将成为未来研究 NAFLD 和 NASH 的发病机制以及设计临床试验干预 NASH 的研究对象。

（三）伴随糖尿病使 NASH 发生与进展的机制

糖尿病人群中 NAFLD 和 NASH 的发病机制是相当复杂的，糖尿病造成 NAFLD 进展的因素目前尚未确定，很可能是脂质代谢紊乱，胰岛素抵抗、高胰岛素血症和胰岛素相对缺乏相关的糖调节受损，氧化应激的增加，以及局部和全身的炎症之间相互作用的结果。遗传和环境条件可能交互作用导致 NAFLD 和 NASH 的发生，并影响了它们与共患 2 型糖尿病之间的密切关系。

2 型糖尿病加剧并导致 NAFLD 进展的机制仍未完全阐明。但是多数研究发现，糖尿病伴随的胰岛素抵抗相关的高胰岛素血症和胰岛素相对不足可能会导致 NAFLD 的进展。在胰岛素抵抗状态，脂肪酸的外源性吸收和肝脏的从头合成，加剧了脂质输出的减少，导致 NAFLD 中脂质合成和肝脏脂肪含量的增加。肝内脂质存储增加和清除减少共同作用超出了肝脏 FFA 存储和氧化能力，通过线粒体功能不足和过氧化物酶 β 氧化产生对肝脏的脂毒性作用。这个过程可以促进 NAFLD 和胰岛素抵抗进一步增加的病理恶性循环，还可以通过诱导炎症反应，氧化应激，内质网应激对肝脏造成打击。参与 NASH 形成的炎性细胞因子和细胞通路主要包括：NF-κB 及其下游通路，巨噬细胞趋化蛋白-1 及其受体，C-C 趋化因子受体 2，TNF-α 及其信号通路，以及白细胞介素 IL-1β、IL-18 和 IL-33，C-Jun-氨基末端激酶是 NASH 中激活炎症的重要的第二信使。和库普弗细胞、自然杀伤细胞、T 细胞、肝窦内皮细胞和肝星状细胞（HSC）一样，肝细胞在 NASH 中也扮演着重要的促炎细胞作用。NAFLD 的炎症反应可能加剧了胰岛素信号通路的缺陷。此外，糖尿病的脂联素水平下降也可能导致肝脏纤维化的进展，因为脂联素具有抗纤维化的作用，它与 HSC 激活的标志物表达减少以及凋亡增加相关。

综上所述，2 型糖尿病加剧 NAFLD 的致病过程大致总结如下：①在肥胖个体中，糖尿病导致脂肪组织的脂肪分解增加，增加脂肪酸运送到肝脏；②糖尿病持续的高胰岛素血症和选择性肝胰岛素抵抗，引起从头脂肪合成更早，随后导致肝纤维化的发生；③高血糖和糖基化终末产物（AGE）促进肝细胞死亡，激活肝 HSC，诱导促纤维化因子，如结缔组织生长因子（CTGF）。反过来，继发于 NAFLD 的肝脏胰岛素抵抗可能导致代偿性高胰岛素血症以及继发于 2 型糖尿病和严重高血糖的胰岛 β 细胞功能衰竭。

现有的证据让人们对非酒精性脂肪性肝病有了新的认识，从早期仅仅对病变肝脏本身的描述，扩展到目前对整个疾病多重代谢结局的关注。因此，有必要对这个疾病多种代谢结局的影响有全面的认识，提高对这个疾病的重视程度，对有效防治代谢相关疾病有着重要意义。

四、治疗

NAFLD 的治疗与管理不仅应包括肝病的治疗，而且应包括对伴随的糖脂代谢异常与心血管风险的治疗，如肥胖、高血脂、胰岛素抵抗、2 型糖尿病等。由于 NAFLD 病因与发病机制不明，针对肝病本身目前尚缺少公认有效的药物治疗手段。推荐改善生活方式作为NAFLD 的基础治疗。

（一）减轻体重治疗

对超重/肥胖（腹型肥胖）的 NAFLD 患者，首选以减轻体重为目的的生活方式治疗。

这些干预措施不仅有效改善了 NAFLD，也改善了 NAFLD 相关的代谢综合征、2 型糖尿病和心血管疾病危险因素。

1. 减重目标及不同减重程度对 NAFLD 的影响

最初 6 个月以内减肥目标为减轻目前体重的 5% ~10%。减重至少 3% 可改善肝脏脂肪变性，体重减轻≥7% 或 9% 的患者肝脏脂肪变性、小叶炎症、气球样变、NAFLD 活动度评分（NAS）均显著改善，但是体重能够减轻 7% 以上的患者不足 50%，而且纤维化没有改善。

2. 减轻体重的速度

每周体重下降不宜超过 1.6 kg，过快地减肥可能导致门静脉炎症和纤维化加重。

（二）减重治疗方法

减重可通过生活方式干预、减肥手术和药物等方式进行。

1. 生活方式干预

生活方式干预包括饮食控制、运动，或者饮食控制联合运动等方法。

（1）饮食控制：Meta 分析纳入 11 个研究结果显示，经过单纯饮食干预 1 ~6 个月，平均体重可减少 4% ~14%，7 个研究中有 5 个研究报道了肝酶下降，无论是采用肝活检还是影像学诊断，均测得肝脏脂肪含量明显下降。仅一个研究有治疗后肝活检的信息（$n=5$），显示采用成酮饮食干预后，平均体重下降 14%，肝脏脂肪变性与炎症改善，肝纤维化有改善趋势（$P=0.07$）。6 个研究中有 5 个报道了糖代谢与胰岛素敏感性改善。

1）限热量饮食：限热量饮食［建议 25 kcal/（kg·d）］或将目前饮食减少 500 kcal/d。低热量饮食，不管是低脂肪还是低糖类饮食，均可导致体重减轻，ALT 下降，胰岛素抵抗改善，但肝脏组织学益处不明。

2）饮食组成：目前尚没有关于 NAFLD 的最佳营养饮食组成的报道。一份来自意大利的综述推荐 NAFLD 患者饮食构成比例如下表 7-1。

表 7-1　NAFLD 患者饮食推荐比例（每日摄入能量%）

碳水化合物	脂肪	蛋白质	饱和脂肪酸	单不饱和脂肪酸	多不饱和脂肪酸	胆固醇	纤维
55	30	15	<10	15	5	200 mg/d	20 g/d

摄入低升糖指数（GI）和高纤维的糖类（如新鲜蔬菜、水果、豆类、谷物等）可改善胰岛素敏感性和血脂谱。减少糖类的总量，特别是单糖含量，可以减少肝脏总乙酰辅酶 A，因此可降低肝脏脂质合成。

低糖类、低饱和脂肪、高蛋白质的饮食有利于改善代谢综合征，包括改善胰岛素敏感性和血脂谱。但高蛋白质摄入可能容易导致某些人肾功能异常，调整饮食中蛋白质含量对 NAFLD 患者的影响需要进一步研究。

摄入 ω-3 脂肪酸，特别是二十二碳六烯酸（DHA）和十二碳五烯酸（EPA），可减少肝脂肪变性。需要更多的研究来阐明 ω-3 脂肪酸特定的剂量、剂型、ω-3 脂肪酸对 NAFLD 患者的影响。

建议进食橄榄油等多不饱和脂肪酸（MUFA）来代替高饱和脂肪酸的食物。MUFA 通过改善血脂、血管内皮功能、胰岛素敏感性，有利于减少患冠心病和 2 型糖尿病的风险。

应避免摄入碳酸饮料和其他含糖饮料。因为高果糖、高蔗糖摄入可以诱导肝脏脂肪合成

（DNL），加重脂肪肝形成和高三酰甘油血症，降低胰岛素敏感性。

（2）运动：运动是最为经济有效的干预脂肪肝的方式之一。NAFLD 患者应进行中等程度运动锻炼，每日至少 30 分钟。一些研究应用 MRS 测定肝脏脂肪含量，比较在不进行饮食控制情况下，仅单纯运动对肝脏脂肪含量的变化。运动计划包括每周运动 2~3 次，每次 30~60 分钟，共 6~12 周，研究显示在体重没有明显变化之前，肝脏脂肪已消失，但是肝脏组织学其他病变的改善作用不清楚。

（3）饮食控制联合运动：Meta 分析显示，经过 12 个月饮食控制联合运动的强化生活方式干预，虽然肝酶无明显改变，但是伴随体重下降 8.5 kg，肝脏脂肪含量（^{1}H MRS）显著下降 50.8%（$P < 0.05$），与对照组相比（仅接受糖尿病支持与教育），基线无 NAFLD 的患者发展为 NAFLD 的比例为 3%，而对照组为 26%（$P < 0.05$）。这表明联合饮食控制与运动不仅改善脂肪肝，而且可以预防 NAFLD 发生。

几个研究采用组织学方法评估了饮食控制联合运动对 NAFLD 的治疗作用，肝脏脂肪含量平均相对下降 40%~43%。其中一个样本较大（$n = 30$）的研究显示，经过饮食控制与运动 6 个月，体重下降 10.6%，可显著减少肝脏炎症、气球样变、纤维化（$P < 0.05$）。

2. 减肥手术

由于大多数接受减肥手术的患者均伴有脂肪肝，可把减肥手术作为 NASH 的潜在治疗选择。

Mathurin 等前瞻性研究了 381 例严重肥胖接受减肥手术的成人患者，这些患者分别接受了不同手术方式，结果显示，与基线相比，减肥手术后 1 年和 5 年肝脏脂肪变性与气球样变的患病率和严重性均有显著改善，NAS 评分、NASH 的缓解率均显著改善。大多数组织学获益在术后 1 年即表现明显，在术后 1 年和 5 年之间肝脏组织学没有统计学差异。此研究基线中没有处于 F3 或 F4 阶段的患者，因此减肥手术对进展性肝纤维化或肝硬化的作用无法评价。

几项 Meta 分析评价了减肥手术对 NAFLD 患者肝脏组织学及相关心血管风险的作用。一个 Meta 分析显示，减肥手术后伴随体重下降，肝脏脂肪变性、脂肪性肝炎、纤维化病变表现为改善或完全恢复。然而，最近发布的综述认为由于没有足够证据支持或反对，对减肥手术治疗 NASH 的利与弊无法评估。一个系统综述表明，在大多数的病态肥胖患者中，减肥手术可改善大多数肥胖相关并发症，包括 2 型糖尿病、高血压、血脂异常、代谢综合征、非酒精性脂肪肝病、肾病、左心室肥大和阻塞性睡眠呼吸暂停。减肥手术通过这些有益作用和其他可能的独立机制以减少心血管发病率和死亡率；腹腔镜 Roux-en-Y 胃旁路手术（LRYGB）比腹腔镜可调节胃束带手术（LAGB）在减肥方面和改善并发症方面更有效。

尚没有 RCT 研究评估各种类型的减肥手术对 NAFLD 或 NASH 的特异治疗作用。

目前对于减肥手术的态度是：具备适应证的 NAFLD 或 NASH 肥胖患者，减肥手术并非禁忌（明确肝硬化的患者除外）；对 NAFLD 导致肝硬化的肥胖患者，手术类型、安全性和有效性尚不明确；减肥手术作为 NASH 患者特异性治疗选项，尚不成熟；还需要不断积累证据。

3. 减肥药物

2 个 RCT 研究调查了奥利司他（一种肠脂肪酶抑制剂）结合生活方式干预对 NAFLD 的治疗作用。Ziegler-Sagi 等研究显示，奥利司他不改善体重，可改善 ALT 和超声诊断的肝脂肪变性，因为多数患者没有进行后续肝脏活检，对肝脏组织学的影响无法评估。Harrison 等研究显示奥利司他不改善体重与肝脏组织学病变。目前没有足够证据支持或反对应用奥利司他治疗 NAFLD。

（三）药物治疗

1. 胰岛素增敏剂治疗

胰岛素抵抗是 NAFLD 主要发病机制之一，因此改善胰岛素敏感性的药物成为 NAFLD 的主要治疗选择，常用药物有二甲双胍等。噻唑烷二酮（TZD）类药物是 PPAR-γ 受体激动剂，主要增加脂肪组织对胰岛素的敏感性，降低脂肪分解，减少外周脂肪组织释放的游离脂肪酸向肝脏流动，从而改善脂肪肝。常用药物有罗格列酮、吡格列酮等。

（1）二甲双胍：由于二甲双胍具有增加胰岛素敏感性及减重的作用，推测可治疗 NAFLD，但研究显示在生活方式干预基础上加用二甲双胍在改善肝胰岛素敏感性与肝酶或肝组织学方面并不优于安慰剂。一个 Meta 分析得出结论，6 ~ 12 个月的在生活方式干预基础上加用二甲双胍与单纯生活方式干预治疗相比，肝酶或肝脏组织学没有得到改善。因此，考虑到使用二甲双胍对于肝组织学无显著益处，因此不推荐作为成人 NASH 患者的特异性治疗措施。

（2）罗格列酮：在一个早期研究中，22 例活检证实为 NASH 的患者，罗格列酮治疗后可以改善肝酶与肝脏脂肪变性、气球样病变、炎症评分，但是没有改善纤维化。随后一个 RCT 研究显示，罗格列酮可以改善肝酶、肝脏气球样病变，但是没有改善坏死性炎症或纤维化，2 年开放延长研究得到的类似结果。采用罗格列酮治疗 NAFLD 循证依据不足。

（3）吡格列酮：Belfort 等对伴有糖耐量异常或 2 型糖尿病的 NASH 患者进行了一项 RCT 研究，采用吡格列酮 45 mg/d 治疗，尽管治疗后体重增加了 2.5 ± 0.5 kg，但肝酶与肝脏脂肪变性、气球样病变、炎症却显著改善。吡格列酮相对于安慰剂，有更多的患者 NAS 评分得到改善（73% vs 24%，$P < 0.001$），肝纤维化评分呈改善趋势（$P = 0.08$）。另一个 RCT 研究显示 74 例 NASH 患者，在生活方式干预基础上加用吡格列酮 30 mg/d 治疗 12 个月，与安慰剂相比，尽管肝脏脂肪变性没有达到统计学差异，但是肝细胞损害和纤维化显著改善。

PIVENS 研究是一个大规模多中心 RCT 研究，247 例无糖尿病的 NASH 患者被随机分配到吡格列酮组（30 mg/d），维生素 E 组（800 IU/d），安慰剂组，治疗 24 个月。主要研究终点是 NAS 评分改善 ≥2 分，同时肝细胞气球样变改善至少 1 分，小叶炎症或者脂肪病变评分改善至少 1 分，纤维化评分无增加。达到主要研究终点的比例吡格列酮组为 34%（与安慰剂组相比，$P = 0.04$），维生素 E 组为 43%（与安慰剂组相比，$P = 0.001$），在安慰剂组为 19%。由于此研究由两个比较组组成，吡格列酮组和安慰剂组；维生素 E 组和安慰剂组，P 值小于 0.05 被认为有统计学意义。因此，尽管吡格列酮可以带来组织学的改善，但研究者认为吡格列酮没有达到主要研究终点的统计学获益。不过，作为一个关键次要研究终点的 NASH 缓解率，吡格列酮组比安慰剂组更高（47% vs 21%，$P = 0.001$）。值得注意的是，与安慰剂相比，吡格列酮组不良反应主要是体重增加（增加了 4.7 kg，$P < 0.001$）。吡格列酮治疗中断后肝酶反弹，但升高的体重无明显下降。维生素 E 和吡格列酮组均耐受性良好，在其他不良反应方面没有统计学差异。

包含 PIVENS 研究的相关 Meta 分析结果显示，吡格列酮可降低肝脏脂肪含量及各项肝酶；可改善大部分肝脏组织学病变，包括肝脏脂肪变性、气球样变、炎症等；不加重纤维化；改善 NAFLD 伴随的血糖、血脂紊乱、胰岛素抵抗、炎症水平；降低全因死亡率、心肌梗死、卒中的风险，有良好的耐受性。因此，美国 NAFLD 指南推荐吡格列酮可用于治疗经肝活检证实的 NASH 患者。然而，需要注意参与吡格列酮治疗 NASH 临床试验的患者大多数为非糖尿病患者，应用吡格列酮治疗 NASH 的长期安全性与有效性还不明确。

关于 TZD 类药物长期应用的心血管疾病、心力衰竭、膀胱癌、骨量减少等方面存在相当的争议。近期 Meta 分析纳入了 19 个临床试验，总数 16 390 例 2 型糖尿病患者，结果显示，吡格列酮治疗与主要死亡终点、心梗、卒中显著下降相关（$P = 0.005$），然而与对照组相比，吡格列酮仍然有较高心力衰竭发生率（2.3% vs 1.8%，$P = 0.002$），因此对于心功能受损的患者应用吡格列酮需要注意。

2. 基于 GLP-1 的治疗

胰高血糖素样肽-1（GLP-1）受体激动剂/类似物及 DPP-4 抑制剂是一类新型的治疗糖尿病药物。GLP-1 是回肠和结肠 L 细胞分泌的一种重要肠促胰素。在体内具有多种重要的生理功能，是一种天然血糖调节肽。GLP-1 分泌入血后被二肽基肽酶 4（DPP-4）迅速分解失活，在体内的半衰期仅为 2 分钟，因而限制了其在临床中的应用。GLP-1 受体激动剂/类似物具有类似 GLP-1 的作用，同时由于与天然 GLP-1 结构存在差异而不被 DPP-4 降解。另一类提高体内 GLP-1 浓度的药物是 DPP-4 抑制剂，通过抑制 DPP-4 酶的活性，延长内源性 GLP-1 的高活性。目前应用于临床的 GLP-1 受体激动剂主要有艾塞那肽和利拉鲁肽。DPP-4 抑制剂主要有西格列汀、沙格列汀、维格列汀及阿格列汀。

研究发现，GLP-1 受体激动剂/类似物及 DPP-4 抑制剂除了降低血糖外，对治疗 NAFLD 有一定的疗效。艾塞那肽能够明显降低血 ALT 的水平。8 例 2 型糖尿病并发 NAFLD 的患者皮下注射艾塞那肽连续 28 周后，经肝活检证实 4 例患者肝纤维化评分减少 1 分。一项小样本的研究表明，在 2 型糖尿病患者，艾塞那肽联合吡咯列酮减轻肝脏脂肪含量优于单用吡咯列酮治疗。利拉鲁肽呈剂量依赖性减轻 2 型糖尿病并发 NAFLD 的患者肝脏脂肪含量并能改善肝功能。15 例糖尿病并发 NASH 患者，口服西格列汀 1 年，肝脏气球样变及 NASH 评分较基线明显好转。

相关机制研究提示，艾塞那肽可能通过激活胰岛素下游信号通路、激活自噬性溶酶体，减轻肝细胞脂肪变性。高脂饮食饲养的小鼠脂肪肝模型上，证实了西格列汀可抑制肝脏脂质合成相关基因的表达，减轻肝脏脂肪变性。

关于 GLP-1 受体激动剂/类似物及 DPP-4 抑制剂用于治疗 NAFLD 具有一定的前景，但需要大规模前瞻性研究进一步证实疗效及探索机制。

3. RAS 系统阻滞剂

肾素—血管紧张素系统（RAS）不仅在调节血压和体液平衡中具有重要作用，在胰岛素抵抗和 NAFLD 的发病机制中也扮演了关键角色。此外，RAS 抑制剂可改善细胞内胰岛素信号通路，控制脂肪组织增生和脂肪因子的产生。RAS 阻滞剂主要有两大类药物：血管紧张素 Ⅱ 受体阻滞剂（ARB）和血管紧张素转换酶抑制剂（ACEI），可显著减少心血管事件和死亡率。由于 ARB 和 ACEI 可改善胰岛素抵抗并可能改善血脂，表明这些药物可能适于治疗 NAFLD 和 NASH。

动物研究显示，ARB 与 ACEI 对 NAFLD 具有有益的作用，但相关的临床研究仍然较缺乏。初步研究表明氯沙坦（50 mg/d）可以改善 NASH 患者（$n = 12$）生化参数、肝脂肪变性、炎症，但不改善纤维化。另一个试验性研究中，7 例 NASH 患者服用氯沙坦（50 mg/d）治疗 48 周，循环中肝纤维化标志物、血浆 $TGF-\beta_1$ 水平、肝酶水平均下降，肝脏坏死性炎症和纤维化均改善。不过，Torres 等研究显示，罗格列酮与二甲双胍或罗格列酮与氯沙坦联合治疗 48 周与单独应用罗格列酮相比，氯沙坦没有增加额外的肝脏组织学益处。

Georgescu 等采用替米沙坦与缬沙坦治疗 54 例伴有轻、中度高血压的 NASH 患者共 20 个月，治疗结束后，所有患者中 ALT 水平均明显降低，两组患者无统计学差异。所有患者 HOMA-IR 与 NAS 均改善，但替米沙坦组比缬沙坦组改善更明显。一个随机开放平行对照的 FANTASY 研究比较了替米沙坦 20 mg/d（$n = 12$）与氯沙坦 50 mg/d（$n = 7$）治疗伴有 2 型糖尿病及高血压的 19 例 NAFLD 患者共 12 个月，结果显示尽管两组肝酶没有显著变化，但替米沙坦组 FFA 水平显著下降（$P = 0.005$），CT 测定的肝脾比值显著增加（$P = 0.049$），而在氯沙坦组没有观察到此变化。这提示替米沙坦可能通过改善脂肪肝发挥有益的作用。替米沙坦对胰岛素抵抗和肝脏组织学显示出更高的功效，也许是因为它独特的 PPAR-γ 配体效应还具有肝脏特异的部分 PPAR-α 受体激动剂作用，通过上调脂联素水平和下调抵抗素水平发挥抗炎作用和调节脂肪因子水平作用。此外，结构上的差异导致不同的 ARB 具有不同药理特性并影响他们与 Ang II 受体的亲和力，可能也是不同 ARB 类药物作用差异的原因之一。目前尚没有 ACEI 治疗 NAFLD 的临床证据。

总之，由于循环与局部 RAS 在 NAFLD 与 NASH 发病机制中均发挥作用，且 RAS 抑制剂临床应用广泛，相对便宜，安全性好，因此用 RAS 抑制剂来治疗 NAFLD 引起很多学者兴趣。然而，尽管动物研究证据令人鼓舞，人类研究的数据却是有限的，需要更多的和更大样本的 RCT 直接评估的 ACEI 和 ARB 治疗 NAFLD 的有效性。

4. 调脂药物的应用

（1）他汀类药物对 NAFLD 的治疗作用：NAFLD 与 NASH 患者是心血管疾病的高危人群，研究已经证明心血管疾病是 NAFLD 与 NASH 患者最常见的死因。NAFLD 患者应该进行心血管疾病的危险分层，并对其心血管危险因素进行相应的管理。调脂治疗应该被考虑用于减少 NAFLD 患者的心血管风险。

一些小样本研究表明，他汀类药物可改善肝脏的生物化学特性和 NASH 患者组织学。目前还没有他汀类药物对 NASH 患者组织学终点治疗作用的 RCT 研究。

一个关于心血管结局研究（GREACE）显示，他汀类药物显著改善肝酶升高患者的肝脏生化学指标和心血管结局。GREACE 研究事后分析是首项在肝功能异常患者证实他汀类药物能进一步降低心血管事件的研究。该研究纳入 437 例冠心病合并轻中度肝酶升高的患者，这些患者主要为 NAFLD。患者被随机给予或不给予他汀（主要为阿托伐他汀）治疗 3 年。结果显示，阿托伐他汀可降低肝功能异常患者心血管事件发生率。在肝功能受损组，与未接受他汀治疗者相比，接受他汀者心血管事件的相对风险显著降低 68%（$P < 0.001$）。这一获益甚至显著高于肝功能正常组的获益（接受他汀者心血管事件相对风险降低 39%，$P < 0.001$）。亚组分析显示，阿托伐他汀可减轻 NAFLD 患者的肝损害，随访 3 年，与基线相比，阿托伐他汀治疗组患者的肝酶水平显著降低。

他汀类用于肝病患者的安全性问题：由于担心他汀类的肝脏安全性，一些 NAFLD 和 NASH 患者不愿使用他汀类药物。尽管在接受他汀类药物治疗的患者中，肝酶升高并不少见，但在临床实践中，他汀类药物引起严重肝损伤是罕见的。研究已经证实：①他汀类药物在肝病患者的应用是安全的；②没有证据显示慢性肝病包括 NAFLD 和 NASH 患者应用他汀类药物引起严重肝损伤的风险比那些没有肝脏疾病的高。因此可用于治疗 NAFLD 和 NASH 患者的血脂异常；但是仍然需要更多临床试验以组织学终点证明他汀类的有效性。目前他汀类不作为 NASH 的一线治疗。

（2）贝特类药物对 NAFLD 的治疗作用：非诺贝特，属于 PPAR-α 受体激动剂，可增加 FFA 在肝脏的氧化，改变肝脏 TG 合成，减少肝脏 VLDL 的合成，减少炎症标志物的水平，如 C 反应蛋白和 IL-6，并可能改善胰岛素抵抗，非诺贝特有望通过与他汀类不同的机制改善 NAFLD 的病理特点。

到目前为止，除了小样本的试验研究，研究非诺贝特对 NAFLD 病理生理学的影响的临床试验不多。尚没有临床研究评价他汀联合非诺贝特类药物与单药相比治疗 NAFLD 的效果和安全性。在特定亚组分析中，如低 HDL 水平或高三酰甘油血症的患者中，已观察到联合治疗对心血管和微血管的有益结果。关于非诺贝特的获益，包括心血管事件发病率和死亡率，几个大型研究的结论是不一致的。在采用非诺贝特治疗 2 型糖尿病或具有代谢综合征组分的患者的所有研究中，心血管事件有降低但没有统计学意义。

5. 中药在 NAFLD 中的治疗作用

小檗碱是中药黄连、黄芩、黄柏的主要成分，盐酸小檗碱广泛用于消化道感染的治疗。2004 年蒋建东教授发现，小檗碱可通过转录后修饰机制稳定 mRNA 以增加 LDL 受体表达，从而发挥降低血脂作用，与目前使用的他汀类降血脂药物的作用机制完全不同，该研究发表在国际权威的 *Nature Medicine* 杂志上。由于脂肪肝与血脂代谢紊乱密切相关，小檗碱可能通过改善脂代谢从而对脂肪肝产生治疗作用。此后，高鑫教授课题组发现小檗碱可以有效降低高脂喂养的大鼠肝脏脂肪含量，并通过表观遗传学方面的研究发现，小檗碱可以通过降低肝脏微粒体三酰甘油转运蛋白（MTTP）启动子区域的甲基化水平，上调 MTTP 的表达，使三酰甘油从肝脏转运增加从而改善脂肪肝。迄今国外尚未见到应用小檗碱治疗 NAFLD 的临床研究，国内有 2 个研究报道了应用小檗碱治疗后使患者血糖、血脂、肝酶、BMI 等指标较治疗前明显下降，患者耐受性好。但是这两项研究均为治疗前后自身对照，而非随机对照研究。高鑫教授课题组近期完成一项随机对照研究，结果显示：改善生活方式和（或）吡格列酮或小檗碱治疗 16 周，均可有效降低 NAFLD 患者肝脏脂肪含量。尤其是小檗碱组可以使患者肝脏脂肪含量降低 50%，而且在减轻体重、腰围与降低血脂方面有着独特优势，耐受性良好。小檗碱价格低廉，耐受良好，有可能成为改善代谢的新药。

6. 伴随糖尿病的 NAFLD 的治疗

上述治疗方案主要针对单纯肝脏病变的疗效。事实上，NAFLD 患者多同时伴有各种代谢异常，包括肥胖、糖尿病、高血压、血脂紊乱、胰岛素抵抗，甚至已经并发心脑血管疾病，因此在临床上需要综合评估患者病情，全面管理与治疗，不仅兼顾肝病治疗，还要同时纠正上述代谢异常。

在制定伴糖尿病的 NAFLD 的患者的治疗方案时，应该综合考虑 3 个方面的获益。第一是代谢获益，血糖控制、努力达标；第二是心血管获益，治疗伴随的心血管疾病以及降低心血管疾病风险，如他汀类药物的使用；第三是肝脏获益。从以上 3 个方面考虑，结合已经发表的相关 RCT 研究的证据，在生活方式干预的基础上，选用胰岛素增敏剂，包括二甲双胍和 TZD 类药物具有很好的合理性。阿托伐他汀对 NAFLD 并发高脂血症患者的益处的循证依据比较充分，不仅有效降低心脑血管事件，而且能够改善肝功能，在一定程度上改善肝脏病理改变。在选择降压药方面可以考虑 ARB 类药物对心血管和肝脏获益。

（孙鹏然　吕凌波）

第八章　女性生殖系统内分泌疾病

第一节　无排卵性功能失调性子宫出血

一、无排卵的病因

（一）青春期

青春期功能失调性子宫出血（功血）患者血 E_2 水平在育龄妇女正常范围内，但无周期中期的血 LH/FSH 峰，提示下丘脑—垂体对雌激素的正反馈反应异常。已知月经初潮的 1 年内，约 80% 的月经是无排卵性月经。初潮后 2 ~ 4 年内无排卵性月经占 30% ~ 55%，初潮 5 年时可能仍有不到 20% 的月经周期尚无排卵，有 1/3 的周期为黄体不足。这是由于卵巢轴正反馈调节更为复杂精细。如果此时受到内、外环境因素的干扰，如过度劳累、应激、肥胖、胰岛素抵抗等，就可能引起功血或其他月经病。

（二）绝经过渡期

此时卵泡对促性腺激素敏感性或下丘脑—垂体对性激素正反馈调节的反应性降低，可出现黄体功能不足，间断或不规则排卵，最终停止排卵。卵泡仍有一定程度的发育，但缓慢、不充分，退化不规则，所分泌的 E_2 水平不足以诱导 LH/FSH 峰的形成。黄体酮水平则不足或缺乏。

（三）育龄期

可因内、外环境的某种刺激，如劳累、应激、流产、手术或疾病等引起短暂的无排卵。也可因肥胖、多囊卵巢综合征、高催乳素血症等长期存在的因素引起持续无排卵。

二、病理生理

虽然少数无排卵妇女可有规律的月经，临床上称为"无排卵性月经"，但多数无排卵妇女的月经紊乱，其卵巢内卵泡有不定时、不同程度的发育，持续分泌不等量的雌激素，无优势卵泡及黄体形成，不能诱导血 LH 峰，黄体酮水平低下，使子宫内膜持续增殖甚至增生。由于卵泡发育与退化无规律，血雌激素水平也呈不规律的波动，子宫内膜不规律地脱落，即脱落的部位、深度、范围及时机皆不规律，发生雌激素撤退或突破性出血。

Fraser 等对子宫内膜增生的患者行宫腔镜检查，见到子宫内膜血管结构不正常，浅表迂曲，血管壁变薄易破，螺旋动脉发育差，静脉血管增加，并有静脉窦形成。其他的研究还显示子宫内膜血流有不同程度的增加，局部 $PGF_{2\alpha}$ 生成减少或 PGE_2 合成增多，NO 及纤溶活性增高。

三、临床表现

主要症状是月经完全不规则，间隔时间可由数日至数月，可误认为闭经。出血类型决定于血清雌激素水平及其下降的速度、雌激素持续作用子宫内膜的时间及内膜的厚度。量可少至点滴淋沥，也可多至有大血块造成严重贫血。持续时间可由 1 日至数月不等。可有贫血表现、多毛、肥胖、溢乳、不育等。一般不伴有痛经。盆腔检查除子宫稍丰满及软外，余皆正常。

辅助检查可见：基础体温（BBT）曲线呈单相型；阴道涂片雌激素水平呈轻度至中度影响；血清 E_2 浓度维持在中、晚卵泡期水平；黄体酮浓度低于 3 ng/mL；单次 LH 及 FSH 水平正常或 LH/FSH 比值过高，周期性高峰消失；子宫内膜活检病理检查可呈增殖、单纯增生、复合增生、息肉或非典型性增生，无分泌期表现，偶可并发子宫内膜腺癌。

四、诊断和鉴别诊断

诊断的关键是排除非生殖道（泌尿道、直肠肛门）及生殖道其他部位（宫颈、阴道）的出血、全身或生殖系统器质性疾病引起的出血及医源性子宫出血。

（一）全身系统性疾病

（1）血液病：青春期功血患者中血液病约占 3%。最常见的是血小板减少性紫癜，其他如再生障碍性贫血、白血病等。

（2）内分泌病：如甲状腺功能减退症、肾上腺皮质功能异常及糖尿病等引起的持续无排卵。

（3）肝病：影响了雌激素代谢或凝血因子的合成等。

（4）肾衰竭透析治疗后。

（5）红斑狼疮：由于损伤血管功能或血液抗凝抗体作用而引起。

（二）生殖系统疾病

（1）妊娠并发症：各种流产、异位妊娠、葡萄胎。

（2）肿瘤：子宫肿瘤，如子宫肌瘤（肌间、黏膜下）、宫颈癌、子宫内膜癌或肉瘤、绒毛膜上皮细胞癌；卵巢肿瘤，尤其是分泌雌激素的性索—间质瘤；输卵管癌。

（3）炎症：一般或特异性（结核病、性病）子宫内膜炎。

（4）子宫肌腺症、子宫内膜异位症。

（5）其他：子宫内膜息肉、生殖道创伤、异物、子宫动静脉瘘、子宫内膜血管瘤。

（三）医源性出血

放置宫内节育器后（尤其是带铜宫内节育器）、使用激素类避孕药后（包括口服药、肌注制剂、埋植剂）、宫颈电熨后、服抗凝药（水杨酸类、非甾体抗炎类）后、抗纤溶药过量、性激素服用不当等。

鉴别诊断需依靠详细的月经及出血史、全身体检及盆腔检查、血常规检查，酌情选择凝血功能，血 hCG、LH、FSH、PRL、E_2、T、P 测定，甲状腺功能，诊断性刮宫或子宫内膜活检病理，子宫输卵管造影，宫颈刮片等手段。但有报道上述诊断方法对小型宫腔内病变（如息肉、黏膜下肌瘤）漏诊率达 17%～38%。经阴道超声检查发现器质性疾病的敏感性较盆腔检查显著增高。可发现小型卵巢囊肿，鉴别有无多囊卵巢综合征，内膜有无占位性病变。宫腔内注射生理盐水行声像造影增加了对比度，敏感性与特异性可与宫腔镜媲美。超声检查并不能鉴别病变的性质，不能代替病理检查。宫腔镜检查已成为鉴别子宫出血原因不可缺少的手段，较子宫输卵管造影敏感。宫腔镜检查及直视下选点活检敏感性较盲刮高。

有时本症还可与某些器质性疾病同时存在，如子宫肌瘤、卵巢分泌雌激素肿瘤等。诊断时也应想到。

五、治疗及预后

无排卵性功血患者应对内分泌治疗有效。具体方案应根据患者年龄、病程、血红蛋白水平、既往治疗效果、有无生育或避孕要求、文化水平、当地医疗及随诊条件等因素全面考虑。总的原则是：出血阶段应迅速有效地止血及纠正贫血，血止后应尽可能明确病因，选择针对性的方案控制月经周期或诱导排卵，预防复发及远期并发症。

（一）止血

1. 诊断性刮宫

显效迅速，还可行内膜病理检查，除外恶性情况。诊刮时了解宫腔大小、有无不平感也有助于鉴别诊断。对于病程较长的已婚育龄期或绝经过渡期患者，应常规使用。但对未婚患者及近期刮宫已除外恶性病变的已婚患者，则不必反复刮宫。

2. 孕激素内膜脱落法

即药物刮宫。针对无排卵患者子宫内膜缺乏孕激素的影响，给患者以足量孕激素使增殖或增生的内膜转变为分泌期，停药后 2~3 日内膜规则脱落，出现为期 7~10 日的撤退性出血，然后在内源性雌激素的影响下，内膜修复而血止。常用的方案为肌内注射黄体酮 20 mg/d，连续 3~5 日；或口服微粒化黄体酮——安琪坦 200~300 mg/d，连续 3~5 日；或甲羟孕酮（MPA）6~10 mg/d，连续 7~10 日。本法效果确实可靠，缺点是近期内必有再次出血，若累积于宫腔的内膜较厚，则撤退性出血的量会很多，故只能用于血红蛋白高于 70 g/L 的患者。为了减少撤退性出血的量，可配伍使用丙酸睾酮，每日 25 mg（青春期患者）或 50 mg（绝经过渡期患者），但总量应低于 200 mg。在撤退性出血量多时，可卧床休息，给一般止血剂，必要时输血，此时不用性激素。若撤退性出血持续 10 日以上不止，应怀疑器质性疾病的存在。

3. 雌激素内膜生长法

只适用于青春期未婚患者及血红蛋白低于 70 g/L 时。原理是以大剂量雌激素使增殖或增生的子宫内膜在原有厚度基础上，修复创面而止血。不同患者有效止血的雌激素剂量与其内源性雌激素水平的高低呈正相关。原则上，应以最小的有效剂量达到止血目的。一般采用苯甲酸雌二醇肌内注射，剂量可从 3~4 mg/d 开始，分 2~3 次注射。若出血量无减少趋势，逐渐加至 8~12 mg/d。也可从大剂量开始，止血收效较快。同时积极纠正贫血，输血及加用一般止血药。血止 2~3 日后可逐步将苯甲酸雌二醇减量，速度以不再引起出血为准。直至每日 1 mg 时即不必再减，维持至用药 20 日左右，血红蛋白已高于 80 g/L 时，再改用黄体酮及丙酸睾酮使内膜脱落，结束这一止血周期。故内膜生长法的用意是为争取时间纠正重度贫血。对血红蛋白极度低下的患者，应注意有无凝血因子及血小板的过度稀释，单纯增加雌激素剂量仍可能无效，此时应请血液科检查血小板及凝血功能，必要时补充新鲜冰冻血浆或血小板。

近年上市的结合雌激素针剂每支为 25 mg，以无菌注射用水 5 mL 溶解后缓慢经静脉推注，多数患者在 6 小时内止血；6～12 小时后视出血情况可重复 1 次，但应注意肝肾功能。次日起应给予口服结合雌激素 3.75～7.5 mg/d，并逐渐减量，持续 20 日，第 11 日起加用 MPA 10 日。

大剂量雌激素用于止血为权宜之计，不宜频繁使用。对此类患者应重在预防再一次发生严重的出血。

4. 高效合成孕激素内膜萎缩法

适用于血红蛋白 <70 g/L，近期刮宫已除外恶性情况的育龄期或绝经过渡期患者，以及病情需要月经停止来潮的血液病患者。

方法为采用大剂量高效合成孕激素，如：左炔诺孕酮每日 2～3 mg，炔诺酮每日 5～10 mg，醋酸甲地孕酮每日 8 mg，醋酸甲羟孕酮每日 10 mg，连续 22 日。目的是使增殖或增生的内膜蜕膜化，继而分泌耗竭而萎缩。血止后也可逐渐减量维持。同时积极纠正贫血。停药后内膜脱落而出血。合成孕激素，尤其是 19-去甲基睾酮的孕激素制剂，尚有不同强度的雄激素活性，因此剂量不宜过大，尤其是在治疗多囊卵巢综合征引起的功血患者时。血液病患者则应视血液病的病情需要，决定是否停药或持续用药。

5. 一般止血治疗

在本病的治疗中可起辅助作用。常用的药物如下。①维生素 K_4 每次 4 mg，每日 3 次口服；或维生素 K_3 每次 4 mg 肌内注射，每日 1～2 次，有促进凝血的作用。②酚磺乙胺能增强血小板功能及毛细血管张力，剂量为 0.25～0.5 g 肌内注射，每日 1～2 次；或以 5% 葡萄糖注射液配成 1% 注射液静脉滴注，每日 5～10 g。③通过抗纤溶而止血的药物有氨甲苯酸及氨甲环酸。前者剂量为 0.2～0.4 g，以 5% 葡萄糖注射液稀释后静脉注射，每日 2～3 次；后者为 0.25～1.0 g 同法稀释后静脉滴注，每日总量 1～2 g，或口服 1～2 g/d。④维生素 C 及卡巴克络能增强毛细血管张力。前者可口服或静脉滴注，每日 300 mg 至 3 g；后者 5～10 mg 口服，每日 3 次，或 10～20 mg 肌内注射，每日 2～3 次。⑤巴特罗酶是经过分离提纯的凝血酶，每支 1 U，可肌内注射或静脉注射，每日 1 次，连续 3 日。注射 20 分钟后，出血时间会缩短 1/3～1/2，疗效可维持 3～4 日。

（二）诱导排卵或控制月经周期

出血停止后应继续随诊，测量 BBT。择时检查阴道涂片或血清生殖激素浓度。根据患者不同的要求，制订诱导排卵或控制周期的用药方案，以免再发。

对要求生育的患者应根据无排卵的病因选择促排卵药物。最常用的是氯米芬，首次剂量为每日 50 mg，从月经周期第 5 日起，连服 5 日，同时测定 BBT，以观察疗效，以后可酌情增加至 100～150 mg/d。北京协和医院 119 例共 924 周期氯米芬治疗本病的结果，65.8% 出现排卵，15% 虽无排卵但月经规律，19.2% 无效。若因高催乳素血症导致无排卵，则应选用溴隐亭，剂量为 5～7.5 mg/d，需定期复查血清 PRL 浓度，以调整剂量。对要求避孕的患者可服各种短效避孕药控制出血。对未婚青春期、或氯米芬治疗无效的患者，可周期性用孕激素，使内膜按期规则脱落，控制周期。对体内雌激素水平低落者则应用雌、孕激素序贯替代治疗，控制周期。青春期未婚患者偶可服氯米芬，但疗程不宜过长。对绝经过渡期患者可每隔 1～2 个月用孕激素配伍丙酸睾酮或醋酸甲羟孕酮（MPA），使内膜脱落 1 次。若用药后

2 周内无撤退性出血，则估计体内雌激素水平已低落，只需观察随诊。

若有子宫内膜非典型性增生时，应根据病变程度、患者年龄、有无生育要求，决定治疗方案。病变轻、年轻有生育要求者可用：己酸孕酮每周 500 mg，左炔诺孕酮 2 ~ 3 mg/d，氯地孕酮 2 ~ 4 mg/d，醋酸甲地孕酮 4 ~ 8 mg/d 等。一般 3 个月后需复查子宫内膜，根据对药物的反应决定停药、继续用药或改手术治疗。若病变消失，则改用促排卵药争取妊娠。据报道，妊娠率为 25% ~ 30%，但产后还可能复发。病变重、年龄 40 岁以上、无生育要求者，可手术切除子宫。文献报道，子宫内膜非典型性增生的癌变率为 10% ~ 23%，癌变时间平均为 4 年（1 ~ 11 年）。

对血液病所致子宫出血则应详细检查，明确其类型，根据不同预后选用长期内膜萎缩治疗或手术切除子宫或子宫内膜。

总之，尽可能用最小的有效剂量达到治疗目的，方案力求简便，最好指导患者理解掌握用药，适时随诊。用药 3 个月后可试停药，观察有无自然调整之可能，若症状复发则及早再用药，也有把握控制。

青春期功血患者最终能否建立正常的月经周期与病程长短有关。病程长者较难自然痊愈，可能为多囊卵巢综合征。育龄期患者用促排卵药后妊娠生育可能性很大，但产后多数仍为无排卵，月经可时而不规则或持续不规则；个别患者可发生子宫内膜非典型性增生或子宫内膜腺癌；即使月经恢复正常的患者也易于复发。绝经过渡期功血患者病程可长可短，皆以绝经而告终，在除外恶变后可观察等待。

北京协和医院 52 例青春期无排卵性功血患者 1 ~ 40 年随诊结果：已婚 46 例中，妊娠 22 例（47.8%）34 次；切除子宫 18 例（34.6%），指征为本病者 11 例（21.1%），子宫肌瘤者 3 例，子宫内膜非典型性增生者 3 例，并发再生障碍性贫血者 1 例。

（曾海勇　赵丽华）

第二节　子宫内膜增生

子宫内膜增生也称为子宫内膜增生过长，是妇科常见病之一，多发生于卵巢功能趋于成熟的青春期或卵巢功能开始衰退的围绝经期妇女。临床表现为月经周期紊乱、经量过多、经期延长或子宫不规则出血。

一、发病因素

由雌激素对子宫内膜长期持续刺激所致。

（一）内源性雌激素

1. 无排卵

青春期卵巢功能尚未成熟或围绝经期卵巢功能衰退，以及下丘脑—垂体—卵巢轴失调、多囊卵巢综合征等情况下，卵巢均可出现无排卵现象，使子宫内膜长期持续受雌激素作用，而缺乏孕激素的对抗，导致子宫内膜增生。

2. 肥胖

肾上腺分泌的雄烯二酮，经脂肪组织内芳香化酶的作用而转化为雌酮。肥胖妇女脂肪组织越多，此种转化能力也越强，血浆中雌酮水平也越高，导致持续性雌激素影响。

3. 功能性肿瘤

内分泌功能性肿瘤并不罕见，如垂体微腺瘤、卵巢性索—间质细胞肿瘤以及不少卵巢表面上皮—间质性肿瘤均有内分泌功能，可分泌数量不等的雌激素，从而导致子宫内膜增生。

（二）外源性雌激素及相关药物

1. 雌激素替代疗法

雌激素替代疗早期常用于围绝经期或绝经后雌激素缺乏的更年期综合征，ERT 同时尚可改善骨质疏松、血脂代谢、心血管变化和脑细胞的活动。文献报道在无症状妇女中，子宫内膜活检异常的检出率低。绝经后无症状者子宫内膜活检中，发现隐匿性子宫内膜癌者低于 7/1 000；相反，内源性或无对抗性外源性雌激素水平高者，子宫内膜癌及癌前病变的危险性增高，故对拟接受 ERT 的妇女应常规做子宫内膜活检。任何异常阴道出血者，在接受 ERT 前更应做组织病理学检查。但有学者对此有不同意见，Gol 等报道 556 例绝经后无症状妇女在接受 ERT 前内膜组织学、内分泌学的特征。其中 486 例（87.4%）内膜萎缩，37 例（6.65%）内膜增生，27 例（4.86%）子宫内膜增生但无不典型细胞，3 例（0.54%）子宫内膜增生伴不典型细胞，3 例（0.54%）子宫内膜腺癌。其中子宫内膜癌及不典型增生过长的患者均有内膜病理的潜在危险因素，如慢性无排卵、糖尿病或高血压等，故认为绝经后无症状妇女在接受 ERT 前一般无须常规内膜活检，但有危险因素者应做内膜活检筛查。行 ERT 后组织病理学变化可有子宫内膜息肉、简单型子宫内膜增生、罕见不典型子宫内膜增生及子宫内膜癌。

目前常用的激素替代疗法均加用孕激素。HRT 为雌、孕激素序贯或联合给药，其子宫内膜的变化视雌、孕激素的剂量，用药时间的长短，活检时间，以及用药前子宫内膜的病变而异。雌激素使子宫内膜增生，这些变化与正常增生期子宫内膜相似。加用孕激素后，视孕激素的剂量，组织学将显示分泌的变化，可能尚有蜕膜变化。使用大剂量孕激素（如醋酸甲羟孕酮 10 mg）常发生蜕膜变化。

雌、孕激素每日联合给药已较普遍。雌激素剂量为 0.625 ~ 1.25 mg 结合孕马雌激素或其他相同作用的雌激素制剂；孕激素剂量为 2.5 ~ 10 mg 醋酸甲羟孕酮。每日 0.625 mg 结合孕马雌激素和 2.5 mg 醋酸甲羟孕酮，早期有点滴出血后闭经。若出血发生于闭经后，则需进一步检查。目前尚缺乏大量雌、孕激素联合用药妇女的子宫内膜组织病理学资料。已有的报道未显示此方案对子宫内膜有不良作用。

2. 米非司酮

米非司酮即 RU486，有抗孕激素作用。近代应用米非司酮治疗子宫肌瘤、子宫内膜异位症者甚多（每日 25 ~ 100 mg），并有用于不宜手术的脑膜瘤及库欣综合征（每日 200 mg）。RU486 虽有抗孕激素作用，但长期、大剂量应用可导致无对抗雌激素环境，以致发生简单型增生过长、子宫增大，不过这种变化在停药后可消退。

3. 他莫昔芬

他莫昔芬对乳腺癌的疗效是由于其抗雌激素作用，不过，近期报道长期接受他莫昔芬治疗的患者，子宫内膜息肉、增生过长及癌的发生增多，证实其有激动剂的性质，可能作用于雌激素受体域之一。认为他莫昔芬在妇科方面的不良反应是不同的，在雌激素低的情况下，他莫昔芬又有微弱类雌激素作用，长期服用可致子宫内膜增生，反映了其作用机制的复杂性。许多绝经后妇女接受他莫昔芬治疗后，B 超发现子宫内膜增厚。宫腔镜显示：他莫昔芬治疗组 51 例中萎缩子宫内膜 28%，内膜厚度 > 5 mm 者中 40% 有子宫内膜息肉，而宫颈内膜息肉则为对照组的 2 倍；无他莫昔芬治疗组 52 例中萎缩子宫内膜 87%，有子宫内膜息肉者 10%。用他莫昔芬组子宫内膜癌的发生率增高。他莫昔芬的剂量为 40 mg/d 者较 20 mg/d 者相对危险性增高。调查表明有子宫的乳腺癌患者，他莫昔芬的剂量为 20 mg/d，每年子宫内膜癌的发生率为 1.2/1 000。发生于他莫昔芬治疗后的子宫内膜癌多数是临床 I 期，1 级或 2 级，但也有晚期及 3 级者。根据雌二醇浓度和绝经后患者的状态，他莫昔芬对不同组织有相似的和相反的作用。最常见报道的不良反应是面部潮红，而最令人担忧的不良反应是绝经后妇女子宫内膜癌危险性增高 2 ~ 3 倍。文献报道他莫昔芬治疗后发生的子宫内膜病理变化与用药时间长无明显相关性。主张对他莫昔芬治疗的患者每年随访 2 次。不过，除不良反应外，他莫昔芬在控制乳腺癌，或预防其复发方面的作用仍是不争的事实。

4. 选择性雌激素受体调节剂

选择性雌激素受体调节剂（SERM）是结构上不同的非甾体化合物，在某些组织与 ER 结合产生雌激素样效应，而在另一些组织则产生抗雌激素效应。SERM 用于雌激素相关疾病，包括绝经后骨质疏松、激素依赖性癌和心血管疾病。用于临床的几种化合物中包括促排卵的氯米芬，治疗乳腺癌的他莫昔芬对骨矿物质密度和血浆脂质有益，Toremifene 对血浆脂质的作用与他莫昔芬治疗相似。雷洛昔酚治疗和预防绝经后骨质疏松，对骨矿物质密度和血浆脂质有效，而不增加子宫内膜增生和子宫内膜癌的危险。近来，雷洛昔酚显示可减少健康妇女脊椎骨折的发生，也可减少乳腺癌的发生。与雌激素相似，SERM 可增加静脉血栓的发生。

（三）子宫内膜增生的分子生物学研究

子宫内膜是生长最快的人体组织，分子生物学的研究已证实女性性激素，与几种生长因子和酶相互作用，控制子宫内膜的生长与分化。

1. 胰岛素样生长因子

胰岛素样生长因子 1（IGF-1）作用于细胞表面受体和特异性可溶性结合蛋白。IGF 结合蛋白（IGFBP）有调控 IGF-1 的作用，已知有 6 种同种异构体，IGFBP 是晚分泌期内膜间质细胞和蜕膜的标志物。在增生期和分泌期内膜中可测得 IGF-1 BP 的浓度和亲和力。生育年龄、月经周期规则、未接受类固醇激素者，其分泌期内膜中 IGF-1 BP 显著高于增生期者。

2. 血管内皮生长因子和内皮抑素

Shaarawy 等测定绝经后妇女血清血管内皮生长因子和内皮抑素水平，其中子宫内膜癌 72 例，子宫内膜增生 27 例和健康对照组 30 例。VEGF 水平在子宫内膜增生、子宫内膜癌 I 期、II 期和 III ~ IV 期中，分别为 142 + 18 ng/mL、291 ± 22 ng/mL、623 ± 68 ng/mL 和 1 527 ± 119 ng/mL，显著高于对照组 12 ± 1.6 ng/mL。血清内皮抑素水平在子宫内膜增生、子宫内膜癌 I 期、II 期和 III ~ IV 期中，分别为 149 ± 19 ng/mL、320 ± 41 ng/mL、644 ± 86 ng/mL 和 1 253 ± 114 ng/mL，也显著高于对照组 13 ± 2.4 ng/mL。提示这两种标志物在循环中的水平和肿瘤的期别相关。患者经治疗后血清中此两种标志物的水平显著下降，临床复发者则明显升高。VEGF 与内皮抑素的比值在早期子宫内膜癌中 < 1.0，在晚期病例中则 > 1.0，提示血管生成刺激因子和抑制因子的平衡可调控肿瘤的转移与进展。另有学者对吸出的子宫内膜用 CD34 单克隆抗体免疫组化染色，观察新生血管，比较其血管生成素。发现增生期、子宫内膜增生及分化好的子宫内膜腺癌中均有新生血管，这些新生血管虽无形态学差异，但子宫内膜腺癌中新生血管较正常组织或子宫内膜增生者显著增多（$P < 0.05$），从而也佐证了血管生成因子对子宫内膜的影响。

3. 17β-羟类固醇脱氢酶

Utsunomiya 等报道 17β-羟类固醇脱氢酶同工酶可促使雌二醇和雌酮的相互转换，17β-HSD 1 型将雌酮转变为活性强的 E_2，17β-HSD 2 型的作用相反，如此调控组织中 E_2 的生物活性水平。作者观察了 20 例正常子宫内膜，其中分泌期 14 例，增生期 6 例，前者均有 17β-HSD 2 型免疫反应，而后者均无；子宫内膜增生 36 例及子宫内膜癌 46 例中，分别在 27 例（75%）与 17 例（37%）中检测出 17β-HSD 2 型，两者中 17β-HSD 2 型和孕激素受体（PR）标记指数（LI）呈显著正相关；且子宫内膜癌中 17β-HSD 2 型与年龄呈显著负相关。17β-HSD 2 型免疫活性与 17β-HSD 2 型酶活性有关；17β-HSD 2 型 mRNA 的半定量分析显示其与雌激素受体（ER）LI、Ki67 LI 和芳香化酶 mRNA 水平或组织学分级无关。提示 17β-HSD 2 型在子宫内膜增生及（或）内膜赘生性病变中的表达，代表子宫内膜增生及赘生性的细胞转化特征。17β-HSD 2 型可能也对无孕激素对抗性雌激素有影响，特别是绝经前患者，经降低 E_2 活性，起到一些保护和（或）抑制作用。近来视黄醛类受体被认为在各种性类固醇依赖性赘生物中有调节雌激素的作用，Ito 等首先观察了 20 例正常周期子宫内膜，34 例子宫内膜增生，46 例子宫内膜腺癌视黄醛酸受体 α、β、γ 和视黄醛类 X 受体 α、β、γ，并结合其他临床病理参数，特别是 RR 亚型和类固醇受体状态，17β-HSD 和芳香化酶间的相关性。发现 RXRγ 在分泌期而不是增生期的上皮细胞中检出，与 17β-HSD 2 型免疫部位相关。但在子宫内膜增生中 RXR 与 17β-HSD 2 型无相关性。在子宫内膜腺癌中，RXRγ 标记指数（LI）与 17β-HSD 2 型显著相关（$P < 0.001$），RXRγ LI 与 PR LI 也显著相关（$P = 0.003$），RXRγ LI 与患者年龄呈显著负相关（$P = 0.015$）。受体的 LI 和其他临床病理参数包括肿瘤内芳香化酶免疫组化检测状态均无显著相关性。在子宫内膜癌细胞系 RL95-2，视黄醛酸明显增加 17β-HSD 2 型 mRNA 表达，呈时间和剂量依赖效应。

4. 上皮膜抗原

Coronado 等研究、分析 178 例石蜡包埋样本上皮膜抗原（EMA）免疫组化在良、恶性内膜中的过度表达及其预后的意义。其中子宫内膜癌 105 例，子宫内膜增生 40 例，良性内膜 33 例。结果显示 EMA 在 60% 子宫内膜腺癌、15% 子宫内膜增生、9.1% 良性内膜中过度表达。EMA 在子宫内膜增生中过度表达的 2 例以后发展为癌。在子宫内膜腺癌中，EMA 的过度表达与非内膜样亚型呈正相关（$P = 0.012$）。多变量分析，FIGO 临床期别（$P = 0.025$）与 EMA 过度表达（$P = 0.017$）对无瘤存活是独立的预后因素。故认为 EMA 过度表达是子宫内膜恶性转变的标志，也是子宫内膜癌复发的独立预测标志。

5. 基质金属蛋白酶

在正常、子宫内膜增生和赘生性内膜中膜型基质金属蛋白酶 1、金属蛋白酶 1 组织抑制因子（TIMP-1）、TIMP-2 和 TIMP-3 mRNA 原位杂交，显示 4 个因子 mRNA 在增生的内膜中均有弱表达，而晚分泌期内膜中除了 MT-MMP1 之外均高表达。子宫内膜增生未显示 MT-MMP1 或 TIMP 表达增加，子宫内膜增生非鳞化区域间质细胞局部高表达 MT-MMP1 mRNA，而在子宫内膜癌中 4 个因子 mRNA 表达均增加，特别是低分化癌。

综上所述，内源性或外源性无对抗性雌激素过量或低剂量、长期刺激是导致子宫内膜增生的原因，而已知的几种生长因子在调控其发生与发展中也起重要作用，不过其在子宫内膜增生中的相互作用机制尚有待进一步研究。

二、临床表现

（一）症状

发病年龄：多发生于卵巢功能趋于成熟的青春期或卵巢功能开始衰退的围绝经期妇女。月经情况：主要为月经异常，可表现为周期紊乱，经量增多，经期长短不一，阴道不规则出血或闭经一段时期后又有大量阴道出血。其次尚可有因不育而就诊者。

（二）体征

患者由于长期出血而呈贫血貌；子宫可为正常大小或稍增大；卵巢正常大小或稍增大，甚至有肿瘤形成。若伴有垂体微腺瘤，则可能出现溢乳及视野的变化。若继发于多囊卵巢综合征，则尚可出现多毛。

（三）辅助检查

1. 基础体温

基础体温测定是简单易行的方法，根据基础体温是否呈双相以了解卵巢有无排卵。不过即使基础体温呈双相，还需了解黄体功能是否正常，可根据体温上升的幅度及上升后维持时间的长短来判断其功能健全与否。

2. 宫颈黏液

在流血前，甚至流血期，宫颈黏液仍呈羊齿状结晶时，提示有雌激素功能，而无排卵后的孕激素功能。

3. 阴道脱落细胞的内分泌检测

周期性的连续涂片检查，有助于判断卵巢功能。

4. 激素测定

E_2 可反映雌激素水平；黄体酮反映黄体功能；睾酮升高应与多囊卵巢综合征鉴别；FSH、LH 的测定可反映下丘脑—垂体—卵巢轴调节机制是否正常。

5. B 超检查

子宫内膜可增厚。Dueholm 等报道 355 例绝经前异常阴道出血者的阴道超声，所测子宫内膜厚度，与宫腔镜或子宫切除对照。内膜厚度子宫内膜增生者 11.5 ± 5.0 mm，息肉 11.8 ± 5.1 mm，黏膜下肌瘤 7.1 ± 3.4 mm，无异常者 8.37 ± 3.9 mm（$P < 0.001$）。所有病例中子宫内膜增生及（或）息肉占 20%，在 143 例内膜厚度 ≤7 mm 中子宫内膜增生及（或）息肉占 8%。故阴道超声内膜厚度低者息肉和子宫内膜增生的可能性少，但不能完全除外这些病变。此外，超声尚可发现卵巢皮质有多个小囊泡，并除外卵巢肿瘤。

6. 诊断性刮宫

诊断性刮宫也是比较简单易行的方法，诊刮对多数病例能起到迅速止血的作用，并可了解卵巢是否有排卵功能及子宫内膜病变的性质和程度。对未婚者，可征得家属同意后进行。刮宫时应遍及整个宫腔，勿遗漏宫角处。Clark 等报道异常子宫出血妇女门诊子宫内膜活检对诊断子宫内膜增生的评估。作者收集了 MEDLINE 及 EMBASE 所有有关报道和综述。并将门诊内膜活检与麻醉下所取组织样本比较。诊断的正确性取决于对子宫内膜增生阳性及阴性结果的并发似然比。结果显示阳性者，子宫内膜增生的阳性概率约为 57.7%，而阴性者则为 2.2%。认为门诊病例内膜活检诊断子宫内膜增生正确性可信。

7. 宫腔镜

宫腔镜是一种较好的诊断方法，部分病例尚可在宫腔镜下去除病灶达到治疗的目的。Loizzi 等报道 155 例绝经后 1 年以上、无症状或有症状妇女经超声显示子宫内膜厚度 ≥4 mm 者，进行阴道超声及宫腔镜检查，并在肉眼直视下取活检。宫腔镜显示 129 例（83%）无症状患者中 28% 有内膜病变（息肉 23 例，子宫内膜增生 5 例，黏膜下肌瘤 8 例），有症状患者中 76% 有内膜病变（息肉 13 例，子宫内膜增生 6 例，黏膜下肌瘤 1 例）。宫腔镜与组织学诊断比较显示在无症状者与有症状者中阳性预测值分别为 97.1% 和 95%。阴性预测值两组均为 100%。故认为绝经后患者根据超声内膜厚度，做宫腔镜及内膜活检有诊断和治疗的作用。Clark 等报道了 88 例绝经后出血的门诊病例经阴道超声及宫腔镜检查，在宫腔镜下活检。阴道超声及宫腔镜发现与组织学最后诊断比较。结果显示：除无法进行宫腔镜者外，组织很少者 17.4%，余为萎缩子宫内膜、囊性萎缩、正常子宫内膜、息肉、子宫内膜增生及不典型子宫内膜增生（4 例）、子宫内膜癌（9 例），此外尚有结核性子宫内膜炎及子宫肌瘤各 1 例。对子宫内膜癌的判断，超声的敏感度为 77.8%，特异度为 93.3%，阳性预测值为 63.6%，阴性预测值为 96.6%；宫腔镜的敏感度为 88.9%，特异度为 98.3%，阳性预测值为 88.9%，阴性预测值为 98.3%。两种方法合用则敏感度为 100%，特异度为 91.7%，阳性预测值为 64.3%，阴性预测值为 100%。故认为两种影像学合用有利于筛查子宫内膜癌及癌前病变。

8. CT 与 MRI 检查

子宫内膜增生的诊断，一般无须做 CT 与 MRI 检查。CT 与 MRI 多用于鉴别宫腔的良、恶性病变及恶性病变浸润子宫肌层的程度。恶性病变多为子宫内膜癌和恶性中胚叶混合瘤。

三、子宫内膜增生的组织病理学

（一）命名

子宫内膜增生是一个组织病理学名称，长期以来不同的作者对同一组织结构采用了不同的名称，或对同一名称的解释不完全相同，造成诊断和临床治疗的混乱。为此，1987 年国际妇科病理学会根据组织病理结构和细胞的特征，对子宫内膜增生采用了新的分类。此种分类是根据长期随访经病理诊断后，未予治疗的子宫内膜增生病例而得出。新分类包括简单型子宫内膜增生、复杂型子宫内膜增生及不典型子宫内膜增生。目前国际上已普遍使用此种新分类，现将新分类与过去常用的几种分类命名列表比较如下。

（二）组织学分类

1. 简单型子宫内膜增生

指腺体增生有轻度至中度的结构异常；即整层子宫内膜呈增生变化，腺上皮增生，可呈假复层，腺体数量增多，腺体稍拥挤，腺腔可扩大，腺体弯曲度增加，大小不一；或腺体轮廓不规则，腺体较拥挤，腺体与间质比增加；但无腺体背靠背现象和细胞的异形性。

2. 复杂型子宫内膜增生

指腺体拥挤，有背靠背现象及腺体结构复杂；腺体过度而异常生长，有明显的复杂结构，如出芽或折叠，芽苞的延伸、融合形成腺腔内搭桥现象；腺体轮廓不规则，可呈锯齿状或乳头状，腺体拥挤密集，形成背靠背现象，腺体间仅少量结缔组织。腺上皮细胞生长活跃，呈高柱状、复层或假复层。

3. 不典型子宫内膜增生

指子宫内膜在上述简单型和复杂型两种子宫内膜增生的基础上，出现细胞的异形性，小区域腺体可出现筛状结构，腺细胞呈复层或假复层，排列紊乱，细胞大小、形态不一，核增大，深染，极性丧失，核质比增加，核仁明显，染色质不规则聚集，染色质旁透亮，并可有巨核细胞，细胞内及腺腔内有炎性渗出。无论是简单型或复杂型子宫内膜增生均可出现腺上皮细胞的不典型，一旦腺上皮细胞出现不典型增生，则都归入不典型子宫内膜增生，称简单型子宫内膜增生伴细胞不典型（SHA），或复杂型子宫内膜增生伴细胞不典型（CHA），也可直接称不典型子宫内膜增生。

（三）鉴别诊断

1. 子宫内膜癌

需与分化好的子宫内膜癌鉴别。复杂型与不典型子宫内膜增生的鉴别主要是细胞核的改变。而不典型子宫内膜增生与分化好的子宫内膜癌的鉴别，则是以有无间质浸润为准。但是否有间质浸润有时极难辨认，以下几点可有助于癌的诊断：①腺体不规则浸润伴结缔组织增生反应；②在一个融合的腺体结构中，个别腺体无间质成分，形成共壁或筛状；③广泛的乳头结构；④内膜间质消失、间质纤维化，被增生的结缔组织团块占据，或间质坏死。其中②～④项必须是无间质的复杂腺结构占一个低倍视野内（直径为4.2 mm）的半数（2.1 mm）以上，方可诊断为子宫内膜腺癌。

2. 子宫不典型息肉状腺肌瘤

肿瘤由内膜腺体及平滑肌组织两种成分混合组成，腺体常具有各种结构及细胞不典型，有些肿瘤中细胞可出现严重不典型，而被误诊为子宫内膜腺癌。APA多发生于绝经前，平均年龄39岁，症状多为异常阴道出血，经期延长或经量过多，少数病例可见息肉样块物自颈口突出。Clement与Scully报道35例刮宫或全子宫切除治疗的患者，无恶性行为证据，不过多数病例随访时间尚不长，个别病例在首次刮宫后4年，病灶仍存在。治疗方案取决于患者年龄、对保留生育能力的愿望及症状的严重程度。保守性治疗者应严密随访。

3. 子宫血管、淋巴管结构不良

子宫血管、淋巴管结构不良为一罕见的疾患，多在儿童期或青春期即有不规则阴道出血，或经期大量出血，往往被临床诊断为青春期无排卵性功血。但此种反复大量阴道出血，经药物、刮宫，甚至髂内动脉结扎均无显效。诊断性刮宫可见子宫内膜除不规则增生、简单型子宫内膜增生外，内膜腺体往往无癌前病变的形态，但内膜间质内血管、淋巴管明显增生，且其形态学有病理性改变。

四、各类子宫内膜增生的临床意义

子宫内膜增生为受无对抗性的雌激素持续刺激所致，即无内源性或外源性孕激素的作用。从正常增生的内膜，经子宫内膜增生、不典型子宫内膜增生，最后发展为分化好的子宫内膜腺癌的过程，可发生于内源性雌激素的刺激，如无排卵、多囊卵巢或产生雌激素的肿瘤，也可发生于不合用孕激素的外源性雌激素摄入。

近年来，国内外学者对各类子宫内膜增生及高分化子宫内膜腺癌进行了DNA含量、细胞生物学、免疫细胞化学、形态计量及超微结构等的研究，认为形态学上子宫内膜增生是一连续过程，但生物学上是否也为一相应的连续过程，则有不同意见。Kurman 等对未予治疗的子宫内膜增生 170 例进行了长期随访，随访时间 1～26.7 年，平均 13.4 年，癌变发生在确诊后 1～11 年，平均 4.1 年；34% 子宫内膜增生患者及 31% 不典型子宫内膜增生患者在刮宫诊断后，病灶消退，不需进一步治疗；需激素或手术治疗者中，79% 子宫内膜增生及 39% 的不典型子宫内膜增生显示病灶已消退；仅 32% 子宫内膜增生及 27% 不典型子宫内膜增生持续存在增生过程。

郭丽娜等报道 21 例复杂型与不典型子宫内膜增生的生育年龄妇女的诊断与预后，其中复杂型子宫内膜增生 4 例，不典型子宫内膜增生 17 例，除 1 例不典型子宫内膜增生在首次刮宫后短期内即切除子宫外，其余 20 例经孕激素治疗，随访 2～38 年，平均 11 年，仅 2 例重度不典型子宫内膜增生患者分别于初诊后第六年和第八年发展为浸润癌。

Ferenczy 等报道 85 例绝经后经孕激素治疗的子宫内膜增生病例，平均随访 7 年，65 例无细胞不典型者，无一例发展为癌；相反，20 例有细胞不典型者，25% 发展为癌。周先荣等对子宫内膜增生与子宫内膜腺癌进行的形态测量结果，显示复杂型子宫内膜增生具有正常的 DNA 倍体分布，不典型子宫内膜增生与分化好的子宫内膜癌，其腺上皮细胞的 DNA 倍体、腺体结构及细胞核的形态特征是一致的。

Sivridis 等认为从预后和治疗的观点，子宫内膜增生可分为伴有细胞不典型和无细胞不典型两种，前者经非浸润期过渡、发展至浸润癌，此为连续过程。AH 和上皮内子宫内膜腺癌或子宫内膜腺癌伴有间质浸润间的区别并非组织学的增殖。子宫内膜样赘生物的概念包括所有上述增生的内膜病灶。子宫内膜腺癌发生于 AH 者总是子宫内膜样细胞型，而发生于萎缩内膜者，或为内膜样细胞型或为非内膜样细胞型。子宫内膜腺癌发生于子宫内膜增生赘生性过程为雌激素诱发者，趋向于分化好、肌层浸润少、无淋巴细胞浸润和转移灶，预后好。雌激素诱导的子宫内膜腺癌也可以是内膜样的，发生于萎缩的或轻度增生的子宫内膜，这种肿瘤往往组织学级别高、预后较差。总之，非内膜样细胞型的子宫内膜癌，主要为浆液性乳头状癌和透亮细胞癌，是非激素诱导的，不伴发子宫内膜增生，并显示组织学浸润和极差的预后。从抗原的特性和伴发的分子特征，至少子宫内膜癌有两种病理发生学的类型。

Otani T 等观察了 45 例腹部全子宫切除标本，研究正常子宫内膜、子宫内膜增生和子宫内膜腺癌中激活素 A 的部位与产生。组织切片用抑制素/激活素 α 和 βA-亚单位和激活素 A 经 ABC 法染色。从内膜组织提取的组织中激活素 A 和抑制素 A 浓度用 ELISA 法检测，内膜组织中抑制素 α-亚单位和激活素 βA-亚单位 mRNA 经 RT-PCR 分析。结果显示正常子宫内膜、子宫内膜增生和子宫内膜腺癌中无抑制素 α-亚单位，而正常子宫内膜、子宫内膜增生和子宫内膜腺癌的肿瘤细胞的腺细胞胞质中有激活素 βA-亚单位和激活素 A。子宫内膜腺癌阳性染色细胞的百分比高于正常内膜。分化差的肿瘤细胞阳性染色百分比高于分化好和中等分化者。正常子宫内膜、子宫内膜增生和子宫内膜腺癌中的间质细胞激活 βA-素亚单位和激活素 A 染色弱。正常内膜和子宫内膜腺癌中提取的组织，其激活素 A 的免疫反应可经双位点 ELISA 检测，子宫内膜腺癌中激活素 A 显著高于正常内膜，而抑制素 A 则未检出。子宫内膜组织中激活素 α-亚单位 mRNA 经 RT-PCR 证实在 905 bp，βA-亚单位条带在 366 bp。研究提示子宫内膜组织产生激活素 A，而不产生抑制素。子宫内膜癌组织中激活素 A 的量较正常内膜高。激活素 A 可能涉及内膜的肿瘤发生。

综上所述，不典型子宫内膜增生是真正的癌前病变。不过，不典型子宫内膜增生并不是所有子宫内膜癌的前身。子宫内膜癌有两种类型，一种是分化好的，在子宫内膜增生的基础上发展起来的，与无对抗雌激素刺激有关，常发生于年轻妇女或围绝经期妇女，此型癌生长缓慢，能自行消退，极少有转移潜能；另一种子宫内膜癌较恶性，与子宫内膜增生或雌激素刺激无关，多发生于老年妇女。总之，子宫内膜增生越复杂，特别是有细胞不典型者，易发展为子宫内膜腺癌。鉴于不典型子宫内膜增生与分化好的子宫内膜腺癌两者的预后和治疗不同，在难以鉴别时，病理医师与临床医师要相互沟通，根据患者的年龄、对生育的期盼程度及其他情况，具体分析，慎重处理。

五、各类子宫内膜增生的治疗

发生于青春期的子宫内膜增生，在排除器质性病变的基础上，以止血、促进排卵、调整月经周期、保存生育功能为主。患者就诊时，根据其流血过程、流血量、贫血程度选择激素的种类和剂量。大量流血时，选用止血的药物剂量要求达到 24 小时内流血量明显减少，48 ~ 72 小时能止血。

（一）止血

1. 孕激素止血

黄体酮类药物具有抗雌激素作用，通过促进 17β-HSD 和磺基转移酶的活性使 E_2 转化为硫酸雌酮，硫酸雌酮很快由细胞内排出。黄体酮类药物还可通过抑制雌激素受体减少雌激素对靶细胞的生物效应。可抑制雌激素促使子宫内膜有丝分裂的作用，抑制子宫内膜生长。此外，足够量的黄体酮类药物可使子宫内膜腺体呈分泌期变化，间质呈蜕膜样变化。停药后有类似月经期的内膜脱落。常用的黄体酮类药物有以下几种。

（1）炔诺酮：属于 19-去甲基睾酮类，止血效果较好。口服 5 mg/次，每 8 小时 1 次，一般应在 3 日内止血。止血后药量递减，每 3 日减 1/3 药量，直至维持量 2.5 ~ 5 mg/d，在止血后 20 日左右停药。如就诊时流血量极多，则开始给予 5 ~ 10 mg/次，每 3 小时 1 次，共 2 ~ 3 次后改为每 8 小时 1 次。

（2）复方己酸羟孕酮注射剂：内含己酸羟孕酮 250 mg 与戊酸雌二醇 5 mg，即Ⅰ号避孕针。每次 1 支，同时加黄体酮 1 支，肌内注射，10 日后再注射工号避孕针 1 支。

（3）甲羟孕酮：属黄体酮衍生物，有轻度雄激素作用，对内膜的作用略逊于炔诺酮。口服每次 6 mg，每 8 小时。递减法同炔诺酮，维持量每日 4 ~ 6 mg。若出现突破性出血，每日可加服炔雌醇 0.005 mg 或己烯雌酚 0.125 mg。

2. 雌激素止血

短期内可用较大剂量雌激素促进内膜生长，覆盖子宫内膜剥脱后的创面，达到止血目的。此外尚有升高纤维蛋白原水平、增加凝血因子、促进血小板凝聚和使毛细血管通透性降低等作用。雌激素口服反应大，往往使患者难以耐受而很少被采用。

（1）己烯雌酚：2 mg，每 8 小时口服 1 次，3 日内止血后，按每 3 日减 1/3 药量递减，直至维持在 1 mg/d，血止后 20 日停药。若恶心、剧吐，可改用苯甲酸雌二醇肌内注射。

（2）苯甲酸雌二醇：2 mg，每 6 ~ 8 小时肌内注射 1 次，递减法同上，减至每日 2 mg 时可改口服己烯雌酚。如就诊时流血量极多，开始可肌内注射 2 mg，每 3 小时 1 次，2 ~ 3 次后改用 2 mg，每 8 小时 1 次。

（3）结合孕马雌激素（即结合雌激素）：静脉注射效果较显著，常用剂量每4小时25 mg，一般3~4次后出血明显减少或止血，一般不超过6次。止血后给予周期治疗。

上述两种激素止血，在停药后均可出现撤退性出血，出血皆在停药后1~3日，故止血后药物剂量需递减，一般以1/3量递减，然后维持正常生理量或略超过生理量，达1个月经周期。中、少量流血时所需剂量接近生理量，则不必减量，可持续服用1个月经周期。此外，两种激素各有不良反应，孕激素可影响肝功能，雌激素大剂量口服常会引起恶心、剧吐，使患者不能坚持服药。

目前在用激素止血的同时还加用止血剂，如非甾体抗炎药，月经过多者的子宫内膜中6-酮-$PGF_{1\alpha}$较正常子宫内膜中的浓度高3倍，且$PGF_{2\alpha}/PGE_2$比与月经量呈负相关，NSAID能抑制还氧化酶，使PG下降，减少月经期出血量，常用药有甲芬那酸、氯芬那酸、氟芬那酸；抗纤溶制剂，月经过多者内膜中纤溶活性增加，致使子宫内膜破碎后，破裂的血管壁缺乏纤维蛋白凝块，使出血量增多，抗纤溶制剂可减少出血量，常用者有氨甲苯酸、氨基己酸、氨甲环酸及精氨酸血管升压素的类似物 desmopressin。对顽固性反复大量出血而药物止血无效时可考虑刮宫，刮宫不仅能快速止血，并可进一步明确诊断，若与宫腔镜并用，或在宫腔镜引导下行刮宫术。

（二）促排卵

发生于围绝经期的子宫内膜增生在排卵期后给予孕激素以对抗雌激素的持续作用。部分SH病例经诊断性刮宫后可恢复正常。

KuKu等报道年轻妇女AH及子宫内膜癌的保守治疗，原诊断的29例子宫内膜癌、无肌层浸润和10例AH，经病理诊断中心复片确诊29例子宫内膜癌中10例为AH，3例CH，3例子宫不典型息肉状腺肌瘤；10例AH中1例为子宫内膜癌，1例为SH。12例子宫内膜癌中9例和18例AH中15例（83%）对醋酸甲羟孕酮治疗开始有反应，9例子宫内膜癌有反应者2例后来复发，其中1例左闭孔淋巴结转移；2例妊娠，其中1例分娩足月婴儿。AH有反应者中1例复发，5例妊娠，其中4例分娩正常婴儿。故对年轻妇女子宫内膜癌局限于内膜者及AH且希望保留生育功能者可予MPA治疗。

（三）手术治疗

1. 刮宫吸宫术

是重要的诊断方法，对某些患者也可达到治疗的目的。Tabata等报道77例子宫内膜增生的前瞻性研究。其中SH 48例，CH17例，SHA 1例，CHA 11例。每12个月刮宫1次，共3年。77例中仅1例发展为癌，病理显示组织学为G_1。总的消退率为79%，SHA消退率为100%，CH消退率为94%，CHA消退率为55%。CHA患者转为正常内膜者多发生在第1年内。

2. 子宫切除术

具有下列情况者可行子宫切除术：①40岁以上、无生育要求者的AH者；②围绝经期，特别是绝经后老年妇女的子宫内CH，伴有或不伴有细胞非典型性者；③年轻妇女药物治疗无效，内膜持续增生或加重，或阴道反复大量出血经刮宫及药物治疗均不能控制者。

（李 颖 张 慧）

参考文献

[1] 廖二元，袁凌青. 内分泌代谢病学[M]. 北京：人民卫生出版社，2019.

[2] 郭立新，李春霖. 老年内分泌代谢病学[M]. 北京：人民卫生出版社，2021.

[3] 邓武权，许樟荣，马渝. 糖尿病足临床治疗[M]. 北京：人民卫生出版社，2020.

[4] 母义明，郭代红，刘皋林，等. 临床药物治疗学内分泌代谢疾病[M]. 北京：人民卫生出版社，2017.

[5] 拉里·詹姆逊. 哈里森内分泌学[M]. 胡仁明，译. 北京：科学出版社，2018.

[6] 任国胜. 内分泌系统疾病[M]. 北京：人民卫生出版社，2018.

[7] 薛耀明，肖海鹏. 内分泌与代谢病学[M]. 广州：广东科技出版社，2018.

[8] 赵家军，彭永德. 系统内分泌学[M]. 北京：中国科学技术出版社，2021.

[9] 母义明，陆菊明. 内分泌科临床路径[M]. 北京：人民军医出版社，2018.

[10] 余学锋. 内分泌代谢疾病诊疗指南[M]. 北京：科学出版社，2016.

[11] 吕社民，刘学政. 内分泌系统[M]. 北京：人民卫生出版社，2015.

[12] 施秉银. 内分泌与代谢系统疾病[M]. 北京：人民卫生出版社，2015.

[13] 童南伟，邢小平. 内科学：内分泌科分册[M]. 北京：人民卫生出版社，2015.

[14] 葛建国. 内分泌及代谢病用药指导[M]. 北京：人民军医出版社，2015.

[15] 杨传梅. 内分泌科疾病诊疗新进展[M]. 西安：西安交通大学出版社，2015.

[16] 邢小平. 内分泌科[M]. 北京：中国医药科技出版社，2014.

[17] 宁光. 内分泌内科学[M]. 北京：人民卫生出版社，2014.

[18] 雷闽湘. 内分泌科临床心得[M]. 北京：科学出版社，2014.